KB230622

뇌호흡을 찾아서: 교육 속의 '교육' 이야기

뇌호흡을 찾아서: 교육 속의 '교육' 이야기

신혜숙 지음

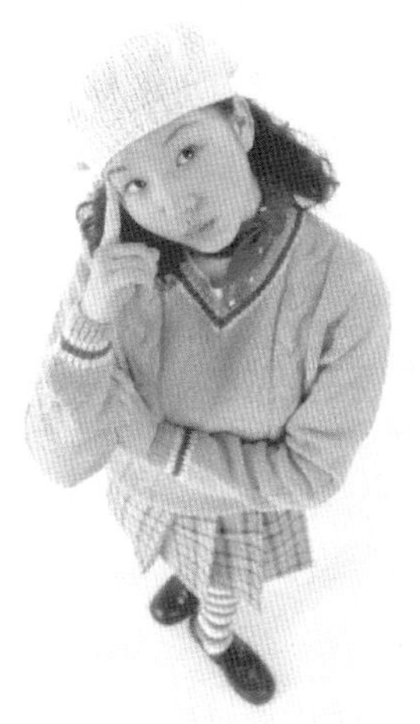

한국학술정보㈜

우리의 위대한 정신문화와
하나가 될 수 있도록 도와주신 모든 분들께

배움을 얻는 과정은 여행과 비슷하다. 교육학도로서 나는 '배우고 가르친다'는 것이 도대체 무엇인지를 알고 싶었다. 물론 교육학 공부도 하고 초등교육 현장에서 15년이 넘게 교사로 근무하였기 때문에 나름대로 교육에 대해서 아는 바도 있었다. 그러나 '배우고 가르친다'는 것에 대하여 공부하면 할수록 더욱 이해하기가 쉽지 않았다. 특히 어려웠던 것은 바로 교육을 목표로 하는 활동과 교육의 의미를 실현하는 활동이 반드시 일치하는 것이 아니라는 사실이었다. 즉, 학교의 수업처럼 교육을 목표로 하는 활동도 실제로는 교육과 무관할 수가 있고, 이와 반대로 직업적인 활동 속에서도 실제로는 '배우고 가르친다'는 의미가 실현될 수가 있다. 그러므로 '배우고 가르친다'는 의미가 무엇인가를 이해하려면 반드시 상호 작용의 과정을 파악해야 할 필요가 있다. 이 책은 우리의 일상 속에서 이러한 질문의 답을 구하기 위해 지적인 여행을 한 결과로 나온 것이다.

『뇌호흡을 찾아서: 교육 속의 '교육' 이야기』라는 이 책의 제목은 내가 가진 질문과 그 질문에 대한 나름대로의 해답을 함축하고 있다. 앞에서도 말했듯이, 이 책은 여행기와 같은 형태를 취하고 있다. 그리고 부제에서 교육과 '교육'을 구분한 까닭은 '교육 활동'이라는 하나의 이름 속에도 여러 가지 수준이 있다는 점을 나타내기 위해서이다.

현실세계에서 일어나는 교육 활동에는 여러 가지가 있을 수 있다.

이상적인 것은 목표와 상호 작용이 같은 방향을 향하는 경우일 것이다. 그러나 늘 그렇듯이 이상과 현실은 일치하기가 어렵다. 분명히 '배우고 가르치는' 의미를 실현하는 활동에서는 목표와 상호 작용이 서로 조화를 이룰 것이다. 이러한 조화는 무엇에 의하여 어떻게 가능할 것인가? 나는 뇌호흡 수련 사례에 초점을 맞추어 어떤 기제와 어떤 과정을 통하여 구성원들이 '배우고 가르친다'는 의미를 실현해 가는가를 확인하기로 하였다.

출발에 앞서, 나는 길을 헤매지 않기 위하여 몇 가지를 미리 정리해 두었다.

먼저, 교육 활동은 중층적 구조를 이루는 것으로 생각하였다. 인간의 활동은 대개 활동의 목표와 이를 위한 상호 작용에 의해 구성된다. 부분적이든 총체적이든, 교육 활동의 목표는 인간 존재에 내재하는 가능성을 현실화시키는 데 있다. 그리고 그 상호 작용은 특정 소재에 관한 지식·능력·태도 등이 상대적으로 높은 수준에 있는 사람이 낮은 수준에 있는 사람에게 여러 가지 도움을 주는 형태를 취한다. 따라서 교육 활동은 목표의 실현을 위한 체험 차원과 상호 작용을 위한 인간관계 차원이라는 중층적 구조를 이루고 있다고 보았다.

다음으로, 교육의 의미를 실현하는 활동 과정에서는 독특한 '총체성'과 '공환성'이라는 속성이 나타나리라고 생각하였다. 총체성은 '배우는' 활동과 '가르치는' 활동이 조화를 이루어 시너지 효과를 일으키는 것을 가리킨다. 공환성은 이러한 협동을 통하여 교육 활동에서 추구하는 목표와 직결되는 체험을 구성원들이 겪을 때 비로소 나타나는 속성이다. 다시 말하면, '배우는 기쁨'과 '가르치는 기쁨'을 동시에 느끼는 것을 가리킨다.

Ⅰ장에서는 지적인 여행을 떠나기 전에 내가 가진 질문이 무엇이고, 또 이 질문에 관한 답을 얻기 위해 무엇을 어떻게 하기로 하였는가를

기술하였다. Ⅱ장에서는 교육 활동의 고유한 특질을 찾는 구체적인 과정을 다루었다. 이를 위해 나는 뇌개발프로그램의 하나인 뇌호흡을 배우고 가르치는 현장을 선택하고, 그 현장에 들어가서 함께 호흡하고 생활하였다. 그리고 참여관찰과 심층면담을 통하여 '어떻게 상호 작용을 구성하고, 또 어떤 사회문화적 규칙과 의미를 협의해 가는가'를 확인하였다. Ⅲ장에서는 이들이 함께 하는 상호 작용 속에서 드러나는 내용을 분석하고 정리하였다. 이를 통해 '뇌호흡을 배운다'는 것이 무엇을 뜻하는가를 이해하고자 하였다. Ⅳ장에서는 뇌호흡을 배우고 가르치는 과정 전체에서 점차 뚜렷하게 나타나는 세 종류의 특질을 '주체성', '통합성', '전환성'으로 제시하였다. Ⅴ장에서는 여행에서 돌아온 후, 대답을 얻은 것과 얻지 못한 것을 정리하고 다시 새로운 여행을 떠나기 위해 준비를 해야 할 것이 무엇인가를 정리하였다.

『뇌호흡을 찾아서: 교육 속의 '교육' 이야기』는 뇌호흡을 소재로 삼아 배우고 가르치는 상호 작용과, 그 상호 작용이 제공하는 체험을 비교적 자세하게 다루고 있다. 그러므로 "뇌호흡을 배우고 가르치는" 과정과 의미를 이해하기를 원하는 분에게, 이 책은 미지의 도시에 대하여 골목까지 자세히 다룬 일종의 여행 안내기가 될 수 있을 것이다. 또 뇌호흡을 배우고 가르치는 것보다는 교육을 목표로 하는 활동을 통해 교육의 의미가 실현되는 과정과 조건을 알고자 원하는 분에게는 하나의 구체적인 사례가 담긴 자료집이 될 수 있을 것이다. 또, 현장부터 살펴보고 싶다면 차례대로 읽기보다는 Ⅱ장부터 먼저 읽고 맨 마지막에 Ⅰ장을 읽을 것을 권한다.

이 글을 쓰는 동안, 직접 발로 뛰고 온몸으로 겪은 체험을 글로 옮기는 작업이 얼마나 도전적인가를 실감하였다. 때로는 새롭게 표현을 하자니 너무나 많은 배경 설명이 필요하고 적합한 표현을 찾자니 마땅한 것이 없고 하여 잠시 글을 멈춘 적도 많았다. 또 생각이 짧아 쉬

운 이야기를 너무 복잡하게 돌려 말한 부분도 많아 마음이 편하지 않
다. 앞으로 더 쉽고 정확한 표현을 할 수 있도록 계속 노력할 것이다.

이 여행에서 얻은 가장 큰 수확은, 학습자가 배움의 주체로 서는
것, 학습 체험의 통합, 그리고 배우고 가르치는 상황을 벗어난 일상
생활 속의 학습이라는 세 가지 속성이 교육의 의미 실현과 관련하여
매우 중요한 특질임을 알게 되었다는 점이다. 또 뇌호흡을 배우고 가
르치는 활동을 들여다보는 과정에서 우리나라의 전통 심신수련체계
에 대하여 더 자세히 알게 되었고, 뇌와 교육의 관계에 관한 새로운
통찰과 여러 가지 아이디어를 얻었다는 점도 빠뜨릴 수 없다. 교육의
세 가지 특질과 뇌와 교육의 관계에 관해서는 애석하지만 나중에 적
절한 계기를 찾아 관련된 자료와 생각을 다시 나눌 것이다.

이 책이 나오기까지 많은 분들로부터 눈에 보이는 또는 보이지 않
는 도움을 많이 받았다. 이 책은 학위논문인 '뇌호흡 수련의 교육적
의미에 관한 문화기술적 연구(2002)'를 바탕으로 그 내용과 틀을 일
부 재구성한 것이다. 이 책의 바탕이 된 연구에 주 제보자와 부 제보
자로서 기꺼이 그리고 적극적으로 참여하신 분들에게 감사와 사랑을
전한다. 그리고 논문을 책으로 출간할 것을 권유하신 (주)한국학술정
보 관계자님께도 깊이 감사를 드린다. 아울러 일일이 언급할 수 없지
만 배움을 통해 성장을 할 수 있도록 이끌어주신 모든 분들께도 다
시 누군가에게 최선을 다하여 도움을 드리겠다는 말로 인사를 대신
하고 싶다.

2007년 7월

신 혜 숙

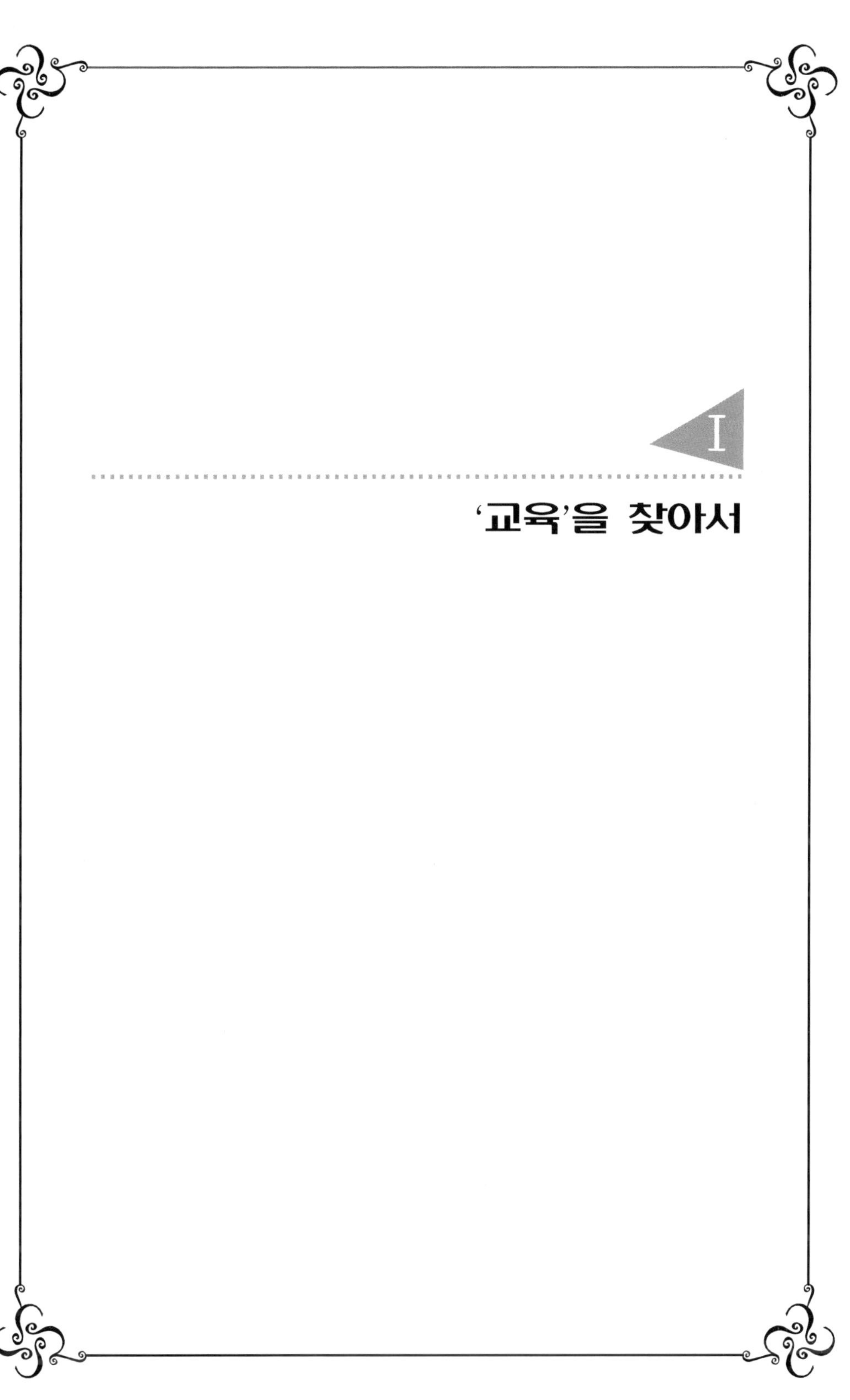

I

'교육'을 찾아서

1. 어떤 활동이 '교육 활동'인가?

교육은 우리의 삶에서 매우 중요한 의미를 지니고 있다. 왜냐하면 교육은 인간에게 내재하는 무한한 가능성의 싹을 틔우고 자라나게 하는 일과 직접적인 관련을 맺고 있기 때문이다. 갓 태어난 아기는 매우 나약하고 의존적이다. 그러나 시간이 지나면 스스로 독립적인 삶을 영위할 수 있는 힘을 얻는다. 이와 더불어 자신과 세상을 이해하고, 나아가 새로운 삶의 방식을 발견하고 실현하는 힘을 발현하기에 이른다. 이 과정은 교육의 연속이라고 해도 과언이 아니다. 그러므로 교육의 고유한 속성과 의미를 드러내는 일은 교육학의 기본이자 핵심적인 질문에 답하는 일인 동시에 인간다운 삶의 의미를 찾는 존재론적인 질문에 답하는 일이다.

교육의 고유한 속성과 의미를 이해하려면 먼저 어떤 활동이 '교육 활동'인가를 구분할 수 있어야 한다. 이를 위해서는 먼저 학교 수업을 교육 활동의 전형으로 보는 상식적인 사고에서 벗어날 필요가 있다. 일상적인 관행에 따르면, 교육 활동이란 학교 수업처럼 활동의 목표가 교육에 있다는 점을 대내외적으로 표방하는 활동을 가리킨다.

학교는 교육을 위해 존재하는 제도이다. 따라서 교사와 학생도 각자 제도가 규정하는 역할을 수행해야 한다. 그러나 아무리 교육의 의미를 실현하기 위한 조건을 제대로 갖춘다 할지라도 실제로 상호 작용을 하는 구성원이 교육적인 노력을 하지 않는다면 그 실현이 거의 불가능하다. 거꾸로, 교육을 목표로 하지 않은 상호 작용에서도 우연적으로 교육의 의미가 실현될 수도 있다. 즉, 교육 활동을 교육 활동답게 하는 기준은 활동의 목표에 있다기보다 활동을 통해 실현되는 의미에 있다.[1]

그런데 기존의 교육학 연구를 살펴보면, 교육의 고유한 속성과 의미에 관한 진지한 탐색이 매우 부족하다는 점이 드러난다. 그 원인 중의 하나는 '무엇'보다 '어떻게'라는 문제에 더 관심을 가진 교직학에서 출발한 교육학의 전통과 깊은 연관이 있는 것으로 보인다(김신일, 1999). 다행히도 최근에는 기존의 교육학 연구를 비판하고 반성하면서 처방에 앞서 교육의 고유한 의미를 이해하기 위하여 고유한 개념과 논리 체계를 정립하려는 시도들이 등장하고 있어 교육학의 탐구 전통에 새로운 전기를 마련하고 있다.[2]

---

1) 교육을 목표로 하는 활동을 가리켜 '교육 활동'이라고 부르는 관행이 있다. 그러나 '교육을 목표로 하는 활동'과 '교육의 의미를 실현하는 활동'이 언제나 일치하지는 않는다. 그러므로 뜻을 명확히 구분할 필요가 있을 경우에 한하여, 교육의 의미를 실현하는 활동을 작은따옴표' '를 써서 강조하겠다.

2) 이 글은 활동의 이면에서 일어나는 의미의 구성 과정을 주로 다루고 있다. 이에 따라 뜻을 세부적으로 표현하거나 구별하기 위하여 단어나 문장에 작은따옴표' '와 따옴표" "를 쓰는 경우가 잦을 것이다. 앞으로, 작은따옴표는 강조를 나타내고, 따옴표는 인용한 말이나 글을 나타내는 것으로 하겠다.

연구방법론을 중심으로 할 때, 이러한 새로운 교육학의 탐구 동향은 크게 두 갈래의 흐름을 이루는 것으로 보인다. 한 갈래는 교육의 본래적 개념을 체계적으로 정립하는 '교육본위론'의 흐름이고, 다른 한 갈래는 교육 현상을 중심으로 교육의 개념을 정립하는 '평생학습론'과 교육인류학적 관점에 입각한 '교육적 존재론'의 흐름이다. 이 두 갈래의 흐름은 교육의 본질적인 의미를 서로 다른 각도에서 바라보게 함으로써 교육의 고유한 속성과 의미를 발견하기 위한 실마리를 제공하고 있다.

먼저, 교육본위론의 기본 개념을 구안한 장상호를 비롯한 일군의 학자들은 사변적인 방법을 통해 교육의 개념을 구성하는 요소들의 속성과 그 요소들 간의 관계를 규명하고자 노력하고 있다. 교육본위론은 기존의 교육학적 개념으로 감지해 낼 수 없던 속성과 관계에 관한 새로운 이론틀을 제시하고 있다. 다음으로, 평생학습론은 흔히 사회교육으로 규정되었던 학문 분야의 전통에서 새롭게 발달한 흐름으로, '형식적 교육(formal education)', '비형식적 교육(informal education)', '무형식적 학습(nonformal learning)', '우연적 학습(incidental learning)'에 이르는 인간의 삶 전반에 걸쳐 일어나는 여러 가지 형태의 교육 활동을 탐구 대상으로 삼는다. 평생학습론은 기존의 교육학적 관심을 교사로부터 학습자에게로 전환하는 흐름을 주도하고 있다. 또, 여러 가지 유형의 교육 활동을 대상으로 한 교육학 연구 중에는 조용환(2001)의 교육적 존재론이 있다. 교육적 존재론은 최근에 등장한 관점이므로 아직 개념 정립 단계에 있다. 그러나 교육적 존재론은 교육이 "변증법적인 자기반성과 자기갱신의 에너지를 가지고 있다"는 점을 드러냄으로써 "문화담론 – 교육담론 – 교육현실의 악순환 고리를 깨는 새로운 교육담론을 개척해 나갈 수 있는 가능성"을 개진하고 있다.

이상의 세 가지 논의들은 생활세계의 교육 활동을 중시하는 동시에 고유한 상호 작용의 과정을 거쳐 교육의 의미가 구성된다는 점을 공통적으로 드러내고 있다. 교육의 의미를 이해하는 문제는 교육의 고유한 상호 작용 방식이 무엇인가를 찾는 일부터 시작이라는 것을 일러주는 것이라 하겠다.

그렇다면, 교육을 목표로 하는 활동의 고유한 상호 작용 방식은 무엇인가? 일단 특징을 살펴보자. 교육을 목표로 하는 활동에서는 지식과 능력과 태도의 수준 차이가 나는 양자 사이에서 그 수준 차이를 좁히기 위한 상호 작용이 일어난다.[3] 우리는 이러한 상호 작용을 가리켜 '배우고 가르친다'는 말로 표현하는 관행을 가지고 있다.[4]

'배우고 가르치는' 활동은 '배우는 활동'과 '가르치는 활동'이 조화를 이루어, 각각의 독립적인 활동을 합친 것보다 더 많은 결과를 낳는 활동이다.[5] 교육의 의미는 학교 수업처럼 교육을 목표로 하는 활

---

3) 장상호(1999)의 개념틀에 따르면, 이를 '품차'라는 개념으로 표현할 수 있다.

4) 보통 교육 활동을 '가르치고 배우는' 활동으로 표현하는 관행이 있다. 그러나 이 글에서는 타인의 글을 인용하는 경우를 예외로 하고, 앞뒤를 바꾸어 '배우고 가르치는' 활동으로 주로 표기하고자 한다. 왜냐하면 이 글에서는 '가르치는 활동'보다 '배우는 활동'에 더 비중을 크게 둘 것이기 때문이다.

5) 이러한 속성이 교육 활동만의 고유한 속성은 아니다. 예컨대, 심리학자인 매슬로우(A. H. Maslow)는 문화인류학자인 베네딕트가 사용한 '시너지(synergy)' 개념을 차용하여, 주관적으로는 이기적인 행동을 하지만 이타적인 결과를 낳는 사회 구조의 성격을 가리킨 바 있다(정인석, 1998: 136에서 재인용). 시너지 개념은 인간 활동에서

동이든 아니면 교육과 무관한 활동이든 간에 '배우는 사람'과 '가르치는 사람'이 있고, 이들이 서로 협동하면서 수준 차이를 좁히려고 노력하는 과정에서 실현된다. 따라서 '배우고 가르친다'는 것은 '배운다'거나 '가르친다'는 것과 다른 의미를 내포한다. 이러한 교육 활동의 협동적인 속성에 대하여 앞에서 언급한 교육학자들은 이미 중요하게 논의한 바 있다. 장상호(1996: 23)는 교육 활동의 여러 가지 측면 중에서 '가르치는 사람'의 교육적 행위인 '하화(下化)'와 '배우는 사람'의 교육적 행위인 '상구(上求)'가 서로 조화를 이루는 상황을 가리켜 '협동교육(educooperation)'이라는 고유한 개념으로 규정하고 있다.

다음으로, 김신일(2000: 176)은 교육학 연구의 동향을 정리한 글에서, "교육과정을 가르치는 행위와 배우는 행위가 만들어내는 상호 작용에 주목하면서도 그와 대칭되는 학습과정의 이해에 있어서는 주로 배움만을 고립시켜 논의해 왔다"고 지적하면서 자신은 "가르치고 배우는 행위"를 "하나로 연결된 순환적 행위집합"이자 "인간행동의 기본 단위"로 이해하는 입장임을 명시한 바 있다.

또, 조용환(1997: 33)은 "교육 활동의 양면을 이루는 가르침과 배움의 관계와 상호 작용 그 자체에 관한 궁구가 필요하다"는 점을 제시하고 있다. 최근 그는 교육적 존재론을 통하여, 교육은 정치, 종교, 문화, 예술과 같은 여러 가지 '삶의 형식(forms of life)'의 하나로서 다른 무엇으로도 감환(reduction)할 수 없는 속성을 가진다는 주장을 제기하고 있다(2001: 5). 여기서 그가 말하는 삶의 형식이란 "삶을 해석/실천하는 준거의 틀"이며, 그중에서 교육이라는 삶의 형식은 "가르침과 배움을 통하여 더 나은 인간, 더 나은 세상을 형성하고자

협동이 보편적인 의미를 지님을 드러내는 것으로 보인다.

하는 변증법적 해석/실천의 과정"이다.

이들의 주장을 요약하면, 교육 활동은 '배우는 활동'과 '가르치는 활동'의 협동을 통해 총체적인 의미를 갖는다는 것이다. 여기서 한 걸음 더 나가보자. '배우고-가르치는' 활동은 독립적으로 일어나는 '배우는 활동'이나 '가르치는 활동'과 그 속성이 같을 수 없다.6) 왜냐하면 협동 활동은 단독 활동을 배가한 것보다 더 큰 효과를 낳기 때문이다. 이러한 협동의 효과를 나타내는 대표적인 표현으로 '공명(共鳴; resonance)', '상생(相生)', '시너지(synergy)' 같은 말이 있고, 교육과 관련해서는 '교학상장(教學相長)'이 있다. 나는 '배우고-가르치는' 협동적인 활동을 통해 나타나는 정서적인 측면에 초점을 맞추어, 함께 기뻐한다는 의미의 '공환(共歡; conviviality)'이라는 말을 써서 이를 표현하고자 한다.

교육 활동의 공환적 속성을 살펴보기로 한다. 방금 앞에서 말했듯이, '배우고-가르치는' 상호 작용은 일단 구성원 간에 특정한 지식과 능력과 태도의 수준 차이가 날 때 일어날 수 있다. 정치적이거나 경제적인 의미의 상호 작용에서는 수준이 높은 편에 있는 사람 위주로 상호 작용이 일어나는 경향이 있다. 그러나 교육적인 상호 작용에서는 그 반대로, 강자에 해당하는 '가르치는 사람'이 상대적으로 약자에 해당하는 '배우는 사람'에게 도움을 주는 경향이 있다. 다음으로, 배우는 사람과 가르치는 사람이 협동에 이르는 정도는 아주 다양하다.

---

6) '가르치는 활동'과 '배우는 활동'은 각각 독립적인 활동으로 존재할 수도 있지만 두 종류의 활동이 서로 조화를 이룸으로써 새로운 활동이 될 수도 있다. 그러나 이러한 새로운 의미의 활동을 가리키기에 적합한 개념이 기존의 교육학에는 없다. 그러므로 논지의 전개상 꼭 필요한 경우에 한하여 '배우고-가르치는'이라는 표기를 하기로 하겠다.

상호 작용의 초기에는 공식적인 역할을 수행하는 정도에서 머무를 가능성이 크다. 그러나 시간이 지날수록 상호 작용을 통해 배우는 사람은 '배움의 기쁨'을 느끼고 가르치는 사람은 '배우는 사람을 도와 배움의 기쁨을 누리게 하는 기쁨'을 느낌으로써 공환을 누리면서 도달하고자 하는 목적을 향해 함께 나아갈 수도 있다. 다시 말하면, '배우고-가르친다'는 것은 양자가 협동을 통해 각자의 노력만으로는 얻을 수 없는 새로운 의미를 구성해가는 것이라 할 수 있다.[7]

교육학자나 교육과 관련한 연구를 하는 학자들은 이러한 교육의 공환적 속성에 대하여 직접적으로 또는 간접적으로 언급해 왔다. 그러나 그 관심은 '배우고-가르치는' 협동적인 상호 작용을 연구 대상으로 삼기보다는 '배우는 활동'이나 '가르치는 활동'의 어느 한 측면에 초점을 맞추어 연구하는 데 주로 머물러 있었다. 또, 공환적인 속성이 이상적이기는 하나 현실에서는 거의 실현이 어렵다고 규정하여 소극적으로 연구에 임하거나 '어떻게 공환에 이르는가'를 이해하기보다 교수 방법이나 학습 방법을 개발하는 규범적·처방적 접근에 편중되어 있었다. 따라서 '배우고-가르치는' 협동적 상호 작용과 관련하여 교육의 공환적 속성을 언급한 학자는 그다지 많지 않다. 대표적으로 폴라니(M. Polanyi), 일리치(I. Illich), 비고츠키(L. S. Vygotsky)를 들 수 있다. 이들의 논의를 간략히 살펴보기로 하겠다.

과학철학자이자 교육철학자인 폴라니는 일정한 단계 이상의 지식수

---

7) 김지현(2000: 89)의 연구에 따르면, 비고츠키가 '교육'의 개념으로 쓴 "obuchenie"는 "가르치는 사람이나 배우는 사람의 일방적이고 주도적인 활동이 아닌 두 주체 모두의 적극적인 참여를 의미하는 활동"이다. 이 개념은 내가 교육의 고유한 속성을 가리키기 위해 사용한 '공환'의 개념과 일맥상통하는 것이다.

준에 오른 사람들이 그렇지 못한 사람을 자신의 수준으로 향상시키는 문제와 관련하여 공환 개념을 제시한 바 있다. 폴라니에 따르면(장상호, 1994: 57에서 재인용), 개인은 개체발생과 계통발생의 과정을 거쳐 진화의 최첨단인 '정신계'를 번창시켜야 할 우주적인 책임이 있다. 그런데 지식에는 명시적이고 객관적인 차원과 더불어 언어로 표현할 수 없는 암묵적 차원이 있다. 암묵적 차원의 지식은 언어적 상호 작용만으로 전달되기 어렵다. 정신계는 '도제관계(apprenticeship)'와 같은 직접적인 인간관계를 통해 비로소 공유가능하다. 폴라니가 말하는 공환을 다른 각도에서 해석하면, 상호 작용을 통해 '배우는 기쁨'과 '가르치는 기쁨'을 함께 공유하는 사람들 사이에서 자신과 세상을 해석할 수 있는 정신적인 틀의 공유가 이루어지는 것이다. 그러므로 공환을 교육의 중요한 속성으로 볼 수 있을 것이다.

다음으로, 일리치의 논의에서도 공환을 '배우고 가르치는' 활동의 중요한 속성으로 볼 수 있는 근거를 찾을 수 있다. 학교 제도를 비판한 학자로 널리 알려진 일리치는 형식화된 제도의 특성을 분석함으로써 학교에서 교육의 의미가 실현되기 어려운 원인을 규명하고자 하였다. 그는 학교를 '조작적 제도(manipulative institution)'로 보고, 이를 서로 기쁨을 나누는 '공환적 제도(convivial institution)'로 바꿀 것을 제안하였다. 공환적 제도에 관한 그의 논의는 교육의 의미를 실현하기 위한 조건을 제시하고 있다는 점에서 강점이 있으나 주로 이념적인 수준을 다룬다는 점에서는 한계가 있다.

또, 구소련의 사회심리학자이자 교육학자인 비고츠키는 주로 언어에 관한 차원을 다루기는 하지만 실증적 자료에 입각하여 공환과 관련한 문제를 다룬 바 있다. 비고츠키는 학습과 발달의 관계에 관하여 피아제와 다른 입장을 취하면서 '근접발달 영역(the zone of proximal development)'이라는 개념을 제시하고, '가르치는 사람'의 역할을 강조하였다. 그의 연구는 '배우는 사람'과 '가르치는 사람'의 상호 작용 과정을 통하여 이들의 지식 체계가 변화하는 과정을 드러냄으로써 교육의 공환적 속성을 암묵적으로 제시하고 있다.

이상을 요약하면, 교육의 의미를 실현하는 '배우고-가르치는' 활동은 두 가지 특징을 지닌다. 하나는 '배우는 활동'과 '가르치는 활동'이 서로 조화를 이룸으로써 하나가 되는 총체성을 나타낸다는 점이다. 다른 하나는 이러한 과정에서 '배우는 사람'과 '가르치는 사람' 양자가 공환에 이른다는 점이다. 그러므로 '교육 활동'이란 '배움'과 '가르침'의 조화를 이루는 총체적인 활동을 통해 '배우는 기쁨'과 '가르치는 기쁨'에 이르는 공환적인 활동이라고 할 수 있다.

2. 왜 뇌호흡 수련인가?

교육의 의미는 주어진 목표에 의해서 저절로 실현되는 것이 아니라 구성원이 실제로 협동을 함으로써 실현되는 것이다. 그러므로 교육 활동의 속성이 무엇인가를 밝히는 것도 중요하지만 어떤 상호 작용 과정을 거쳐 교육의 의미가 실현되는가를 드러내는 것도 매우 중요하다. 이 문제는 그저 꼼꼼히 따져보는 일만으로는 해결될 수 없다. 실제로 교육 활동이 일어나는 현장을 살펴보아야만 한다. 왜냐하면 상호 작용의 현장은 온실처럼 이상적인 환경이 아니기 때문이다.

배우고 가르치는 상호 작용의 형태는 문화에 따라 다르다(E. T.

Hall, 1959). 상호 작용의 맥락에는 성별, 성격, 인종과 같은 개인의 생리적, 심리적 조건에서부터 역사적, 문화적 조건에 이르기까지, 또 교육 활동과 직접적으로 관련이 있는 기관이나 단체에서부터 사회, 국가, 국제기구, 지구생태계에 이르기까지, 무수한 조건들이 개입한다. 따라서 구성원, 교육 활동의 소재, 상호 작용 상황 등에 따라 실제로 이루어지는 상호 작용 형태에서 차이가 날 수밖에 없다. 상호 작용의 구성원들은 어떤 과정과 기제를 통해 총체적이고 공환적인 상호 작용에 이르게 되는가? 이를 알려면 교육의 의미 실현을 진작하거나 방해하는 현실적인 조건을 밝혀야만 한다. 나는 뇌호흡 수련 사례를 택하여 '배우고-가르친다'는 의미의 구성 과정을 직접 알아보기로 하였다.[8]

소재의 선정과 관련하여, 나는 '상호 작용 과정에 얼마나 가까이 다가갈 수 있는가' 하는 접근성과, '그러한 의미의 실현이 상호 작용을 통해 얼마만큼 이루어질 수 있는가' 하는 전형성을 고려하였다. 그 결과로 뇌호흡 수련 사례를 선택하였다.

뇌호흡은 뇌 기능의 단계적인 향상을 목표로 하는 수련 체계이다.[9] 뇌호흡 수련 체계를 최초로 만든 이승헌에 따르면, 뇌호흡이란

---

[8] 보통 '수련'은 독립적인 훈련 활동을 주로 가리키는 말이다. 그러나 이 글에서 다루고 있는 '뇌호흡 수련'은 '뇌호흡'이라는 소재를 중심으로 수련자가 지도자와 함께 배우고 익히는 협동적인 훈련 활동을 가리키고 있다.

[9] '수련'은 자기 자신을 대상으로 하는 향상 활동이라고 할 수 있다. 수련의 의미와 관련하여, 동양학자인 박현(1999)은, "수행(修行)", "수신(修身)", "수도(修道)", "수련(修鍊)"과 같은 말에서 공통적으로 쓰이는 "닦음"이란 "스스로가 스스로를 고쳐 바로잡음으로써 새로운 나를 만드는 일인바, 그것은 곧 '주체적인 자아혁명'이라 할 수

"이완과 명상을 통해 몸 전체에 흐르는 기를 느끼고, 우리 몸에서 가장 강력한 에너지 저장고인 뇌 속을 자극하는 두뇌혁명(이승헌, 2001: 85)"이다. 이를 해석하면, 뇌호흡은 내향적이고 통합적인 속성을 지니는 교육 프로그램이라고 할 수 있다.

뇌호흡은 신체, 그중에서도 특히 보이지 않는 뇌를 대상으로 하는 교육 프로그램이다. 인간의 뇌는 신체의 일부이면서 동시에 스스로 자신이 신체의 일부라는 점을 지각하는 특유의 '반사성(reflexivity)'을 지니고 있다. 따라서 "뇌호흡을 배우고 가르친다"는 것은 뇌가 자기 자신을 대상으로 이러저러한 활동을 하도록 하는 것이다. 이를 달리 표현하면, 뇌호흡 수련이란 배우는 사람의 '바깥'보다는 '안'을 대상으로 하는 활동이다.[10] 다음으로, 최근 뇌 과학자들은 "뇌는 곧 나 자신(R. Restak, 1996/김현택 외 역, 1997)"이라고 재규정하고 있다.[11] 즉, 뇌는 인간의 이성적 사고를 위한 수단뿐 아니라 인간의 몸과 마음과 정신을 망라하

있다"고 하였다.

[10] 여기서 '안'과 '밖'의 구분은 단지 지향성의 차이에 불과할 뿐이다.

[11] 여기서 말하는 '뇌'란 머리 부위의 두뇌와 전신에 있는 화학적, 신경적 회로망을 모두 포괄하는 신경계를 가리키는 개념이다. 뇌의 작용을 설명하는 모델은 수압계(그리스-로마 모델), 유동적 체계(르네상스 모델), 마법의 베틀(초기 산업혁명 모델), 시내 배전판(1900년대 초기에서 중기 모델), 컴퓨터(1950년대에서 1980년대 모델) 등으로 계속 변화해 왔다. 신경생리학자들은 뇌를 컴퓨터에 비유하여 의식의 영역과 관련된 두뇌를 '빅 브레인(big brain)'이라 부르고, 소화, 성장 등과 같이 의식되지 않지만 생명활동과 직결된 영역과 관련된 내장신경절 등을 가리켜 '리틀 브레인(little brain)'이라 구분하기도 한다(大木幸介, 1996). 최근에는 두뇌만을 가리켜 '뇌'라고 부르지는 않는다. 오늘날에는 마치 개미가 외부 자극에 따라 공동체로 대응하듯이 뇌세포들도 총체적으로 기능을 한다는 모델이 지배적이다(E. Jensen, 1998).

는 '나'라는 인간 전체라는 뜻이다.[12] 뇌호흡을 배우고 가르치는 과정이 겉으로 보기에는 이른바 '주지교과'보다 '예체능교과'와 더 비슷하다는 사실은 이러한 뇌의 총체성을 배려하는 활동들이 많기 때문인 것으로 보인다.

뇌 기능 향상을 목표로 하는 활동에는 뇌호흡을 비롯하여 여러 가지가 있다. 그중에 프로그램화된 형태를 취하는 활동도 많다. 이러한 활동들을 접근 방식에 따라 나누면, 응용지향적인 접근 방식을 취하는 유형과 창조지향적인 접근 방식을 취하는 유형의 두 종류로 크게 나눌 수 있다.[13] 응용지향적인 접근 방식은 뇌 기능의 향상과 관련된 여러 가지 지식을 배우고 가르치는 상황에 그대로 차용하거나 적용하는 것을 가리킨다. 이러한 방식은 주로 교수법이나 학습법과 같이 효율성을 지향하는 분야에서 두드러지게 나타나고 있다. 창조지향적인 접근 방식은 뇌 기능의 향상과 관련된 여러 가지 지식을 근거로 배우고 가르치는 활동의 순서, 내용, 방법 등을 체계화한 교육과정을 조직하고, 구체적인 상호 작용을 통해 교육과정을 실천에 옮기는 것을 말한다. 이를 특정한 뇌 부위의 향상을 목표로 하는 활동과

---

12) '마음'은 여러 가지 의미를 갖는 말이다. 몸과 대비될 때, 이 말은 지각할 수 있는 의식 활동을 가리킨다. 또 "몸과 마음과 정신"과 같은 표현에서는 정서나 비언어적인 사고 활동을 가리킨다. 그러나 뇌호흡 수련 체계나 최근의 통합교과 논의에서 이 말을 쓸 때는 지각할 수 있는 의식과 지각이 불가능한 의식을 망라하여 가리킨다. 앞으로 이 글에서는 '마음'의 의미를 인간 의식 전체를 가리키는 것으로 하겠다.
13) 이 두 가지 유형과 관련된 내용은 연구자가 개인적인 관심을 가지고 뇌 관련 분야의 전문 서적과 인터넷 사이트를 약 2년에 걸쳐 탐색하는 과정에서 알게 된 지식을 바탕으로 정리한 것이다.

뇌 기능의 전체적인 향상을 목표로 하는 활동으로 다시 세분할 수 있다.

응용지향적인 접근 방식에 대하여 더 자세히 살펴보겠다. 교수법이나 학습법을 전문적으로 개발하는 학자와 연구자들은 뇌와 관련한 과학적 지식을 구체적인 상호 작용 과정에 적용하려는 노력을 계속해 왔다. 이러한 경향은 최근 뇌생리학, 뇌심리학 등 다양하고 넓은 범위의 최신 지식이 등장함에 따라 더 증폭되는 추세이다. 예컨대, 젠슨(E. Jensen)이 일반화한 '슈퍼캠프(Super Camps)'는 학습 동기를 높이고 그릇된 학습 습관을 바꿈으로써 장기적으로 학습 효과를 높이는 성과를 거두고 있다. 로즈(C. Rose)가 체계화한 '가속학습(accelerated learning)'은 기억과 관련된 최신 뇌 과학적 지식을 적용하여 학습 능력을 향상하는 결과를 낳고 있다. 이 밖에도 일일이 열거할 수 없을 정도로 학습 방법과 관련된 활동들이 많다. 이처럼 실천을 지향하는 프로그램들은 배우고 가르치는 과정에 뇌 과학의 지식을 그대로 적용함으로써 학습 효과를 증대하고자 한다. 따라서 이러한 프로그램에서 추구하는 뇌 기능의 발달이란 학습 능력을 얻기 위한 수단으로서의 의미에 국한된다고 하겠다.

다음으로, 창조지향적인 접근 방식에 대하여 살펴보겠다. 특정한 뇌 부위의 기능이나 능력 향상을 목표로 하는 프로그램은 좌뇌 편향적인 학교교육을 통해 향상하기 어려운 우뇌나 대뇌변연계 같은 뇌 부위의 기능 향상을 중요하게 다룬다. 이러한 프로그램들은 1980년대부터 '감성지능(Emotional Intelligence)', '도덕지능(Moral Intelligence)'과 더불어 '영성지능(Spiritual Intelligence)'에 관한 학문적, 응용적 관심이 커지는 추세와 더불어 더욱 가속적으로 개발되고 있다.[14] 대표적인 예를 들면, 데니슨(P. Dennison)은 뇌 기능 장애자를 대상으로 장기간의 임상 결과를 체계화한 '브레인 짐(Brain Gym)'이라는 특수한 운동 프로그램을 제시함으로써 교육실무자로부터 호평을 받고 있다. 또, 예술, 체육 같은 기존의 교과과목을 뇌 기능 향상이라는 새로운 관점에서 재해석하여 제시한 프로그램도 많다. 김용진(金鏞鎭)이 개발한 '전뇌학습', 토니 부잔(T. Buzan)이 개발한 '마인드 맵(Mind Mapping)' 같은 프로그램은 프로그램 개발자가 직관, 통찰, 명상을 통해 학습과 관계있는 특정한 능력을 향상할 수 있는 독창적인 지식을 발견하고, 이를 프로그램화한 것들이다. 그러나 이러한 프로그램들은 특정한 뇌 기능의 향상을 목표로 삼고 있으므로 인간 발달에 총체적으로 접근하기가 힘들다.

이와 달리 뇌 기능 전체의 발달을 목표로 삼는 활동으로는 지금부터 자세히 살펴볼 이승헌이 체계화한 '뇌호흡'과 시찌다(七田眞)가 개발한 '시찌다 교육'이 대표적이다. 이 프로그램들은 개발자의 직접적인 체험이나 임상적 관찰 결과에 바탕을 두고 있다는 면에서는 공통점이 있다. 그러나 뇌호흡이 학습자의 나이와 무관하게 뇌 기능의 통합적인 발달을 통해 전인적인 성장을 이루고자 하는 목표를 추구한다면, 시찌다 교육은 뇌세포 회로망이 급격하게 발달하는 유아기를

---

14) 뇌의 기능을 규명하는 뇌 과학 연구가 활발하게 이루어지면서 IQ만으로 뇌의 기능을 대변하던 시대가 저물어가는 추세이다. 가드너(H. Gardner, 1983)는 '다중지능(multiple intelligence)' 개념을 발표함으로써 인간의 지능을 더 다양한 각도에서 바라볼 수 있는 계기를 마련하였다. 1990년대를 지나면서 PET(Positron Emission Tomography)나 EEG(Electroencephalograph) 같은 과학 장비를 이용하여 살아있는 사람의 뇌를 관찰하는 일이 더욱 실용화되자 EQ, MQ뿐만 아니라 SQ에 관한 논의도 활발하게 전개되고 있다.

중심으로 뇌 전체의 기능을 향상하고자 한다는 차이가 있다. 또 뇌호흡에서는 "홍익인간·이화세계(弘益人間理化世界)"라는 공적인 목표를 추구한다.[15] 이와 달리 시찌다 교육에서는 개인의 수월성을 추구한다. 그러므로 두 프로그램은 전체적인 뇌 기능 향상을 추구한다는 점에서는 서로 비슷하지만, 상호 작용의 내용과 과정에서는 서로 다르다고 할 수 있다.

다음으로, 뇌호흡 수련에서는 마치 학교처럼 배우는 사람에 해당하는 '수련자'와 가르치는 사람에 해당하는 '지도자'가 일정한 시공간에서 체계적으로 배우고 가르치는 활동을 한다. 상호 작용의 당사자가 아닌 사람이 교육 활동의 의미가 실현되는 상황을 포착하기는 매우 어렵다. 왜냐하면 교육 활동의 의미는 구체적인 맥락 속에서 실현될 수도 있고 실현되지 않을 수도 있기 때문이다. 즉, 눈앞에서 중요한 상황이 펼쳐진다 하더라도 관찰자 자신이 배우고 가르치는 활동의 구성원들이 어떤 의미를 공유하는가를 이해하지 못할 수도 있다. 그러므로 상호 작용이 좀 더 규칙적이고 체계적으로 일어나는 상황을 선택하는 것이 '배우고-가르친다'는 의미가 실현되는 과정을 이해하는 데 더 낫다고 판단하였다.[16] 물론 학교 수업을 선택할 수도 있다.

---

15) 이승헌(1997, 2001)에 따르면, "홍익인간은 이기적인 경쟁을 통한 상멸(相滅) 관계에서 벗어나 이타적인 상생(相生) 관계를 생활화하기로 선택한 사람"을 말한다. 그리고 이화세계는 홍익인간의 공동체를 말한다.

16) 김신일(2000)은 현실의 생활세계에서 일어나는 '배움과 가르침'을 '교육계(教育界)'와 '비교육계(非教育界)'로 개념적인 구분을 하였다. 그는 "교육계란 학습자의 학습 행위 및 과정을 일정한 방향으로 이끄는 의도적, 구조적, 계획적 개입(intervention)을 특징으로 하는 학습생태계를 말하는 것"이라고 하였다. 이러한 관점에서 보

그러나 뇌호흡 수련은 학교 수업에 비해 '배우는 사람'과 '가르치는 사람'의 심리적 유대감이 상대적으로 쉽게 형성된다는 장점이 있다.

다음으로, 뇌호흡 수련은 교과에 해당되는 내용을 분절적으로 제시하지 않는다는 특징이 있다. 학교나 학원 같은 곳에서는 주로 이론적 사고를 위주로 하는 명제적 지식(propositional knowledge)을 활동 소재로 삼는다. 수많은 교육자와 교육학자들이 언어주의(verbalism)라는 말로 비판해 왔듯이, 이러한 지식들은 배우는 사람의 체험과 무관하게 모자이크처럼 파편화되어 있다. 그러므로 암기에 초점을 맞추는 지식교육에서는 자칫하면 교육의 의미를 실현하는 활동이 제대로 이루어지지 못할 가능성도 크다. 이와 달리, 뇌호흡 수련에서는 수련자의 몸과 마음과 정신을 하나로 통합된 뇌로 해석하여 다루고 있다. 그러므로 뇌호흡 수련은 '배우고-가르친다'는 의미를 이해하는 데 적합한 사례가 될 수 있다.

3. 어떻게 뇌호흡 수련에 다가갈 것인가?

1) '있는 그대로'를 보기 위한 방법

'배우고-가르치는' 활동의 의미가 어떻게 구성되는가를 이해하려면 질적인 접근 중에서 해석적인 문화기술적 연구방법을 적용하는 것이 적합하다. 문화기술적 연구방법은 과학철학에서 구성주의(constructionism)나 해석주의(interpretivism)라는 이름으로 부르는 인식론에 바탕을 두

면, 뇌호흡 수련은 '교육계'에 속한다고 할 수 있다. 이 내용은 V장에서 다시 다룰 것이다.

고 있다(조용환, 1999: 115). 이 방법은 부분의 총합은 전체가 아니라고 보는 총체적 관점과 맥락 속에서 현상을 파악하는 자연주의적 관점, 그리고 각 사회의 문화를 그 문화 내부의 고유한 기준으로 설명하고자 하는 문화상대주의의 관점을 따른다. 그러므로 실험집단이나 비교집단처럼 인위적인 상황을 구성하여 자료를 수집하는 양적인 접근과 달리, 최대한 자연적인 상황에서 자료를 수집하는 방법을 취한다.

문화기술적 연구방법에서 자료 수집을 위해 자주 쓰는 방법은 참여관찰(participant observation)과 인류학적 면담(ethnographic interview)이다. 참여관찰은 "연구자가 특정 집단의 일상세계에 비교적 장기간 참여하여 그들의 삶과 문화를 관찰, 기록, 해석하는 연구방법(조용환, 1999a)"이다. 이 방법은 주로 활동 과정과 절차 같이, 객관적으로 확인 가능한 자료를 수집하는 데 적합하다. 인류학적 면담은 구성원들이 의도하는 바라든가 체험 같이, 내면적인 의식세계에서 일어나는 변화를 파악하기 위해서 필요하다.

문화기술적 연구방법의 또 다른 특징은 자료의 수집, 분석, 해석을 단선적으로 마무리하지 않고 순환적으로 반복한다는 점이다. 이러한 반복은 사진을 찍을 때 먼저 카메라의 초점을 맞춘 후 심도를 조절하듯이, 기초적인 참여관찰을 통해 무엇에 주목할 것인가를 정한 후, 연구의 목적을 이루기에 적합한 사람이나 사건에 초점을 맞추는 방식으로 이루어진다.[17]

---

17) 사진 촬영에서 쓰는 '초점 심도(depth of focus)'와 '피사계 심도(depth of field)'는 문화기술적 연구 과정을 적합하게 비유해 주는 개념이다. 초점 심도는 흔히 "초점이 맞았다"/"초점이 맞지 않았다"고 말하는 경우에 해당한다. 피사계 심도는 초점이 맞춰져 있는 상태에서 카메라의 렌즈를 조절하면 가까이에 있는 대상은 선명하

　다음으로, 현상에 관한 해석적인 연구에서는 연구자가 연구 대상으로 선정한 활동에 대하여 얼마나 깊은 체험을 했는가에 따라 활동의 의미를 이해하는 정도도 깊어진다. 뇌호흡 수련 과정을 참여관찰 하던 당시, 나는 뇌호흡 수련과 관련하여 수련자들에게 직접 지도를 하지 않지만 뇌호흡 수련 프로그램을 개발하는 업무를 전문적으로 담당하고 있던 '내부자 – 연구자(insiders- researcher)'였다.18) 내부자 – 연구자라는 조건은 뇌호흡 수련과 관련된 여러 가지 다른 활동을 폭넓게 관찰할 수 있는 기회를 제공하였다. 나는 내부자-연구자로서 다각도에서 배우고 가르치는 상호 작용의 의미를 이해할 수 있었다. 또 내부자들로부터 적극적인 참여를 이끌어내기에도 유리하였다. 그러나 뇌호흡 수련 현장과 거리두기를 제대로 하기가 어렵기 때문에 주관적인 이해와 해석에 빠지기 쉽다는 한계도 나타났다. 나는 이러한 문제에서 벗어나기 위해 집중적인 자료 수집을 마친 후 뇌호흡 수련 현장으로부터 멀리 떨어진 장소로 이동하고, 내부자들과 심리적 거리를 유지하면서 자료의 분석과 해석을 하였다.

　게 찍히지만 멀리 있는 대상은 초점이 맞지 않은 것처럼 흐릿하게 찍히는 현상을 가리키기 위한 것이다.

18) 래손빌링스(Ladson-Billings, 2000)는 인문 · 사회과학 연구에서 유럽 중심의 지배적인 문화적 논리에서 벗어나 다양성에 관한 학문적 관심이 증대됨에 따라 유색인종, 여성, 어린이, 노인 등에 관한 연구가 활발히 이루어지고 있는 최근 연구의 동향을 소개한 글에서 해석적인 연구의 타당성을 논하면서 '내부자 – 연구자'가 연구에서 가지는 장점을 자세하게 논술하고 있다. 그 외에도 많은 학자들이 해석적인 연구에서 연구자 자신의 다양한 자아(multiple selves)를 체험하는 일이 해석을 "제대로" 하는 데 얼마나 중요한가를 밝히고 있다(V. L. Olesen, 2000).

2) 연구 집단과 주요 제보자 선정

나는 일반적인 참여관찰의 절차를 밟아 기초연구, 집중연구, 추수연구의 세 단계를 진행하였다. 1999년 10월부터 2000년 3월까지는 기초연구를 진행하였다. 이어서 2000년 4월부터 10월까지 2회에 걸쳐 집중연구를 진행하였다. 2001년 3월부터 2001년 12월까지는 추수연구를 실시하였다.

나는 기초연구 기간에 뇌호흡과 관련하여 중추적인 위치에 있는 홍익연구원을 중심으로 참여관찰을 실시하고, 뇌호흡 수련과 관련한 각종 서지 자료를 수집하였다. 이 과정에서 나는 뇌호흡 수련의 과정을 이해하기 위한 기초적인 자료들을 모을 수 있었다. 뇌호흡을 배우고 가르치는 활동은 유아에서부터 성인에 이르는 모든 연령대에서 이루어지고 있었다. 그리고 구체적인 내용이나 절차가 수련자의 나이와 수준에 따라 크게 다르다는 사실도 알게 되었다.[19]

나는 집중연구를 위하여 먼저 대상을 아동과 청소년 수련자 집단으로 제한하고, 전형성(typicality)과 대표성(representation)을 고려하였다. 아동과 청소년의 경우, 뇌호흡을 처음 시작하려면 일단 전국적인 지점망을 지니고 있는 'BR학습센터'에 등록을 해야 한다.[20] 여기서 이루어지는 수련은 보통수련이다. 수련자가 보통수련 단계에서 뇌기능이 향상되고 그 증거로 '영능력'이라 부르는 특수한 능력을 발현하는 경우에는, '홍익연구원 특별부'에서 제공하는 특별수련 단계를

---

19) 여기서 언급하는 뇌호흡 수련 제도는 2002년 2월 이전의 것이다. 그후, 뇌호흡 수련 제도에 약간의 변화가 있었으나 '배우고-가르치는' 과정이나 방법에 관한 변화는 거의 없었음을 밝혀 둔다.

20) 대상자의 보호를 위하여 개인과 집단명을 모두 가칭으로 표기하였다. 다만 보통명사로 자리 잡은 단체명의 경우에는 그대로 표기하였다.

이수할 자격을 얻는다.[21] 특별수련을 이수하는 수련자는 뇌호흡 수련을 이해하는 수준이 매우 높다. 이들은 보통수련 단계의 평범한 뇌호흡 수련자와 달리, 지도자와 매우 간결한 상호 작용을 하는 것만으로도 대단히 깊은 수련 체험에 도달하는 경우가 많다. 그리고 수련자와 지도자는 언어화되지 않는 상호 작용도 많이 하고 있어서 의미의 공유·협상·파기 같은 미시적인 과정을 관찰하기가 몹시 어렵다. 이러한 어려움을 해결하기 위하여 나는 특별수련 단계에서 '특급반' 집단을 선정하고, 보통수련 단계에서는 '초급반' 집단을 연구 대상 집단으로 선정하였다.

1차 집중연구는 2000년 3월부터 8월까지 먼저 특급반을 중심으로 이루어졌다. 특급반은 〈표 Ⅰ-1〉에 정리한 바와 같이, 수련자의 거주지를 중심으로 '사랑반'과 '행복반'의 두 반이 있었다. 이 두 소집단은 따로 뇌호흡 수련을 하는 경우도 많지만 함께 모여 뇌호흡 수련을 하는 경우도 많았다. 따라서 두 집단의 수련자 모두와 사랑반을 지도하면서 동시에 특급반 전체를 지도하는 책임을 맡고 있는 김연화 팀장을 주 제보자로 선정하였다. 부 제보자는 특급반을 맡고 있는 지도자와 특급반 수련자의 부모 중에서 선정하였다.

2차 집중연구는 2000년 8월부터 2001년 3월까지 주로 초급반에 초

---

21) '영능력'은 '초능력'으로도 흔히 불리는데, 선천적인 능력일 수도 있고 번개를 맞거나 여러 가지 수련을 함으로써 뇌 기능의 변화 및 향상이 일어날 때 나타나는 능력일 수도 있다. 뇌호흡 관련 전문가들은 다수의 능력이 아닐 뿐 사실은 누구에게서나 나타날 수 있다는 점에서 이를 '잠재 능력'이라고 표현하고 있다. 대표적으로, 눈을 가린 상태에서 사물의 형태를 지각하는 'ESP(Extra Sensory Perception)'와 정신 집중을 통해 상대방에게 메시지를 전하거나 영향력을 행사하는 'PK(Psychokinesis)'가 있다.

점을 맞춰 진행하였다. 나는 BR학습센터에서 뇌호흡 수련을 시작하
는 보통수련 단계의 수련자를 중심으로 특급반의 상호 작용 과정에
서 드러나지 않는 입문기의 특징을 파악하는 데 초점을 맞추었다. 이
를 위해 보통수련 단계를 지도하는 주 제보자인 이명숙 교사가 지도
하는 '푸른반'과 '기쁜반'을 선정하고, 특히 이 중에서 푸른반에 초점
을 맞춰 집중적으로 참여관찰과 면담을 실시하였다.

<표 Ⅰ-1> 특급반 주 제보자와 부 제보자

		주 제보자				부 제보자			
		이름	성별	나이	특기*	관계	이름	성별	나이	관계
지도자		김연화	여	36		팀장	이진주	여	22	팀원
							박영숙	여	39	뇌호흡 교사, 최현수 모
수련자	사랑반	최승희	여	초5	ESP, PK		이영미	여	35	최승희 모, 유치원 교사
		황미리	여	초4	ESP					
		김민아	여	고1	PK		정미경	여	45	김민아 모, 주부
		박태영	남	초4	PK					
		이경민	여	초4	ESP					
		이유경	여	초6	ESP		배미숙	여	39	이유경 모, 뇌호흡 교사
		김동현	남	고2	ESP, PK					
		이선재	남	초3	ESP					
	행복반	김영만	남	초5	ESP					
		백미정	여	초6	PK		백철호	남	41	백미정 부, 상업
		최현수	남	중1	ESP					
		정나래	여	중2	ESP		이영희	여	39	정나래 모, 뇌호흡 교사
		김경희	여	고2	ESP		김연진	여	47	김경희 모, 주부
		조영현	남	고2	ESP					
		한정민	여	고1	PK	사촌	이순미	여	45	한정민 모
		서경수	남	초4	ESP		정경란	여	49	서경수 모, 이순미 언니, 주부
		이유미	여	중1	ESP	자매	이철영	남	44	이유미·이유경 부, 상업
		이유경	여	초5	ESP					

* 뇌호흡을 통하여 개발된 잠재 능력 중에서 특히 두드러지는 것을 지도자의 도움
을 받아 정리하였음. 본인은 자신의 특기가 무엇인지 잘 모르는 경우가 많음.

푸른반 수련자는 〈표 Ⅰ-2〉에 나타나는 바와 같이, 나이가 어리고 혈연관계로 얽힌 아동들이다. 참여관찰을 시작할 당시, 이명숙 교사는 BR학습센터에 소속한 '뇌호흡 교사'로서 뇌호흡을 처음 배우기 시작하는 푸른반과 아직 특급반에 이를 정도는 아니지만 푸른반보다 뇌호흡 수련에 관하여 훨씬 많은 것을 배우고 익힌 기쁜반을 맡고 있었다. 나는 처음에는 푸른반에만 초점을 맞춰 참여관찰과 면담을 실시하였다. 그러다가 보통수련 단계의 뇌호흡을 배우고 가르치는 상호 작용 전반을 파악할 필요가 나타났다. 따라서 나는 기쁜반까지 참여관찰과 면담의 범위를 확대하였다.

<표 Ⅰ-2> 푸른반 주 제보자와 부 제보자

	주 제보자				부 제보자				
	이 름	성별	나이	관 계	이 름	성별	나이	관 계	직 업
지도자	이명숙	여	37	뇌호흡 교사					
수련자	정영수	남	6	형 제	권은희	여	34	정영수·정영진 모	가게 운영
	정영진	남	8						
	이민지	여	6	오누이	성미숙	여	34	이민지·이민철 모	가내 공업
	이민철	남	8						
	이현웅	남	7	사 촌	안종란	여	37	이현웅 모	주부
	김세현	여	7		김영미	여	39	김세현 모, 이현웅 고모	초등 교사

집중연구를 하면서, 나는 뇌호흡 수련 활동을 참여관찰하고 비디오 카메라로 녹화하여 사후분석을 실시하였고, 수련 과정에서 주 제보자들이 그린 그림이나 집에서 쓴 일기와 같은 자료들을 수집·분석하

였다. 자료를 분석하는 과정에서 수련자의 부모와 수련자들과 직접 또는 간접으로 관련을 맺는 사람들을 부 제보자로 선정하여 자료를 이해하기 위한 간접적인 자료를 수집하였다. 특히 2000년 10월부터 2001년 3월까지는 집중적인 자료 분석을 실시하였다.

추수연구는 2001년 3월부터 2001년 12월까지 진행하였다. 이 기간에 나는 주로 연구 결과를 문서로 정리하는 일을 하면서 주 제보자들과 비정기적인 만남과 연락을 계속하였다. 이를 통해 주 제보자들의 근황을 파악할 수 있었다. 그 후 나는 연구 결과에 관한 안내와 출판에 관한 동의를 이들로부터 얻는 절차를 밟았다.

이제 뇌호흡 수련의 현장으로 들어가 수련자와 지도자가 어떻게 '배우고 가르치는' 총체적인 상호 작용에 이르고, 그 속에서 함께 기쁨을 나누는 공환에 도달하게 되는가를 살펴보기로 하자.

바로 뒤에 오는 Ⅱ장에서는 뇌호흡을 배우려 하는 사람이 누구와 어떻게 만나서 무엇을 하게 되는가를 먼저 살펴보고, Ⅲ장에서는 뇌호흡을 배우는 입장인 수련자가 어떤 독특한 체험을 겪으며, 체험 과정에서 뇌호흡을 가르치는 입장인 지도자와 함께 어떻게 총체적인 상호 작용을 통해 공환에 이르는가를 자세히 살펴보겠다. Ⅳ장에서는 수련자와 지도자의 총체적이고 공환적인 상호 작용에서 드러나는 고유한 특질이 무엇인가를 알아볼 것이다. 마지막 Ⅴ장에서는 뇌호흡 수련 사례에서 발견한 사실에 근거하여 지금의 교육 현실을 비추어 볼 것이다.

뇌호흡 수련의 현장으로

사람들은 구체적인 만남을 통해 배우고 가르치는 관계를 맺는다. 어떤 경우에는 배우는 사람과 가르치는 사람으로서 역할과 책임을 사전에 정하지 않은 상태에서 한두 번 우발적으로 상호 작용을 하는 가운데 배우고 가르치는 관계를 맺는다. 그러나 보통은 그 역할과 책임을 사전에 명확하게 정해 놓은 상태에서 규칙적이고 체계적으로 배우고 가르치는 관계를 발달시키는 경우가 더 많다. 뇌호흡을 배우고 가르치는 관계도 그러하다.

뇌호흡을 배우기를 원하는 사람은 자신에게 수련 지도를 해 줄 수 있는 사람을 만나 배우는 사람으로서 '수련자'와 가르치는 사람으로서 '지도자'의 관계를 맺는다. 뇌호흡 수련의 세계는 장상호(1997: 70~98)의 개념틀에 따르면 '수도계'에 해당하는 속성을 가지고 있고, 그 속성은 뇌호흡 수련을 하는 사람이라면 누구나 따라야 하고 익혀야 하는 수련 제도와 교범(敎範)에 반영되어 있다. 따라서 수련자와 지도자는 수련 제도가 규정하는 바에 따라 배우고 가르치는 관계를 맺고, 그 관계를 바탕으로 뇌호흡 수련의 교범에서 제시하는 목표에 도달하기 위한 상호 작용을 반복한다. 이러한 뇌호흡 수련의 관계와 목표는 수련자나 지도자가 누구이든 크게 변하지 않는다.

뇌호흡 수련자와 지도자는 뇌호흡의 소재를 중심으로 배우고 가르치는 활동을 하기 시작한다. 앞서 말했듯이, 배우고 가르치는 활동의 목표 자체는 교범에 의해 미리 정해져 있다. 그러나 목표에 도달하는 방법은 수련자와 지도자의 개인적 특성에 의해 여러 가지로 달라질 수 있다. 수련자와 지도자는 자신들이 속한 시대와 문화의 영향을 받는 동시에 고유한 개성을 가진 존재이다. 이들은 '뇌호흡을 배우고 가르치는 활동'과 관련하여 뇌호흡 수련 체계가 요구하는 바를 기본틀로 삼아 상호 작용을 하되 자신들만의 고유한 의미를 구성해간다. 따라서 지도자가 같더라도 수련자가 달라지면 뇌호흡을 배우고 가르치는 과정도 달라질 수 있다.

이 장에서는 먼저 수련자와 지도자가 따라고 익혀야 하는 뇌호흡 수련 체계를 살펴보고, 다음으로 이명숙 교사가 지도하는 푸른반을 중심으로 뇌호흡을 배우고 가르치는 상황에 관하여 살펴보기로 하겠다.

1. 뇌호흡 수련의 틀

뇌호흡 수련을 처음 시작하는 수련자는 무엇을 어떻게 하는 것이 뇌호흡 수련다운 것인가를 전혀 모르는 상태이다. 이와 달리, 지도자는 눈으로 보이지 않는 뇌호흡 수련 전통, 수련 체계, 수련 제도를 이미 알고 있어 말이나 행동을 통해 수련자에게 이를 시범하는 암묵적인 역할을 수행한다. 따라서 수련자는 지도자와 뇌호흡 수련을 함께하는 과정에서 이러한 수련 전통, 수련 체계, 수련 제도에 관하여 점차 더 깊이 이해하고, 행위의 순서, 선택, 적합성을 판별해낼 수 있는 뇌호흡 수련의 고유한 의미 기준도 습득하기에 이른다. 수련자는 점차 "뇌호흡 수련을 하는 사람다운" 말과 행동을 할 수 있는 능력을 획득한다. 이로써 수련자는 뇌호흡 수련의 의미를 핵으로 삼아 구성되는 정신적인 공동체의 구성원으로서 자신의 정체성을 확립해간다.

1) 수련 제도

뇌호흡을 배우기를 원하는 사람들은 여러 가지 길을 택하여 수련을 시작한다. 그중에 대표적인 방법은 혼자서 수련하는 것과 전문가의 지도와 도움을 받으면서 함께 수련하는 것이다. 초보 수련자들은 책이나 비디오처럼 기성의 교수 자료에 실린 내용을 혼자서 따라함으로써 수련을 시작하기도 한다. 그러나 뇌호흡을 전문적으로 지도하는 기관이나 단체에 찾아가 기초적인 사항을 문의한 후 지도자와 함께 수련을 시작하는 경우가 더 흔하다. 이러한 기관과 단체에 종사하는 사람들은 뇌호흡 수련 체계를 세운 이승헌에게 직접 사사한 제자들이 대부분이다.

뇌호흡 수련 활동은 뇌호흡 수련 제도에 따라 실시된다.[22] 사적으로 뇌호흡 수련 활동을 지도하는 사람도 가끔 나타난다. 그러나 뇌호흡 수련 제도에 의해 뇌호흡을 지도할 수 있는 사람으로서 공식적인

---

22) 뇌호흡 수련 제도는 홍익연구원과 BR월드를 비롯한 뇌호흡 수련 관련 기관과 단체의 핵심 인사들로 구성된 회의체에 의해 운영된다. 이 회의체는 기본적인 역할 분담만 하고, 각 기관이 독립적으로 운영하고 결과를 공유하는 일종의 공동체의 역할을 수행한다. 뇌호흡 수련에 관한 제도적 규정은 회의체에서 회의한 기록을 각 기관에서 공문의 형태로 구성원과 공유하는 과정을 거쳐 효력을 발한다.

자격을 인정받으려면 반드시 제도의 규정을 따라야 한다. 여기에는 지도 내용, 지도자의 자격, 수련자의 조건 같은 기본 사항이 들어 있어 비록 학교에는 미치지 못하더라도 교육 제도로서의 기본 요건을 갖추고 있다. 또 구체적인 프로그램 내용과 수준을 체계적으로 조직해 놓은 교육과정, 전문적으로 수련 지도를 해 줄 수 있는 지도자 양성과 관련된 시설과 조건, 수련자, 수련 시설, 수련 활동, 수련 기간, 수련 단계 같은 세부적인 사항에 관한 규정도 가지고 있다. 따라서 어떤 기관이나 단체에서 뇌호흡을 배우더라도 내용이나 지도 방법의 차이는 크게 나지 않는다.

뇌호흡 수련 활동은 수련자의 나이를 기준으로 유아 수련, 청소년 수련, 성인 수련으로 나누어져 있다. 유아 수련은 말로 의사소통을 할 수 있는 만 4세부터 초등학교에 입학하기 전의 유아를 대상으로 한다. 청소년 수련은 초등학생부터 고등학생을 대상으로 한다. 성인 수련은 20대에서 60대 이상의 성인을 대상으로 한다. 이 중에서 청소년 수련은 유아 수련이나 성인 수련에 비해 수련 단계와 수련 종류가 훨씬 다양하다. 나이, 수련 단계, 수련 종류와 수련 형식은 밀접한 연관이 있다.

뇌호흡 수련 활동은 크게 두 가지 유형으로 이루어진다. 하나는 '무형식적인 교육' 유형이고 다른 하나는 '비형식적인 교육' 유형이다. 무형식적인 교육 유형이란 '가르치는' 역할을 하는 지도자에 관한 책임과 의무 규정은 명확하지만 '배우는' 역할을 하는 수련자에 관한 규정이 없는 경우를 가리킨다. 비형식적인 교육 유형은 지도자뿐 아니라 수련자에 관한 자격과 의무 규정도 명확한 경우를 가리킨다. 이러한 비형식적 수련 활동은 구체적으로 학교의 정규 수업과 비슷한 형태와 비정규 수업처럼 3박 4일 동안 특정한 장소에서 숙식을 같이 하면서 집중적인 수련 활동을 하는 '캠프'의 두 가지 형태가 있다.

좀 더 자세히 살펴보면, 무형식적인 뇌호흡 수련 활동은 전국 여러 곳의 사회체육 시설을 활용하여 다양하고 폭넓게 이루어지고 있다. 공원이나 구민회관과 같은 사회체육 시설에서 뇌호흡 수련 지도를 하는 사람은 주로 새벽 시간을 이용하여 운동을 하러 나온 성인층을 대상으로 삼는다. 이러한 활동은 지도를 받는 사람과 지도를 하는 사람이 서로 안면이 없는 상태로 상호 작용을 시작한다는 점이 특징이다.

무형식적인 뇌호흡 수련 활동을 지도하는 사람은 먼저 BR월드에서 소정의 지도자 훈련을 받고 '생활체육지도강사'로서 자격을 취득한 사람이다.23) 이들은 지방자치단체 별로 '생활체육지도강사협의회'를 구성하고, 지역별 자치모임을 통해 수련 지도와 관련된 내용을 협의하거나 뇌호흡 수련 지도 능력을 단계적으로 숙달시키기 위한 수련 활동을 함께한다. 이들은 뇌호흡 수련 제도의 규정에 따라 수련 지도 내용, 기간, 장소 등을 결정한다. 생활체육지도강사 활동은 무임이므로 그 활동 여부는 전적으로 개인 소관이다. 그러나 일단 실질적으로 뇌호흡 수련 지도를 하기 시작하면 수련자에 관한 도의적인 책임과 의무 때문에 임의로 수련 지도를 그만 두지 못하는 경우가 많다. 그러나 이러한 지도자와 달리, 뇌호흡을 배우는 수련자는 출석을 꾸준히 하다가도 갑자기 결석을 하는 경우가 잦다. 무형식적인 뇌호흡 수련 활동은 수련자에게 어떠한 조건도 요구하지 않는다. 그러므

---

23) 공원이나 사회체육 시설을 이용한 공공활동은 지방자치단체에 소속된 사회생활체육협회의 관할 아래 있다. 따라서 무료 수련 지도라 할지라도 개인 시설을 이용하지 않는 한 사회생활체육협회에 통보하고 소속되는 절차를 밟아야 한다.

로 수련 활동도 지속적으로 체험을 향상시키는 프로그램화된 수련 활동보다 일회적으로 체험을 할 수 있는 수련 활동을 중심으로 진행된다.

이러한 무형식적인 뇌호흡 수련 활동과 달리, 아동과 청소년을 주요 대상으로 하는 비형식적인 뇌호흡 수련 활동은 더 깊이 있는 뇌호흡 수련 체험을 보장하는 조건을 갖추고 있다. 비형식적인 수련 활동은 야외나 공공시설처럼 이용자의 자격 제한이 없는 '열린 장소'보다는 직장 사무실이나 학교 교실처럼 늘 같이 만나고 같이 생활하는 제한된 구성원들이 주로 이용하는 장소에서 주로 이루어진다. 그리고 수련 지도를 하는 사람은 BR월드에서 소정의 뇌호흡 수련 지도자 훈련을 받은 직장인이나 교사로서, 이들은 뇌호흡 수련 관련 단체에 소속하여 지도하는 경우도 있지만 개인 자격으로 지도하기도 한다. 이들은 자신이 아는 사람들을 대상으로 자발적으로 뇌호흡 수련 지도를 한다. 따라서 뇌호흡을 배우는 사람이나 지도하는 사람이 거의 고정되어 있고, 출석도 정확하다. 이러한 유형의 수련 활동에서는 수련 체험을 단계적으로 향상시킬 수 있는 수준 높은 프로그램을 다루는 경우가 많다. 그러나 이러한 활동은 지도자가 다른 사람들에게 뇌호흡 수련 지도를 해 줄만한 시간적, 환경적 여건을 갖추고 있거나 수련자가 지도자와 안면이 있는 경우라야 구체화될 수 있다.

뇌호흡을 좀 더 전문적으로 배우고 싶은 사람들은 보통 사설 수련 시설을 찾는다. 사설 수련 시설을 이용하는 경우, 수련자는 자신이 원하는 시각에 뇌호흡 수련을 위한 전용 시설을 갖춘 수련장에서 체계적이고 전문적인 지도를 받을 수 있다. 전문적인 체계를 갖춘 비형식적인 뇌호흡 수련 활동은 여러 곳에서 다양한 형태로 이루어지고 있다. 따라서 수련자가 자신의 조건에 맞추어 이용할 수 있다. 비형식적인 수련 활동은 이러한 전문적인 시설에서 이루어지는 수련 활동의 대표적인 유형이다.

뇌호흡 수련 제도에는 수련자의 소질과 능력에 따라 지도자, 수련 장소, 수련 방법이 다른 보통수련 제도와 특별수련 제도가 있다. 보통수련 제도는 뇌호흡 수련을 처음 시작하는 사람이 이용할 수 있는 보편적인 제도이다. 초보자를 대상으로 보통수련 지도를 하는 곳은 수련자의 나이에 따라 특성화되어 있다. 전국에 퍼져 있는 사설 수련 시설인 BR월드 지점들과 홍익수련원에서는 성인을 대상으로 수련 지도를 한다. 전국 규모의 사설 기업인 BR학습센터와 서울에 있는 두 곳의 홍익아카데미에서는 유아와 청소년을 대상으로 수련 지도를 한다. 이와 달리, 특별수련 지도는 홍익연구원 특별반에서만 이루어지고 있다. 내가 참여관찰을 실시한 초급반과 특급반은 보통수련을 이수하는 집단과 특별수련을 이수하는 집단이었다.

홍익연구원에서는 새로운 뇌호흡 수련 프로그램을 개발하고 보완하는 일을 담당하는 한편, 뇌호흡 수련을 통해 뇌의 '잠재 능력'을 발현한 수련자를 상담·교육·관리하는 일을 맡는다. 이와 더불어 홍익연구원에서는 수련자의 수준이나 나이에 따라 기존 뇌호흡 수련 프로그램의 수준과 단계를 조정함으로써 유관 단체에서 실질적으로 적용할 수 있도록 체계화하는 일을 함으로써 뇌호흡 수련과 관련하여 중추적인 역할을 맡는다.

뇌호흡 수련의 시간과 밀도는 수련 기관에 따라 다르다. BR월드에서는 한 시간의 정규 수련 시간 중에서 15분 정도를 뇌호흡 수련에

할애하고 있다. 그리고 수련자가 수련 시간대를 바꾸거나 하루에 한 번 이상 자유롭게 참석하도록 허용한다. 이와 달리 홍익수련원, BR학습센터, 홍익아카데미, 홍익연구원 특급반에서는 일주일에 한 번씩 60분간 집중적으로 뇌호흡 수련을 지도한다. 따라서 학교 수업과 유사할 정도로 밀도 높은 수련 활동이 이루어진다.

BR학습센터에서 이루어지는 보통수련의 경우를 살펴보면, 한 명의 지도자가 적게는 한 명에서 많게는 8명의 수련자 집단과 함께 뇌호흡 수련을 하는 형태를 취하는 것이 일반적이다. 수련 기간은 6개월부터 12개월 정도이다. 수련자와 지도자가 정규적으로 뇌호흡 수련을 함께 하는 장소는 가정이나 전문 수련장 중에서 한 곳을 선택하는 경우가 많다. 수련자는 여러 명의 지도자 중에서 자신의 시간적, 물리적 여건에 맞는 지도자를 선택할 수 있고 이사를 가거나 지도자가 "마음에 들지 않을 때" 다른 지도자로 바꿀 수도 있다. 마찬가지로 수련하는 장소를 중간에 바꿀 수도 있다.

홍익연구원 특급반에서 이루어지는 특별수련의 경우는 보통수련의 경우와 달리 팀 티칭(team teaching)의 형태를 취한다. 핵심 지도자는 이 연구의 주 제보자 중의 한 명인 김연화 팀장과 이진주 지도자이고, 수련 진척도를 점검하거나 수련 체험의 향상을 위한 목적으로 연구원장이나 연구실장이 수련 지도를 하기도 하고 전문적인 뇌 과학 지식이나 의학 지식을 전달하기 위해 유관 기관에 소속한 뇌 과학자나 의사가 수련 지도 과정에 합류하기도 한다. 수련자의 뜻에 따라 지도자와 수련 장소를 바꿀 수는 없다. 그러나 수련 시간이나 기간과 같은 세부적인 내용은 수련자의 여건에 맞추어 조정할 수 있다.

비형식적인 뇌호흡 수련 활동을 지도하는 사람은 생활체육지도강사와 다른 경로를 거쳐 지도자 자격을 획득한다. BR월드와 홍익수련원에 소속하는 지도자는 여러 단계의 전문 훈련 과정을 거쳐 성인을 대상으로 뇌호흡 수련을 지도할 수 있는 자격을 얻는다. BR학습센터와 홍익아카데미에 소속하는 지도자는 '뇌호흡 교사교육'이라 불리는 전문 훈련 과정을 거쳐 '뇌호흡 교사' 자격증을 취득함으로써 유아와 청소년을 대상으로 뇌호흡 수련을 지도할 수 있는 자격을 얻는다.

보통수련을 시작하는 수련자의 경우는 특별한 자격 조건을 거의 갖출 필요가 없다. 그러나 뇌 상태에 관한 기본적인 점검은 통과해야 한다. 임의적으로 이루어지는 무형식적인 뇌호흡 수련 활동과 달리, 비형식적인 뇌호흡 수련 활동에서는 수련자의 뇌 기능 발달을 위한 체계적이고 전문적인 세부 프로그램이 제시된다. 따라서 부적합한 신체 조건을 가진 사람은 수련자로 받아들여지지 않는다. 대표적인 경우는 뇌의 구조적인 왜곡에서 오는 난독증 등의 문제를 가진 사람이나 자폐증, 정신분열증 등과 같은 신경정신과적인 질환을 앓고 있는 사람 등이다.

보통수련을 함께하는 수련 집단은 뇌호흡 수련을 통해 얻기를 바라는 결과를 중심으로 조직된다. BR학습센터의 경우를 예로 들면, 인성의 변화에 초점을 맞추는 세부 프로그램과 학습 능력 향상에 초점을 맞추는 세부 프로그램을 가지고 있고, 초등학교에 입학하기 전인 유아를 대상으로 한 세부 프로그램을 따로 가지고 있다. 이와 같이 세부 프로그램이 다양한 까닭은 뇌호흡 수련과 같은 수련 프로그램에 관하여 실질적인 수요자인 수련자의 부모가 기대하는 바가 각각 다르기 때문이다. 수련자의 부모는 뇌호흡 수련 프로그램의 개발과 향상에 긍정적인 영향을 미칠 수 있다. 그러나 뇌호흡 수련에서 추구하는 목표인 홍익인간·이화세계 같이 비가시적이고 장기적인 노력을 요하는 활동보다는 가시적이고 단기적인 결과를 얻을 수 있는 활동을 하도록 지도자에게 요구함으로써 부정적인 영향을 미치기도 한다.

보통수련 집단의 수는 지역적인 여건에 따라 다르게 구성된다. 뇌호흡 수련을 하고자 하는 사람이 많지 않을 경우에는 단독 수련 지도를 받거나 두 명 정도가 함께 수련 지도를 받는다. 그러나 6명 정도의 소수 집단으로 수련자 집단이 구성되면, 다양한 활동이 가능하고 수련자의 부모의 금전적 부담도 줄어든다. 따라서 일정한 구성원 수가 모일 때까지 수련 시작을 잠시 유예하는 경우도 생긴다.

BR학습센터와 홍익연구원 특급반은 수련 단계는 서로 다르지만 어린이와 청소년을 대상으로 뇌호흡 수련 지도를 한다는 공통점이 있다. 그러므로 서로 긴밀하게 연관을 맺는다. 보통수련을 하던 뇌호흡 수련자가 수련 과정에서 특정한 영적 능력을 발현하면, 뇌의 특수한 기능을 전문적으로 개발하는 특별수련을 할 수 있는 자격을 얻는다. 보통수련 단계에서 특별수련 단계로 넘어가는 기간은 개인에 따라 다르므로 예측하기가 어렵다. 그러나 유형을 구분한다면, 뇌호흡 수련을 시작한 지 3개월에서 1년 미만 사이에 영적 능력을 발현하는 단기 발현의 유형과 뇌호흡 수련을 시작한 초기에는 이렇다 할 뚜렷한 특징이 나타나지 않다가 수련 경력이 3년 이상이 될 때 영적 능력을 발현하기 시작하는 장기 발현의 유형으로 나눌 수 있다.

홍익연구원 실무자들은 수련자가 다른 사람들은 보거나 듣지 못하는 것을 감각할 수 있는 '초감각적 지각 능력(ESP)'이나 '초염력(PK)'을 발현하는 현상을 뇌 기능의 향상을 객관적으로 드러내는 지표로 해석하고 있다(이선화, 2001). 그러므로 특별수련 단계에 있는 수련자 중에는 다음 단계로 '인체투시'를 통해 의학적인 기제를 규명하거나 '지하자원 탐사'를 통해 인류에게 실질적인 도움을 줄 수 있는 전문적인 능력을 개발하는 수련을 하기도 한다.

BR학습센터에 소속한 뇌호흡 교사들이 홍익연구원에 전화나 직접 방문 등을 통해 보고하는 바에 따르면, 보통수련 과정에서도 영적 능력의 발현이 자주 일어난다. 그러나 수련자나 수련자의 부모가 영적 능력의 발현과 같은 비일상적인 체험을 뇌 기능의 향상으로 해석할 수 있는 능력을 갖춘 경우는 거의 드물다. 따라서 비약적인 뇌 기능 향상이 일어날 수 있는 시점을 놓치고 일정한 시간이 지난 후에 뇌호흡 교사에게 상담을 요청하는 경우가 많다고 한다. '뇌호흡 캠프' 기간에 수련자가 영적 능력을 발현하는 경우에는 적절한 시점에 적절한 처치를 받을 수 있으므로 뇌 기능 향상이라는 점에서 유리하다고 한다.

영적 능력을 발현한 뇌호흡 수련자와 부모가 특별수련을 통해 영적 능력의 수준을 향상시킬 의사가 있을 때, 수련자와 부모는 홍익연구원 특급반에서 요구하는 자격 조건을 갖추고 있는가를 심사받는다. 그리고 이 기준을 통과하면 비로소 특별수련을 할 수 있는 자격을 얻는다. 어떤 수련자는 영적 능력을 발현하는 경우에도 보통수련의 단계에만 머무를 뿐 특별수련의 단계까지 나아가려 하지 않는다. 이와 반대로, 특별수련을 하고 싶지만 자격 요건을 갖추지 못하는 수련자도 있다.

홍익연구원 특급반은 신체적인 건강 상태나 향후 잠재 능력을 더 발달시킬 가능성 등을 점검한다(이선화, 2001). 왜냐하면 잠재 능력은 타고난 신체 조건이 우수하거나 "구김살 없이 자라난" 성장 배경을 가진 사람들에게서 조기에 발현되는 경우가 많기 때문이다. 그러나 가장 중요하게 점검하는 기준은 수련자와 수련자의 부모가 뇌호흡 수련의 목표인 홍익인간·이화세계에 관한 이해도와 실천 의지를 얼마나 가지고 있는가 하는 정도라고 한다. 홍익연구원의 이러한 선발 장치를 뇌호흡 수련을 개인의 영리를 추구하기 위한 수단으로 전락시키지 않으려는 자체 방어수단으로 해석할 수 있다.

2) 수련 전통

뇌호흡을 배우는 수련자는 자기 자신을 탐구 대상으로 삼는 '수행적 동양학'에 입문하게 된다.[24] 수련자는 뇌호흡 수련 과정에서 자신의 몸을 운동시키기도 하고, 느낌에 집중하기도 하며, 상상하기처럼 사고력을 발휘하기도 한다. 이러한 여러 종류의 활동을 통해 수련자는 자신의 뇌를 감각적으로 지각하고, 나아가 운동하는 체험을 겪는다. 그 과정에서 수련자는 자신의 몸의 일부인 뇌를 통해 뇌의 소유주인 자기 자신을 이해하는 체험을 단계적으로 향상해간다. 바꾸어 말하면, 뇌호흡을 배우는 사람은 자기 자신에 관한 사실적이고 주관적인 지식을 발달시키는 수련 전통을 잇게 된다.

뇌호흡 수련은 한민족 고유의 전통적인 수련법인 선도(仙道)의 맥을 현대에 이은 단학(丹學)을 원 줄기로 삼는다(이승헌, 2001). 선도

---

24) 이 개념은 동양학 연구가인 박현이 정리한 개념을 빌려온 것이다. 박현(1999)에 따르면, 마음을 다루는 동양학은 오늘날의 "학문적 동양학" 뿐만 아니라 "수행적 동양학"의 전통이 있었다. 그는 "한국적 동양학"은 한민족 고유의 "전통 수련"의 맥에서 나온 것이고 몸을 통한 직접적인 수행을 통해 깨달음을 얻는 "수행학"의 전통을 잇는 것임을 밝히고 있다.

는 단군 이전 시대까지 거슬러 올라가야 할 정도로 역사가 유구하고, 우리나라 사람들의 일상적인 생활세계에 무의식적으로 자리를 잡고 있다.[25] 우리나라의 전통 사상으로 유(儒)·불(佛)·선(仙) 사상을 대표적으로 내세운다는 점은 선도 수련의 전통이 우리 민족의 역사 속에 뿌리 깊게 박혀 있음을 드러내는 것이다. 선도 수련을 전문적으로 하는 수련자들에 따르면, '도리도리 짝짜꿍' 같이 구전하는 전래 놀이나 '해님 달님' 같은 작자 미상의 이야기는 물론이고, 전국 방방곡곡의 산봉우리나 마을 이름도 선도 수련에서 쓰는 용어와 직접적으로 관련이 있다고 한다.

선도 수련과 관련된 기록들은 선도 수련이 우리 역사 속에서 흥성했던 시대가 있었음을 알려주고 있다. 우리나라의 상고사를 다룬 저서 중에서 계연수가 책으로 엮은 한단고기에는 삼성기, 단군세기, 북부여기, 태백일사가 실려 있다. 그 중 태백일사의 신시본기 편에는 배달국 제5대 태우의 한웅이 선도 수련을 체계화하여 널리 일반 백성들에게 보급하였다는 기록이 있다. 한편, 삼국시대의 '조의선인(皂衣仙人)', '국선(國仙)', '화랑도(花郎道)' 같은 용어나 통일신라 말엽의 정신수련자이자 학자, 정치가, 문인이었던 고운 최치원의 난랑비 서문에 있는 "국유현묘지도 왈풍류(國有玄妙之道 曰風流)"라는 기록을 통해 선도 수련의 전통을 짐작할 수 있다(정재승, 1992). 조선시대에는 북창 정렴이 지은 용호비결 서문에 선도 수련에 관한 구체적인 원리와 수련 방법을 실은 관련 서책이 당시에 엄청나게 많았다는 기록이 남아 있어 이 시대에도 선도 수련이 활발하였다는 사실을 미루어 짐작할 수

---

25) 이계학(1991)은 선도 사상과 관련하여 '웅녀'와 '단군'은 스스로 배우기를 원하는 사람을 대표적으로 보여준다고 말한 바 있다.

있다. 최근 기록으로는 선도 연구자 안창범의 저서(1997)에서 "삼국 시대까지만 해도 신선 사상이 대행(大行)"하였다는 구절을 찾을 수 있다. 그러나 식민지시대를 거치는 과정에서 선도 수련은 '불로장생술'로 축소·왜곡되어 우리나라 사람들의 일상세계에서 거의 사라졌다.[26] 그러다가 현대에 이르러 단학 수련 또는 단전호흡을 중심으로 한 전통 수련법이라는 새로운 형태로 계승·발전되었다.[27] 뇌호흡을 배우는 수련자는 때때로 이러한 뇌호흡의 전통과 관련된 지식을 지도자로부터 전해 듣는다.

뇌호흡 수련자는 선도 수련과 단학 수련이 건강을 목표로 추구하는 방법에 그치는 것이 아니라 자신의 '몸'을 닦음으로써 '마음'을 닦고, 궁극적으로는 인간으로서 잠재적인 가능성을 실현하는 심신 수련의 체계라는 사실을 자발적인 질문을 통하거나 지도자의 설명을 통해 알게 된다. 시간이 지날수록 수련자는 인간의 가능성을 실현하는 사상이라는 점에서 선도 수련과 단학 수련이 교육과 무관하지 않지만, 객관적인 지식의 체계를 다루는 근대 교육과 달리 주관적인 체험의 향상을 목표로 한다는 점을 파악하게 된다. 그리고 현재 선도 수련의 맥을 이어가는 곳은 단월드, 연정원, 국선도를 비롯한 각종 선도 수련 전문 단체들이고, 이러한 수련 단체들은 홍익인간·이화세계

---

26) 예컨대, 전통 수련 전문가인 고 권태훈의 구술을 정리한 글(정재승, 1992)에서 대한제국 멸망 전까지 존재하고 있던 수련파 계보를 확인할 수 있다.

27) '단학(丹學)'이라는 용어는 북창 정렴이 우리나라의 전통적인 호흡법을 설명하면서 사용하였다고 한다(정재승 편, 1992). 그러나 현재 이 용어는 선도 수련을 현대에 계승·발전하여 단전호흡과 명상을 통해 인간의 완성을 목표로 하는 우리 민족 고유의 전통 수련법을 총칭하는 일반명사로 쓰이고 있다.

라는 목표를 공통적으로 추구하지만 이 목표에 도달하는 수련 방법
이나 과정에서는 서로 차이가 있다는 점도 알게 된다.

뇌호흡을 배우는 수련자는 뇌호흡 수련 체계가 이승헌(李承憲)에
의해 체계화되었음을 알게 된다. 이승헌은 개인적인 수행을 통하여
선도 수련과 단학 수련의 맥을 이은 수행자이다. 그는 단월드라는 수
련 단체를 통하여 일반인에게 이론과 구체적인 수련 방법을 전수해
왔다. 1991년에는 상단전의 비밀이라는 책을 출간하여 뇌 개발의 기
제에 관한 이론적인 설명을 제시하는 한편, 본인의 뇌 개발 체험을
토대로 한 수련 기법을 소개하고 일반인에게 직접 수련 지도를 하기
시작하였다. 그러나 수련 지도 과정에서 뇌의 잠재 능력을 발현한 수
련자가 자신의 뇌를 개발하는 목표를 바르게 정립하지 못했을 때 수
련의 의미를 왜곡시키는 문제를 발견하고 수련 지도를 중지하였다.
이후 수련 체계를 새롭게 수정·보완하여 1997년에 뇌호흡이라는 책
을 출간함으로써 일반인에게 다시 발표하였다. 그러나 수련자가 이러
한 자세한 사실에 관심을 기울이는 경우는 매우 드물다.

뇌호흡은 단학 수련의 체계에 비추어 볼 때 고급 단계에 해당하는
'상단전 개발 수련'에 해당한다. 그러나 뇌호흡은 선도 수련이나 단학
수련에 입문하여 전문적으로 수련을 계속해 온 사람들이 공통적으로
알고 있는 상단전 개발 수련을 문서화한 것이 아니라 이승헌이라는
수행자가 자신의 수련 체험과 뇌 과학적 지식을 접목하여 체계화한
것이다. 따라서 뇌호흡 수련 활동은 종래의 상단전 개발 수련과 공통
점이 있으면서도 동시에 고유한 이론과 방법에 의해 이루어진다.[28]

---

28) 이하의 내용은 이승헌의 주요 저서인 단학, 단학인, 상단전의 비밀,
　　운기단법, 뇌호흡, 뇌호흡 2, 뇌호흡 3, 사람 안에 율려가 있네, 힐링 소
　　사이어티, 힐링 소사이어티를 위한 12가지 통찰, 한국인에게 고함을 중심

초급반이나 특급반이나 모두 마찬가지이다.

수련을 통해 인간 발달을 이루고자 하는 상단전 개발 수련에 속하는 활동들은 서로 표현이 다를 수는 있으나 '원리공부', '수행공부', '생활공부'라는 세 가지 공통적인 수련 영역을 가지고 있다. 이 점은 상단전 개발 수련의 일종인 뇌호흡도 마찬가지이다.

원리공부란 이른바 명제적 지식을 이론적으로 익히는 활동에 해당한다. 수행공부란 반복적인 실행을 통해 구체적인 능력의 변화를 일으키는 활동에 해당한다. 생활공부란 앎과 삶을 통합하는 활동에 해당한다.

뇌호흡 수련자는 지도자와 함께 수련을 하는 과정에서 뇌호흡 수련을 하는 사람들이 발견하고 체계화한 여러 가지 지식들을 처음으로 접한다. 수련자는 원리공부를 통하여 이러한 지식을 이론적으로 접하는 기회를 갖는다. 이러한 지식은 수련자가 일상세계에서 한 번도 접해보지 못한 아주 낯선 지식인 경우가 많다.

뇌호흡 수련자는 원리공부와 더불어 수행공부를 통하여 지도자와 함께 여러 가지 방법적 지식들을 몸으로 반복하여 익히는 활동을 한다. 수련자는 몸과 마음과 정신을 반복적으로 쓰는 과정에서 뇌호흡 수련의 고유한 기법을 "개념적으로 이해하는" 단계에서 "몸으로 실행에 옮길 수 있는" 단계로 나아간다. 뇌호흡 수련 공동체에서는 이를 가리켜 "아는 것이 머리에서 머물러 있다가 가슴으로 내려오는" 수준이 되었다고 표현한다.[29] 이러한 수행공부를 통해 수련자는 특정한 동작을 할 수 있거나 어떤 일을 실질적으로 실행할 수 있는 특

으로 요약한 것이다.

[29] 뇌호흡 수련 공동체란 뇌호흡 수련을 전문적으로 지도하거나 수련하는 사람들이 구성하는 정신적인 공동체를 가리킨다.

수한 능력을 얻는다.

한편, 뇌호흡 지도자는 수련자가 지도받은 지식이나 기법을 혼자서 반복연습하거나 적용함으로써 스스로 뇌호흡 수련을 할 수 있는 습관을 형성하도록 과제를 제시하거나 수시로 점검한다. 수련자가 이러한 생활공부에 스스로 흥미를 느껴 자발적으로 하는 경우도 많지만 지도자가 점검하고 과제로 제시하기 때문에 수동적으로 하는 경우도 많다. 수련자와 함께 생활하는 부모나 지도자가 격려와 점검을 자주 할수록 나이가 어린 수련자는 뇌호흡 수련을 하는 습관을 쉽게 형성한다. 그리고 뇌호흡 수련 습관을 형성한 수련자는 그렇지 못한 수련자에 비해 원리공부와 수행공부를 더 쉽고 빠르게 하는 경향이 있다. 즉, '뇌호흡 수련에 관한 배움을 실천하는 습관을 형성하는' 과정과 '뇌호흡 수련 자체에 관한 배움'의 과정은 상보적으로 영향을 미쳐 수련자가 뇌호흡 수련 체험을 향상시키는 방향으로 이끌어 간다.

뇌호흡 수련 과정에서 수련자는 지도자와 상호 작용을 하는 과정을 통하여 이러한 세 가지 원리공부, 수행공부, 생활공부에 접한다. 수련자가 이 세 가지 공부 범주를 어떻게 체험하느냐의 여부는 지도자의 역량에 거의 달려 있다고 볼 수 있다. 따라서 수련자가 어떤 지도자와 만나 뇌호흡 수련을 하게 되는가에 따라 "뇌호흡을 배우고 가르친다"는 의미가 크게 달라질 수 있다.

3) 수련의 원리와 방법

뇌호흡 수련은 수련자의 몸과 마음과 정신을 분리하지 않은 상태의 '나', 즉 자신의 뇌를 대상으로 한다. 이러한 뇌는 수련자의 몸 안에 있다는 점이 특징이다. 따라서 뇌호흡 수련의 원리와 방법은 합리적인 사고 능력의 향상을 목표로 하는 특정한 교육 활동의 원리나 방법과 차이가 있다. 뇌호흡의 원리와 방법은 뇌호흡, 뇌호흡 2, 뇌호흡 3과 같은 출간 서적과 초보자를 위한 뇌호흡 비디오와 같은 멀티미디어 자료에 교범의 형태로 실려 있다. 그러나 지도자는 몸짓이나 태도와 같은 비언어적인 단서를 통하여 말이나 영상으로 다 싣기 어려운 묵지적인 지식과 기법을 시범한다. 따라서 지도자와 함께 뇌호흡 수련을 하는 수련자는 뇌호흡 수련의 원리와 방법을 더 제대로 배우고 익힐 기회를 갖게 된다.

뇌호흡 수련의 소재는 수련자 자신의 뇌이다. 학교 수업에서 문자 언어를 수단으로 삼아 배우고 가르치는 활동이 전개되듯이, 뇌호흡 수련에서는 기 에너지를 수단으로 삼아 그 활동이 전개된다. 기 에너지는 현대 과학에서 '기(Ki)' 또는 '생체 에너지(Biological Energy)'로 부르는 미세 에너지의 일종이다. 기 에너지를 전문적으로 다루는 학자와 수행자들은 기 에너지를 여러 가지 범주로 구분한다. 예컨대, 원천에 따라 '원기(元氣)', '정기(精氣)', '진기(眞氣)'로 구분하고, 종류에 따라 '정(精) 에너지', '기(氣) 에너지', '신(神) 에너지'로 구분하며, 상태에 따라 '청기(靑氣)'와 '탁기(濁氣)'로 구분하기도 한다.

기 에너지는 마치 전기(電氣)와 같아서, 눈에 보이지는 않지만 정신을 집중하는 연습을 반복하면 대다수 사람들이 몸의 감각 작용을 통하여 체험적으로 확인하는 상태에 이르는 경우가 많다.[30] 따라서 수련자 대부분이 연습을 하면 할수록 더욱 뚜렷하게 기 에너지에 관한 감각을 발달시킨다. 뇌호흡을 갓 배우기 시작하는 수련자는 기 에너지를 느끼는 체험에 관하여 주로 "기분이 좋고 편안하다"거나 "무섭고 두려운 생각이 든다" 같은 정서 상태를 보고한다. 그러나 수련 체험이 깊어질수록 청탁(淸濁)·온한(溫寒)·건습(乾濕)·후박(厚薄)과 같은 감각적 차이를 뚜렷하게 구분하여 보고하는 경우가 많다.

문해교육을 거쳐 문자를 읽고 쓰는 사람은 그 문자를 수단으로 하여 새로운 지식과 기술을 배우고 익힐 수 있게 된다. 이와 마찬가지로 뇌호흡 수련자는 먼저 기 에너지를 감각적으로 지각하고 키우고 활용하는 능력을 몸으로 터득하는 활동을 한다. 다음에는 이러한 기 에너지를 키우고 조절하는 능력을 토대로 하여 기 에너지를 원하는 곳으로 이동을 시키거나 자신의 뇌 안에 모으는 활동을 한다.

그런데 기 에너지는 매우 독특한 속성을 지니고 있다. 기 에너지를 "배우고 익힌다"는 것은 사용할 수 있는 수단을 하나 갖게 된다는 의미에 그치는 것이 아니라 기존의 오감(五感)을 벗어나 흔히 육감(六感)이라 부르는 초월적인 관점에서 물질세계와 정신세계를 이해하는 수준으로 나아감을 뜻하는 것이다. 다시 말하면, 음성이나 문자 같은 매체가 오감을 넘는 차원에 관하여 "일러주는" 것만 가능하다면, 기 에너지는 수련자의 뇌가 오감을 넘는 차원을 직접 "보는" 것

---

30) 기 에너지를 객관적으로 볼 수 있는 대표적인 과학 장비에는 킬리언 사진기가 있다. 개발자의 이름을 따서 만든 이 특별한 사진기로 나뭇잎, 동물, 사람 등을 찍으면 '오라(aura)'라고 불리는 생체 에너지가 물체 주변에 나타난다. 홍익연구원에서 특별수련을 하는 수련자들은 킬리언 사진기에 찍히는 생체 에너지를 맨 눈으로 직접 보는 경우가 많다.

을 가능하게 한다. 기 에너지를 '배우고 익힌다'는 것은 뒤에서 자세히 언급하겠지만, 단지 사용할 수 있는 수단을 얻는 정도에 그치는 것이 아니라 수련자의 신체와 심리와 사고의 총체적인 전환을 일으키는 것이다.[31] 따라서 기 에너지는 뇌호흡 수련의 기본적인 방편이자 지식교육의 용어로 말하자면 '교과언어'에 해당한다. 이를 듀이(J. Dewey)의 말로 바꾸어 표현한다면, 기 에너지란 뇌호흡을 위한 수단이자 활동의 목표라고 할 수 있다.

뇌호흡 수련 활동은 수련자가 자신의 몸 안에서 기 에너지를 감각적으로 느끼는 수준에서 기 에너지가 원활하게 순환하고 나아가 수준 향상을 통하여 질적인 전환을 이루도록 하는 단계를 밟아간다. 지도자는 수련자가 기 에너지에 관한 체험을 겪을 수 있도록 단계적으로 도움을 준다.

뇌호흡 수련 과정에서 수련자는 일방적으로 지도자의 말과 행동을 관찰하기만 하는 것이 아니라 자신의 말과 행동을 타인에게 보여주기도 한다. 수련자가 하는 말과 행동에 대하여 지도자가 적극적으로 개입하는 경우도 있고, 그대로 듣거나 보기만 하는 경우도 있다. 적극적인 개입의 경우, 수련자는 지도자를 통하여 뇌호흡의 목표인 홍익인간·이화세계

---

31) 이승헌(1999a)에 따르면 뇌 과학의 연구 결과는 "사실"과 "사실에 관한 기억과 해석으로서의 정보"가 다르지 않음을 증명하고 있다고 한다. 오감을 통해 개인이 일상적으로 체험하는 모든 내용은 뇌가 감지한 전기적 자극에 관한 해석으로 환원된다. 예컨대, 언어를 통해 전하고자 하는 메시지는 말소리가 뇌에서 해석되는 과정을 거쳐야만 비로소 의미를 갖는다. 해석의 주체인 '나'라는 의식은 전기적 자극에 의미와 무의미를 부여함으로써 체험/비체험 여부를 결정하는 데 핵심적인 역할을 한다. 그러므로 정보의 관점에서 볼 때, 기 에너지는 언어와 마찬가지로 정보를 전달하는 매체로 해석할 수 있다는 것이다.

라는 기준에 적합한 말과 행동이 무엇인가를 가리키는 실질적인 기준, 다시 말하여 구체적인 행위를 조직하기 위해 참조해야 할 틀(frame of reference)을 전달받는다. 이러한 참조틀을 살펴보면, 뇌호흡 수련의 근원인 단학 수련에서 제시하는 수련 원리를 그대로 계승하고 있다는 점이 드러난다. 홍익인간·이화세계와 관련이 있는 이러한 수련 원리를 다시 구분하면 개인 완성을 위한 원리와 전체 완성을 위한 원리로 나눌 수 있다.

먼저 개인 완성의 원리부터 살펴보면, 뇌호흡 수련의 과정에서 수련자는 기 에너지와 관련된 능력을 발달시키는 구체적인 원리와 기법을 배우고 익힌다. 지도자가 수련자에게 일러주는 원리 중에는 대표적인 것으로 '수승화강(水昇火降)의 원리', '정충기장신명(精充氣壯神明)의 원리', '심기혈정(心氣血精)의 원리'가 있다. 수련자는 추상화 정도가 높은 이 세 가지 원리에 대하여 먼저 개념을 이해한 후에 구체적인 활동을 통해 개념의 의미를 체험적으로 터득하는 순서를 밟음으로써 자기 자신이 직접 원리를 검증하는 주체의 위치에 선다.

뇌호흡 수련자는 지도자를 통해 자신의 몸 상태가 수승화강의 원리에 비추어 볼 때 어떤 상태인가를 해석하는 방법을 익히고, 상태가 좋지 않을 때 적합한 처치를 할 수 있는 지식과 기술을 터득하기 위한 활동을 한다. 수승화강의 원리란 생태계와 생태계의 일부인 인체에서 기 에너지가 적합한 방식으로 순환하는 상태를 가리킨다. 이 원리에 따르면, 사람은 본능적인 욕구와 더불어 초월적인 의지를 동시에 가지는 존재로서, '수(水)'로 비유되는 차고 맑은 기 에너지가 등 쪽에서 머리를 향해 올라가고 '화(火)'로 비유되는 뜨겁고 강한 기 에너지가 가슴에서 배 쪽에서 내려가는 상태를 유지할 때는 초월성을 발현할 수 있는 반면, 그 반대의 경우에는 평범한 사람보다도 못한 상태로 내려간다는 것이다. 예컨대, 일상적인 우리말 사용의 관행 중에서 "기가 막히다", "기절하겠다" 같은 말은 수승화강의 원리가 제대로 지켜지지 못하는 경우를 가리키는 것이라고 한다. 그러나 복잡하고 바쁜 도시나 환경오염이 심각한 현대를 살아가는 사람들은 수승화강 상태를 유지하기가 매우 어렵다. 따라서 뇌호흡 수련 활동의 대부분은 수승화강 상태를 만들고 유지하고 회복하는 데 그 초점을 맞추고 있다.

이와 더불어 뇌호흡 수련자는 정충기장신명의 원리를 단계적으로 직접 체험하는 활동을 한다. 정충기장신명의 원리란 인체에서 에너지를 모으고 키우는 법칙을 표현한 것이다. 정 에너지는 하단전을 중심으로 모을 수 있는 에너지이다. 정 에너지가 모인 상태를 가리켜 '정충(精充)'이라 부른다. 기 에너지는 중단전을 중심으로 모을 수 있는 에너지이다. 기 에너지가 모인 상태를 '기장(氣壯)'이라 부른다. 신 에너지는 상단전을 중심으로 모을 수 있는 에너지이다. 신 에너지가 모인 상태를 '신명(神明)'이라 부르고, 이 상태에 이르면 깊고 짧은 숙면을 취하는 것이 특징적으로 나타난다고 한다. 뇌호흡 수련자는 여러 가지 수련 활동을 통해 이 세 가지 상태를 직접 체험하기에 이른다.

뇌호흡 수련의 원리를 말로 이해하는 수준에서 몸으로 직접 체험하는 수준으로 올라간 수련자는 지도자가 하는 말과 행동에 관하여 깊은 신뢰를 보이기 시작한다. 이러한 신뢰는 수련자가 심기혈정의 원리를 체험하는 데 필수적이다. 심기혈정의 원리란 의식을 집중하면 기 에너지가 모이고, 기 에너지가 일정 수준 이상 모이면 피와 신경과 호르몬을 움직이며, 피와 신경과 호르몬이 움직이면 세포 자체가 구조적인 변화를 일으켜 이전 단계와 전혀 다른 상태에 도달한다는 기 에너지의 운용 규칙을 말한다. 기 에너지는 움직이고 모이는 속성이 있으며, 빛과 소리와 파장을 통해 움직인다. 인체는 기 에너지를 받아들일 수도 있고 반대로 기 에너지를 눈빛이나 목소리나 마음을 통해 다른 곳으로 내보낼 수도 있다. 그리고 물이 끓으면 수증기가 되듯이 인체 내에 기 에너지가 일정 양 이상 모이면 애벌레가 나비로 태를 바꾸듯이 고차원적인 상태로 질적인 변환을 일으킨다.[32] 그러나 수련자가 자신의 의지대로 기 에너지를 조절할 수 있는 능력이 없는 상태에서 기 에너지를 많이 모으는 것은 위험하다. 따라서 지도자는 수련자가 기 에너지를 모으고 키우는 방법을 터득하는 동시에 기 에너지를 조절하는 방법도 터득할 수 있도록 완급을 조절하는 역할을 수행함으로써 안전을 보호한다. 뇌호흡 지도자에게서 주로 이 독특한 특징이 나타난다.

뇌호흡 수련자는 심기혈정의 원리를 배우고 익히는 과정에서 자신의 몸을 통해 기 에너지를 지각하고 키우고 조절하는 능력을 향상시키는 동시에 타인이나 대상의 기 에너지를 지각하고 교류하는 활동을 한다. 수련자는 능동적으로 기 에너지를 몸 안에 모으기도 하지만

---

32) 기 에너지는 말과 같이 직접 이해될 수 있는 것은 아니지만 정보를 가지고 있다. 말도 포괄적인 관점에서는 기 에너지의 일종이다. 어떤 말을 들으면 기분이 좋아지고 다른 말을 들으면 좋았던 기분도 금방 사라지듯이, 특정한 빛과 소리와 파장에 접하는 대상은 구체적으로 생리적, 심적, 의식적 변화를 일으킨다. 모차르트 등의 클래식 음악을 들려주면서 키운 젖소가 그렇지 않은 젖소에 비해 높은 우유 생산량을 보이는 현상에 이름을 붙인 '모차르트 효과(Mozart Effect)'는 기 에너지에 실린 정보가 대상에게 어떤 영향을 미치는가를 짐작할 수 있게 하는 예라고 할 수 있다(D. Campbell/조수철 역, 1999).

주로 지도자가 "주는" 기 에너지를 지각하고 이를 "받는" 활동도 한다. 능동적이든 수동적이든, 기 에너지의 지각은 정신력의 집중 없이는 불가능하다.

다음으로, 전체의 완성을 위한 원리는 '공전(公轉)과 자전(自轉)의 원리', '구심(求心)과 원심(遠心)의 원리', '공평(公平)과 평등(平等)의 원리'의 세 가지 원리와 이를 포괄하는 '조화(造化)의 원리'로 구성되어 있다. 이 원리들은 개인과 그 개인이 속한 집단 간의 관계에서 이화세계라는 전체의 유익을 위한 실천적 행동을 하기 위해 참조해야 하는 틀로써 작용한다.

구체적인 사례를 살펴보면, 초급반이든 특급반이든 수련자는 지도자를 통해 틈틈이 이 원리들과 관련된 이야기를 "전해" 듣는다. 초급반을 지도하는 이명숙 교사의 경우, 수련자가 다른 수련자를 대하는 태도와 관련하여 공평과 평등의 원리를 자주 언급하곤 한다. 이명숙 교사는 초급반 수련자에게 "사람은 남녀노소·미추선악·빈부귀천 등과 같은 선천적·후천적 차이가 있지만 누구나 다 같은 사람이다"라거나 "우리는 같은 공기를 마시고 사는 사람들이다. 내 코에서 나온 공기가 네 코로 들어가고, 네 입에서 나온 공기가 내 입으로 들어오는 한 식구다"라는 말을 자주 들려준다.

공전과 자전의 원리에 관해서는, 지구가 자전하면서 태양계를 공전하듯이, 수련자 자신과 수련자가 속한 가족이나 국가가 서로 분리되지 않는다는 점을 식민지시대의 우리나라 상황에 빗대어 수련자에게 자주 말하곤 하였다.

구심과 원심의 원리에 관해서는, "집단의 결속력이 커지고 체제가 갖추어지면 집단 외부를 향한 행위를 할 수 있는 상태가 되지만 집단 외부를 지향하는 행위만 치중하면 집단의 결속력이 사라져 와해되는 경우도 생기므로 안으로 모여 구심력을 회복하고 밖으로 나가 활발한 활동을 하는 순환적인 과정을 거칠 때 집단이 이상적으로 발전할 수 있다"는 점을 수련자에게 틈틈이 설명하고, 수련자 사이에서 싸움이 일어나거나 서로 친밀한 관계를 맺으려 하지 않을 때 집단 전체가 함께하는 게임 등을 통해 이 원리를 수련자들이 몸으로 터득하도록 만들곤 하였다.

이와 더불어 수련자가 피조물의 위치나 내면적인 연기에만 몰입하는 배우의 입장에서 벗어나 피조물을 만들거나 영화감독처럼 상황 전체를 바라보는 연출자의 입장에서 자신과 세상을 바라보는 안목을 가지도록 자주 말하곤 하였다. 이러한 말은 수련자가 조화의 원리를 배우고 익히도록 돕기 위한 것이다.

수련자는 자신의 말과 행동을 반성적으로 돌아볼 계기를 갖기도 하고, 자신의 몸으로부터 의식을 분리시키는 연습을 하기도 함으로써 소설 기법에 비유할 때 일인칭적 시점만 가진 상태에서 전지적 작가 시점까지 몸에 익히는 상태로 '의식수준(level of consciousness)'을 향상시켜 간다.[33]

뇌호흡 수련자는 기 에너지를 지각하는 방법에서부터 자신의 "뇌와 대화하는" 방법에 이르기까지 구체적인 수련 방법들을 배우고 익힌다. 인체의 장기들이 유기적으로 기능하듯이, 이러한 뇌호흡 수련 방법들도 독립적으로 기 에너지 체험을 제공하는 자체 완결성을 지니는 동시에 뇌호흡의 궁극적인 목표인 홍익인간·이화세계를 실현

---

[33] '의식수준'이란 빛의 밝기를 나타내는 '룩스(LUX)' 단위로 개인의 영적 각성도를 나타낸 것으로, 미국의 심리학자이자 의사인 데이비드 호킨스(D. Hawkins, 1997)가 통계적인 도표로 제시한 바 있다.

하기 위한 통합적인 체계의 일부를 이룬다.

뇌호흡 수련자가 배우고 익히는 수련 방법은 크게 두 가지 종류가 있다. 하나는 선도와 단학의 수련 방법을 그대로 차용한 것들이고, 다른 하나는 뇌호흡 수련 지도를 전문적으로 하는 사람들에 의해 새롭게 개발된 것들이다.

먼저, 뇌호흡 수련자는 선도와 단학 수련에서 제시하는 '지감(止感)', '조식(調息)', '금촉(禁觸)'이라는 직접적인 수련 방법과 '정성(精誠)'이라는 간접적인 수련 방법을 배우고 익히게 된다. 지감이란 의식의 지향을 몸 바깥에서 안으로 바꿔주기 위한 집중 기법이다. 수련자는 기 에너지를 지각하는 가운데 지감에 이른다.[34) 조식이란 들숨과 날숨을 조절함으로써 궁극적으로 자율신경계의 활동까지 의지대로 조절하는 능력을 갖기 위한 기법이다. 뇌호흡 수련자는 여러 가지 호흡 기법을 배우고 익히는 과정에서 이러한 조식 능력을 키워간다. 금촉이란 몸이 요구하는 기본적인 욕구와 충동을 자제함으로써 정신 능력의 발달에 모든 힘을 쏟을 수 있는 몸 상태를 만들어 가기 위한 기법이다. 금촉의 대표적인 기법으로는 먹을거리를 금하는 단식이 있다. 뇌호흡을 처음 배우는 수련자는 지감과 조식의 기법에는 곧 익숙해지지만 금촉의 기법에는 거의 접하지 못한다. 왜냐하면 금촉 기법은 배우고 익히기가 매우 어렵기 때문이다.

---

34) 넓은 의미의 '지감'은 집중을 위한 여러 가지 방법들을 포괄적으로 가리키는 개념이다. 수련자는 감각적 자극으로부터 몸을 단절시키는 수동적인 방법과 몸의 일부에 정신을 집중하는 능동적인 방법을 써서 의식의 지향을 몸 밖에서 안으로 향하게 할 수 있다. 뇌호흡 수련 공동체는 관행적으로 지감을 기 에너지의 지각을 위해 정신력을 집중하는 활동을 가리키는 개념으로 사용하고 있다.

수련자는 이처럼 직접적인 수련 기법을 배우고 익히는 과정에서 정성이라는 간접적인 수련 기법에 접할 기회를 자주 가진다. 정성이란 수련자가 방법적 지식을 몸으로 익히는 과정에서 지켜야 할 태도를 가리킨다. 선도 수련에 관한 서적에서는 어떤 기법과 절차를 거쳐 지감, 조식, 금촉에 이를 수 있는가에 관한 내용은 없고 단지 개념만 남아 있을 뿐이다. 정성도 마찬가지이다. 그러나 뇌호흡 수련을 전문적으로 하는 수행자들은 기록을 토대로 직접 수행을 함으로써 그 의미를 체험하고 뇌호흡 수련 공동체에 속하는 사람들과 공유하는 과정을 거침으로써 선도의 전통을 현대적으로 되살리고 가르치고 배우는 활동을 통해 그 전통을 계승해 나가고 있다고 말할 수 있다.

다음으로, 뇌호흡 수련자가 배우고 익히는 기법 중에는 단학 수련에서 차용한 '단전통합'이 있다. 단학 수련은 몸에 있는 "단전(丹田)을 통합"함으로써 인간에게 내재하는 신성(神性)을 발현하는 구체적인 이론과 방법을 제시한다(이승헌, 1992). 단학 수련 체계에 따르면, 인간의 몸에는 몸통과 머리에 세 개의 '내단전(內丹田)'이 있고 손과 발에 네 개의 '외단전(外丹田)'이 있다.35)

내단전은 배꼽 아래에 위치한 '하단전(下丹田)', 심장 근처에 위치한 '중단전(中丹田)', 이마 속에 위치한 '상단전(上丹田)'을 총칭한다. 내단전은 각각 고유한 기능을 하며, 그 기능은 몸을 대상으로 한 수련 활동을 통해 최대화될 수 있다. 하단전은 '체력'으로 표현할 수 있는 신체적 상태를 주관한다. 뇌호흡 수련자는 하단전을 "강화하는" 수련을 통해 건강 상태를 조절하고 극대화할 수 있는 힘이 커지는 것을 객관적으로

---

35) '단전', '혈', '경락' 같은 전통 수련의 기본 개념들은 해부학적으로 그 실체가 확인되지는 않았지만 수련의 수준이 높아지면 그 실체를 감각적으로 느낄 수 있고 변화의 지각도 가능하다고 한다.

확인한다. 중단전은 '덕'이라는 말로 대표되는 심리적 상태를 주관한다. 중단전을 "여는" 수련을 통해, 수련자는 기쁨·슬픔·성냄·두려움·탐냄·싫어함 등과 같은 감정을 조절하고 측은지심이나 사랑 등과 같은 심미적인 상태를 느끼고 누릴 수 있는 힘이 커지는 체험을 겪는다고 보고한다. 상단전은 '지성'이라는 말로 일컬어지는 인간의 사고 작용을 주관한다. 단학 수련 전문가들은 상단전을 "여는" 수련을 하면 교감신경계와 부교감신경계의 작용을 조절할 수 있게 되어 수련을 하지 않는 평범한 사람들이 지각하는 범위를 초월하여 감각적 지각을 할 수 있다거나 직접적인 변화를 일으킬 수 있는 힘이 커진다고 보고한다. 그러나 단전의 기능이 약화될 때는 신체적인 건강이 파괴되고 마음씨가 거칠어지며 긍정적이고 순수한 생각은 사라진다고 한다.[36]

외단전은 손바닥에 위치한 '장심(掌心)'과 발바닥에 위치한 '용천(勇泉)'을 총칭한다. 네 개의 외단전이 수행하는 기능은 내단전의 통합 상태가 유지될 수 있도록 조절하는 것이라고 한다.

수련을 통하여 인체에 있는 내단전 세 개는 각각 독립적인 기능을 하다가 필요할 때는 마치 한 기관인 것처럼 유기적으로 기능할 수 있는 상태에 이를 수 있다. 특급반 수련자의 보고에 따르면, 스스로 자신이 이러한 상태에 있는지 아닌지를 식별할 수 있다고 한다. 이러한 상태는 체육교과에서 흔히 말하는 "지·덕·체가 조화롭게 발달된 전인"의 상태로 해석할 수 있다. 그런데 이러한 지·덕·체의 조화는 개인 자신과 개인을 둘러싼 환경 등 여러 가지 조건에 의해 깨질 수 있다. 이러한 경우, 지·덕·체가 조화를 이루는 상태로 빠르고 쉽게 되돌아

---

36) 단학수련 체계는 '나'라는 주체를 상·중·하단전과 관련하여 정신·마음·몸이라는 세 범주를 이용하여 주로 파악한다. 이를 사고·정서·신체로도 달리 표현할 수 있다.

갈 수 있는 능력을 발휘하는 것은 외단전과 내단전이 서로 기능적인 통합을 이루고 있는 사람이라고 한다.

단학 수련 전문가에 따르면, 단전통합은 몸을 "닦는" 각종 수련 활동에서 핵심적으로 추구하는 수련 목표이다. 그러나 몸을 통하여 단전통합에 이르는 경로가 매우 길기 때문에 수련자들이 수련 도중에 목표를 잃어버리는 경우가 흔히 발생한다는 한계가 있다고 한다. 이와 달리, 뇌호흡 수련은 선도 수련이나 단전호흡에 기초한 전통 수련에 비하여 구체적이고 단도직입적인 수련 방법을 제시한다(이승헌, 2001). 단전호흡에 기초한 전통 수련 방법은 몸 전체를 수련 대상으로 삼아 [하단전]-[중단전]-[상단전]의 순서로 발달과 통합을 이루고자 한다. 그러나 뇌호흡 수련 방법은 뇌에 초점을 맞추어 총체적인 체험을 통해 발달과 통합을 이룸으로써 하단전, 중단전, 상단전을 동시에 통합하고자 한다.

뇌호흡 수련 방법은 뇌의 가장 바깥쪽에 있는 '대뇌피질(neocortex)'과 그 안쪽에 있는 '대뇌변연계(cerebral lymbic system)'와 가장 깊은 곳에 있는 '뇌간(brain stem)'의 기능을 향상시키고 통합하는 것이다. 이러한 일은 수련자 자신이 직접 자신의 뇌 안으로 기 에너지를 모으는 방법과 수련자 외부에서 도움을 주는 간접적인 방법을 통해 구체적으로 실현할 수 있다고 한다. 수련을 통한 직접적인 방법은 기 에너지가 수련자의 몸 바깥에서 대뇌피질, 대뇌변연계를 거쳐 뇌간까지 전달되어 뇌간을 중심으로 전뇌 통합이 이루어지도록 하는 방법이다. 외부의 도움을 통한 부수적인 방법은 병아리가 부화할 때 어미닭이 밖에서 쪼아주듯이 뇌 기능 통합의 주체인 수련자를 중심으로 맑고 결이 고운 고차원적인 기 에너지의

'장(field)'이 구성되도록 도와주는 방법이다.

요약하면, 뇌호흡을 배우고 가르치는 활동은 일정한 틀에 따라 이루어진다. 뇌호흡 수련자와 지도자는 이 틀을 임의로 바꾸지 못한다. 그러나 비록 큰 틀을 바꾸지는 못하더라도 상호 작용의 방식을 조금씩 바꿀 수는 있다. 다음 절에서 이를 자세히 살펴보겠다.

2. 뇌호흡 수련의 맥락

수련자와 지도자는 뇌호흡을 배우고 가르치기 위해 상호 작용을 반복한다. 이들은 뇌호흡 수련 고유의 상호 작용과 활동을 하는 가운데 수련 시간과 공간, 수련의 흐름, 수련의 형식 같은 세부적인 사항에 관하여 이들만의 상황 정의를 창출하고 공유한다. 이 과정에서 수련자와 지도자는 서로 기대하는 바를 효과적으로 전달하고 상대의 기대를 적합하게 해석함으로써 뇌호흡을 배우고 가르치기 위한 활동에 함께 초점을 모을 수 있는 상황을 만들어간다. 즉, 수련자와 지도자는 여러 가지 사회문화적 지식을 공유함으로써 비로소 뇌호흡이라는 소재와 관련하여 배우고 가르치는 활동을 할 수 있게 된다. 따라서 "뇌호흡을 배우고 가르친다"는 말은 여러 가지 의미를 지닌다.

1) '뇌호흡 시간'의 의미

아동과 청소년 수련자는 일정한 수련 공간에서 지도자와 함께 집중적이고 규칙적인 뇌호흡 수련을 한다. 같은 공간에서 같은 구성원들이 집중적인 인간관계를 맺는 과정을 통해 이들은 '학급문화'에 비유할 수 있는 고유한 '뇌호흡 수련문화'를 공유해 나간다. 수련자들은 흔히 지도자와 함께 뇌호흡 수련을 하는 상황을 가리켜 "뇌호흡 시간"이라고 부르고 지도자를 가리켜 "뇌호흡 선생님"이라고 부른다. 성인 수련자가 뇌호흡 수련 상황을 가리켜 "수련 시간"이라거나 "수련하러 (수련장에) 들어간다"고 모호하게 표현한다는 점과 비교해 볼 때, 청소년 수련자가 뇌호흡 수련에 관한 그들만의 고유한 민속어(folk term)를 가진다는 사실은 뇌호흡 수련이 그들의 의미세계에서 중요한 위치를 차지함을 의미한다고 볼 수 있다(J. P. Spradley, 1970).

초급수련 단계인 푸른반을 중심으로 수련 공간과 시간에 관한 규정을 공유해 가는 과정을 살펴보면, 아동과 청소년을 대상으로 하는 뇌호흡 보통수련은 기본적으로 교수 매체를 활용하는 BR학습센터를 중심으로 이루어진다. 이에 따라 수련자의 집에서 뇌호흡을 배우고 가르치는 활동을 하는 것이 기본이다. 그러나 푸른반 지도자인 이명숙 교사는 수련자의 집에서 지도를 하기보다는 뇌호흡 수련을 위한 전용 수련장에서 지도하는 것을 더 선호한다. 여러 가지 여건을 고려해야 하기 때문이다.

푸른반의 수련 시간은 매주 한 번, 목요일 오후 5시부터 6시까지이다. 이 시간대는 수련자의 시간적 여건과 BR월드 수련장이 비는 시간대를 함께 고려하여 결정한 것이다. 수련자가 수련할 수 있는 시간적 여건은 거의 유치원이나 학교의 일정에 의해 좌우된다. 앞의 〈표 Ⅰ-2〉에 요약한 바와 같이, 푸른반 수련자는 유치원에 다니는 6세 아동 2명, 7세 아동 1명, 초등학교에 다니는 8세 아동 2명으로 구성되어 있다. 이 중에서 민철이와 민지, 영진이와 영수는 같은 집에서 사는 식구들이고, 현웅이와 세현이는 식구는 아니지만 사촌 간이다. 이들은 유치원이나 학교에서 갑작스런 행사를 하거나 중간고사를 보는 경우에 종종 뇌호흡 수련에서 빠지곤 한다. 수련자가 뇌호흡 시간에 출석하는 것은 권유 사항이지 의무 사항은 아니다. 따라서 뇌호흡 시간은 수련자들이 출석에 가장 무리가 없는 시간대인 학교 수업이 끝난 오후 3, 4시 이후나 저녁 시간대 중에서도 수련자가 학원을 가거나 기타 규칙적인 활동을 하는 시간을 제외하고 결정된다.

뇌호흡 시간은 수련자의 형편에 따라 요일이나 시간대가 자주 변한다. 시간대가 거의 고정되어 있는 학교 수업 시간과 달리, 뇌호흡 시간은 자주 바뀐다. 특히 여름방학이나 겨울방학 기간에는 이러한 일이 더 잦다. 아동과 청소년 수련자는 이 기간을 이용하여 부모와 함께 휴가를 떠나거나 친척집 등을 방문하기 위해 집을 떠나는 경우가 많다. 이처럼 뇌호흡 수련을 하는 시간이 자주 바뀌는 것은 수련자가 뇌호흡 수련다운 체험에 더 쉽고 깊게 도달하는 데 전혀 도움이 되지 않는다.

수련 시간대를 자주 바꾸면 그렇지 않을 때보다 뇌호흡 수련 습관 형성이 어렵다. 그러나 학교처럼 수련자에게 엄격하게 출석을 강요할 수는 없기 때문에 어쩔 수 없이 수련자의 선택에 따라 수련 시간대가 조정되기 마련이다. 그러나 뇌호흡 수련자가 점차 수련 체험을 깊게 하면 할수록, 뇌호흡 시간의 조정도 거의 사라진다. 왜냐하면 뇌호흡 수련이 다른 활동보다 우선순위에 놓이기 때문이다. 유치원에 다니는 민지의 경우를 살펴보기로 하겠다.

〈1〉

[민지의 집에 방문하여 어머니인 성미숙 씨(34세)와 면담하는 중]37)

연구자: (……)저번에 민지가 그때 감기에 걸려 가지고 일주일 동안 유치원 안 나갔다고 들었는데 뇌호흡 수업은 왔었잖아요……

성미숙: 그날 아파가지고, 그냥 민지야 쉬어라 그랬더니, 안 된대요! 가야 된대요!……유치원은 가라는 걸 아파서 못 간다고 그러더니요, 민지 아프니까 선생님한테 전화해놨어 민지 아파서 못 간다고, 그랬더니 가야 된대요! 갔다오면은 더 좋아지니까 가야 된대요. 갔다와서 민지 안 아파? 그랬더니, 시원해! 그러더라구요.

관찰 결과에 기초해 볼 때, 이처럼 민지가 뇌호흡 시간에 적극적으로 출석하고자 하는 이유는 아랫배가 뜨거워지고 몸에서 가벼운 땀이 나면서 신체 상태가 호전되는 체험을 했기 때문이다. 그 체험은 만화영화를 무척 좋아하는 민지가 텔레비전에서 만화영화를 방영하는 오후 5시에 뇌호흡 수련을 하는 것도 받아들일 정도로 출석에 강한 영향을 미쳤다.

---

37) 이 글에서 제보자들의 말이나 행동을 기록하기 위해 적용한 용례는 아래와 같다.
　　① [　] ：상황에 관한 설명.
　　② (……)：이어지는 말 중에서 맥락과 무관한 말을 생략함.
　　③ (　) ：동작이나 상태를 설명하는 말.
　　④ …… ：1, 2초 정도 말을 쉬는 상태.
　　⑤ // ：화제(話題)가 바뀌지 않은 상태에서 말이 즉시 이어지지 않는 상태.
　　⑥ [　 ：한 사람의 말하는 중에 거의 동시에 다른 사람도 말을 하는 경우.

이와 달리, 민지보다 뇌호흡 수련 체험 수준이 낮은 세현이는 자주 지각을 하고, 수련 활동에도 깊이 몰입하지 못하는 경우가 잦았다. 그런가 하면, 민지보다 나이가 많은 영진이와 민철이는 뇌호흡 시간을 좋아하면서도 수련장에 오는 길에 근처 오락실에 들르는 바람에 지각을 하는 경우가 있었다. 이러한 예를 살펴볼 때, 수련자가 무슨 체험을 겪느냐에 따라 뇌호흡 시간의 의미도 각각 다르게 이해하고 있음을 알 수 있다.

푸른반의 경우, BR월드 푸른지원의 수련장에서 뇌호흡 수련이 진행되었다. BR월드 푸른지원 원장은 이명숙 교사뿐만 아니라 네 명의 동료 뇌호흡 교사들에게도 수련장이 비는 시간에 자유롭게 이용해도 좋다고 허락을 하였다. 이명숙 교사는 뇌호흡 시간이 지연되면 수련장 바깥에서 BR월드 회원들이 대기를 하는 경우도 생기므로 심리적인 부담을 느끼지만 수련자의 집에서 뇌호흡 수련을 할 때보다 여러 가지 활동을 자유롭고 신속하게 할 수 있기 때문에 이러한 전용 수련장을 더 선호한다고 한다.

일단 수련장이 정해지면, 수련자와 지도자는 규칙적으로 그 장소에서 뇌호흡을 배우고 가르치는 활동을 함께한다. 이들에게 수련장은 단지 물리적인 환경의 의미만을 가지는 것은 아니다. 이들은 장소를 매개로 하여 여러 사람과 만나고 지도자와 함께 상호 작용을 하는 과정에서 새로운 공간 체험을 한다. 따라서 뇌호흡 수련 공간은 시간이 지날수록 수련자에게 여러 가지 구체적인 의미를 갖는 심미적인 공간으로 변화한다. 스포츠 체험을 하는 사람들이 시공간을 객관적이고 외재적인 차원에서 주관적이고 내면적인 차원으로 체험하듯이(김홍식, 1994), 수련자와 지도자는 몸을 움직이고 마음을 "쓰는" 활동을 함께하는 가운데 뇌호흡 시간의 여러 가지 의미를 공유해간다.

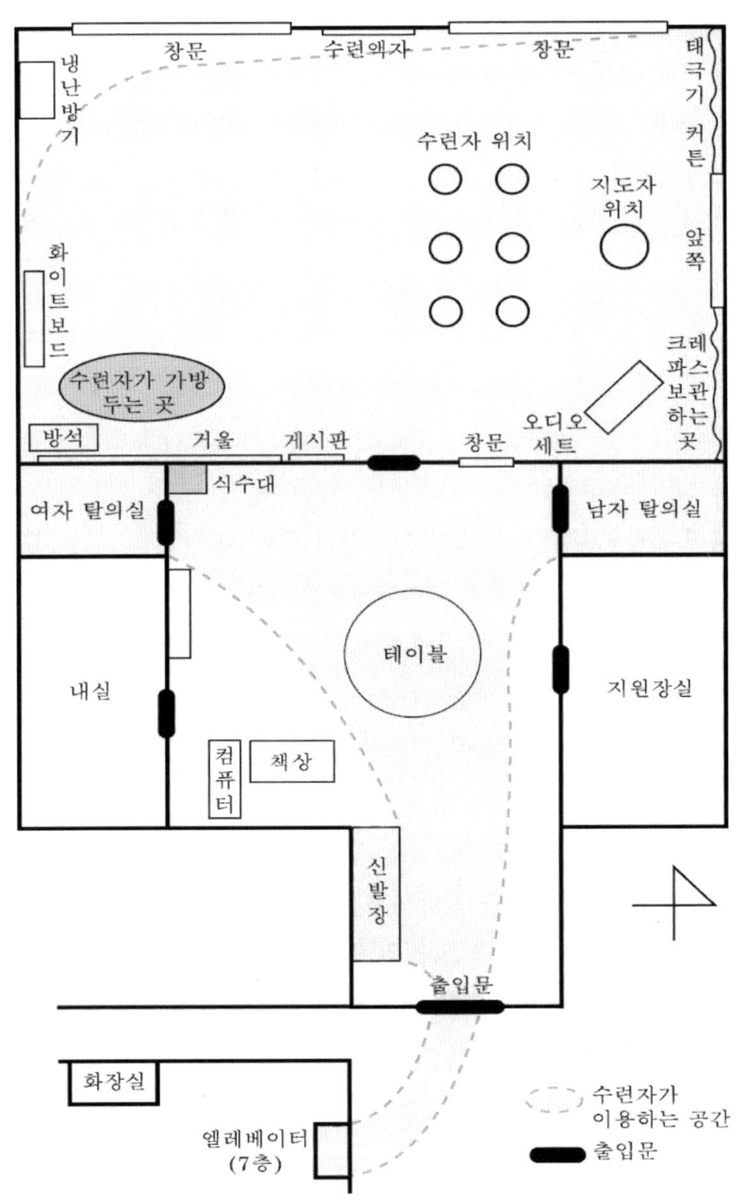

〈그림 Ⅱ-1〉 푸른반의 뇌호흡 수련 공간

푸른지원은 서울 동부 지역의 큰길가에 있는 상가 건물의 맨 꼭대기 층인 7층에 위치해 있다. 푸른지원 주변에는 도로를 따라 상가가 발달되어 있고, 도로 안쪽으로는 대규모 아파트 단지와 연립주택 단지들이 모여 있다. 뇌호흡 선생님과 만날 시간이 돌아오면 수련자들은 건물 입구를 지나 엘리베이터를 타고 7층에 있는 푸른지원으로 모인다.

수련자들이 푸른지원에서 주로 이용하는 공간은 출입문 근처와 거실과 수련장이다. 이들은 푸른지원에 도착하면 출입문을 열고 신을 벗은 후 복도를 지나 거실로 들어온다. 뇌호흡 수련을 갓 시작하는 나이가 어린 수련자는 주로 어머니와 함께 거실에 앉아 뇌호흡 선생님이 올 때까지 조용히 대기를 한다. 그러나 뇌호흡 시간이 두 번 정도 지난 후에는 마음이 편해진 것을 반영하듯 몸을 자유롭게 움직이기 시작한다. 수련자들은 도착하자마자 곧장 수련장 안으로 들어가기도 하고 탈의실에 들어가 옷을 벗거나 거실 한 구석에 놓인 냉온수기에서 물을 빼내어 마시면서 여러 가지 게시물들을 구경하기도 한다. 어른들이 신을 벗어서 현관에 반듯하게 놓거나 탈의실에 옷을 가지런히 걸어놓은 푸른반 수련자에게 칭찬을 하면 다른 수련자도 모방 행동을 하곤 한다.

수련자들은 푸른지원의 독특한 분위기를 직접 체험하는 과정에서 '이곳에서 어떻게 행동해도 되는가'를 암묵적으로 파악한다. 처음 수련을 시작할 때 나이가 어린 수련자들은 '얌전한' 태도를 보인다. 그러나 시간이 조금만 지나면 자신의 몸을 통제하지 못하고 이리저리 움직이거나 여러 가지 물건들을 만지기 시작한다. 이곳에서 만나는 어른들 중에 "하지 말라"는 말을 하거나 곱지 않은 눈빛을 보내는 사람은 거의 없다. 오히려 수련자와 맞닥뜨렸을 때 "아이구, 귀엽다"고 말하거나 "어쩌면 저렇게 잘 뛰어놀까?"라고 말하면서 할머니가 손자를 바라보듯이 따뜻하게 바라보는 경우가 더 많다. 이와 같은 어른들의 편안한 태도를 보면서 나이 어린 수련자들은 서서히 몸짓도 크게 하고, 어른 눈치를 보지 않고 자신이 하고 싶은 일을 하기 시작한다.

푸른반 수련자는 수련장이라는 새로운 공간과 만난다. 수련장은 장소가 넓고 거침없을 뿐만 아니라 조명, 온도를 조절하기 쉽고 환기와 방음이 잘되는 등 가정에 비해 시설과 장비 면에서 우수하다. 푸른지원 수련장은 학교 교실의 약 2/3 넓이이다. 수련장 안은 넓고 가구가 없어 탁 트여있다. 수련장 문을 열고 들어가면 한쪽 벽면이 넓은 유리창으로 되어 있어 근처의 풍경이 한눈에 시원하게 들어온다. 수련장 바닥은 일반 가정의 방바닥에 까는 장판 밑에 스펀지 처리를 하여 맨 바닥에 앉거나 누워도 푹신하다. 성격이 활달한 수련자들은 푸른지원에 도착하자마자 수련장 안으로 곧장 들어가 큰 소리를 내면서 공차기, 태권도 발차기와 같이 격렬한 동작을 거침없이 하는 편이다. 이와 달리 성격이 소극적인 수련자들은 구석에 있는 방석을 산처럼 높게 쌓거나 커튼 뒤에 들어가 숨바꼭질 놀이를 주로 한다.

지도자는 오히려 수련자들끼리 뛰어놀 때보다 수련장 공간 전체를 더 넓고 다양하게 이용하는 기회를 만들어준다. 처음에 학교 교실에서 조용히 하는 훈련을 받은 수련자는 몸을 자주 멈칫거린다. 그러나 이러한 태도는 만남의 횟수가 늘면서 달라진다. 지도자는 수련자와 함께 수련장 전체를 뛰어다니기도 하고, 수련자 집단 전체가 함께 움직이거나 둘씩 짝을 짓거나 혼자 하는 활동을 하는 등 대형을 다양하게 바꾼다. 또, 격렬하게 몸을 움직이는 역동적인 동작에서부터 몸을 거의 움직이지 않는 정적인 동작을 하기에 이르기까지 텅 빈 넓은 공간의 특징을 살려 온갖 종류의 활동을 수련자와 함께한다.

뇌호흡 수련자는 고유한 "자기 자리"를 가지고 있다. 특별한 표시가 있는 것은 아니지만, 이 자리는 뇌호흡 시간을 시작하고 끝낼 때 반드시 서도록 수련자와 지도자가 약속으로 정한 위치이다. 한 가지 활동을 마치고 새로운 활동을 시작하기 전에 지도자가 수련장 앞에 바른 자세로 서면, 수련자는 스스로 자기 자리를 찾아 선다. 그러나 유치원에 다니는 나이가 어린 수련자들은 지도자가 "자기 자리에서!"라는 말을 할 때라야 그 자리를 찾아가는 경우가 많다.

수련장에 처음 들어가면 앞쪽 정면에 삼태극을 형상화한 커다랗고 화려한 문양이 벽면에 부착되어 있어 시선을 모은다. 다른 벽면에는 대형 백두산 천지 사진과 미국 애리조나 주 세도나에 있는 유명한 바위 사진이 부착되어 있어 시원하고 맑은 느낌을 받을 수 있다. 수련장 오른편 구석에는 오디오 세트와 비디오 세트가 마련되어 있어서 지도자가 수련을 할 때 음악이나 시청각 자료를 보여주기 위해 이용하곤 한다. 출입문이 있는 벽면의 왼쪽에는 대형 거울이 부착되어 있다. 수련자들은 이 거울을 보면서 자세를 교정하거나 다른 활동을 한다. 수련장 뒤쪽에는 수련용 방석이 차곡차곡 쌓여 있고, 화이트보드와 냉난방기가 자리하고 있다. 천장에는 형광등이 많이 설치되어 있어 수련장을 환하게 밝혀 준다. 아울러 조도를 조절할 수 있는 백열등과 신나는 춤을 출 때 기분을 북돋기 위한 사이키 조명도 달려 있다. 지도자는 평소에는 조명을 밝고 환하게 하다가 필요에 따라 백열등의 조도를 조절하여 분위기를 바꾸어준다.

수련자는 지도자와 함께 뇌호흡 수련을 하는 과정에서 수련장의 청결과 정돈 상태를 자신의 '마음을 비추는 거울'로 파악하는 연습을 반복한다. 지도자는 수련자에게 "수련장에서는 화를 내거나 싸우는 등 좋지 않은 생각을 하지 말라"는 당부를 한다. 그리고 뇌호흡 수련을 마치면 함께 청소를 하면서 수련장 바닥을 수련자의 '마음'에 비유하여 "걸레에 때가 묻어나지 않을 정도로 언제나 깨끗한 상태를 유지하라"는 당부를 한다. 이러한 당부에 힘입어 수련자는 수련하는 공간을 단지 수련을 하는 장소로 파악하지 않고 자신의 내면적인 세계의 객관화된 연장으로서 점차 파악한다. 나이가 어린 수련자들도 수련장을 청소할 때 최선을 다하는 모습을 관찰할 수 있다.

수련장은 수련자의 사생활로부터 수련자가 격리될 수 있는 시공간을 제공하기도 한다. 가정은 일상생활의 기본적인 토대이다. 그런데 뇌호흡 시간은 일주일에 한 번밖에 돌아오지 않는다. 따라서 가정에서 뇌호흡 수련을 함께하는 경우에는 일상생활에 더 초점이 맞추어져 있어서 금방 수련을 위한 상황을 만들기 어렵다. 가정에서는 "뇌호흡 선생님이 올 시간"이 가까워져도 수련자가 텔레비전을 보거나 놀이를 계속할 수 있다. 그렇기 때문에 수련자들이 뇌호흡 선생님이 도착하여 수련 지도를 시작하려 해도 하던 일을 쉽게 그만 두지 않아서 뇌호흡 시간이 지연되는 경우가 자주 있다고 한다. 그리고 수련 도중에 예정에 없는 손님이 갑자기 방문을 하거나 여러 가지 방해를 받는 경우도 생긴다고 한다.

이와 달리 전용 수련장에서 뇌호흡 수련을 하는 경우에는 수련자가 일상생활의 맥락에서 자동적으로 분리된다. 수련자는 집에서 수련장까지 이동하기 위해 하던 일을 일단 멈출 수밖에 없다. 그리고 옷을 갈아입고 신발을 신는 등 외출에 필요한 여러 가지 일들을 하고 집에서 나와 거리를 지나 푸른지원까지 오는 도중에 감정과 사고의 전이가 저절로 이루어진다. 따라서 수련자가 푸른지원 수련장에 도착하면 의도하지 않더라도 뇌호흡 수련을 하기 위한 마음의 채비를 갖춘다.

수련장은 앞에서 수련 방법을 기술할 때 살펴본 바 있는 지감 수련을 하기에도 더 적합한 환경적 조건을 제공한다. 뇌호흡 수련 과정에서 수련자는 지감 수련의 기법으로 의식을 한 곳으로 모으는 활동을 한다. 수련자는 수면 상태에 들어가지 않는 한 계속 감각 기능을 작동시킨다. 따라서 익숙한 장소에서는 눈을 감고 있어도 작은 소리, 냄새, 미세한 온도 변화 등을 통해 벌어지는 상황을 쉽게 추측할 수 있다. 그러나 수련장과 같이 수련자가 늘 생활하는 공간이 아닌 장소에서는 수련자가 상황을 추측하기 어렵기 때문에 호기심도 쉽게 일어나지 않는다. 주 제보자인 이명숙 교사의 말에 따르면, 가정에서 수련할 때보다 수련장에서 수련할 때 수련자들이 더 깊게 몰입한다고 한다.

지도자는 가정으로부터 수련장으로 수련자를 이끌어냄으로써 더 깊고 풍부한 수련 체험을 할 수 있는 상황을 만들고자 노력한다. 처음에 수련자나 수련자의 부모들은 오고가는 거리와 시간대가 조정되어야 하기 때문에 수련하는 장소를 옮기고 싶어 하지 않는 경향이 있다. 그러나 나중에는 수련자의 부모들이 맞벌이를 하거나 사업을 같이하는 등 집을 비우는 경우도 많고, 시간이 지날수록 수련장에서 뇌호흡 수련을 하는 것의 장점을 파악하기 때문에 오히려 반기는 경향이 나타난다.

푸른반의 경우, 수련자와 지도자는 기본적으로 수련장에서 뇌호흡 수련 활동을 한다. 그러나 점차 제한된 수련장을 벗어나 모든 시공간을 뇌호흡 수련 활동을 위한 것으로 만들어간다. 예컨대, 푸른지원 바깥에 있는 횡단보도는 수련자가 지도자와 헤어지는 곳으로서, 사람과 사람의 만남과 헤어짐의 의미를 익히는 곳으로 변한다. 집으로 돌아갈 때 길을 건너야 하는 수련자는 횡단보도를 완전히 건널 때까지 지도자의 배웅을 받는다. 파란색 신호등이 켜질 때부터 길을 다 건널 때까지, 뇌호흡 선생님은 손을 흔들어주고 큰 소리로 "현웅아! 사랑해" 하고 외쳐 주는 등 수련자를 계속 지켜본다. 처음에 수련자들은 이러한 "뇌호흡 선생님"의 행동에 대하여 부끄러운 듯이 행동을 하지만 만남의 횟수가 거듭되면 부끄러워하는 대신 같이 손을 흔들고 웃어주는 등 행동의 변화를 일으키기 시작한다.

수련자와 지도자가 서로 친해지고 여건이 맞을 때, 수련자와 지도자는 근처에 있는 푸른공원으로 나가 야외수련을 하기도 하고 그다지 멀지 않은 곳에 위치한 무역센터 행사장을 방문하기도 한다. 나아가 컴퓨터를 이용할 수 있는 지도자와 수련자는 직접 대면하는 정규 뇌호흡 시간뿐만 아니라 사이버 공간에서 채팅을 하면서 뇌호흡 시간을 연장하기도 한다. 따라서 수련자와 지도자는 시간과 공간의 제한을 받지 않고 언제 어디서든 뇌호흡 수련을 할 수 있는 시간과 공간을 창출해 나간다.

2) '뇌호흡 시간'의 흐름

푸른반의 뇌호흡 수련은 비형식적인 교육과 비슷하지만 지도자가 수련자의 상태를 고려하여 그때그때 맞춤식 처방을 할 수 있다는 점에서 독특한 특징이 나타난다. 지도자는 수련자와 만나 상호 작용을 시작하기 전에 학교의 교육과정에 해당하는 뇌호흡 수련 지도안을 참조하여 무엇을 어떤 수준까지 다룰 것인가에 관한 계획을 미리 세운다. 그러나 학교처럼 진도를 맞추어야 하는 것은 아니다. 그리고 계획을 세운다 할지라도 그 계획을 실행하기에 어려운 여러 가지 요소들이 드러나기도 한다. 수련자의 경우를 살펴보면, 뇌호흡 수련의 초기에는 지도자가 주도하는 대로 그대로 따라하는 경우가 많다. 그러나 시간이 지나면 자신이 먼저 무엇을 하자고 제안을 하기도 하고, 지도자의 시범을 따라하지 않는 경우도 나타난다. 지도자와 수련자는 뇌호흡 수련을 하는 과정에서 서로 의미와 기대를 암묵적으로 또는 명시적으로 전달하고 해석하면서 점차 원활한 협동을 해 나간다.

앞에서 말했듯이, 수련자들은 지도자와 함께 뇌호흡 수련을 하고 다시 헤어지는 한 단위의 과정을 "뇌호흡 시간"이라고 부르고 있다. 수련자들은 거의 모두 학교에 다니는 학생이다. 그러므로 뇌호흡 시간이라는 이름은 과목에 따라 수업 시간의 이름을 "국어 시간"이나 "영어 시간"과 같이 부르는 관행을 유추·적용한 것으로 보인다. 한 단위의 뇌호흡 시간은 학교 수업처럼 [도입]-[전개]-[정리]의 단계를 이루고 있다. 수련자의 몸 움직임을 전경으로 할 때, 이를 다시 [동(動)]-[정(靜)]-[동(動)]의 유형으로 구분할 수 있다. 수련자가 [동]-[정]-[동]의 차례로 몸의 움직임을 달리 하는 것은 뇌호흡 수련의 기본적인 방편이자 목표인 기 에너지의 체득과 밀접한 관련이 있다. [동]-[정]-[동]의 단계를 기 에너지의 관점에서 해석하면, [에너지 느끼기]-[에너지 키우기]-[에너지 조절하기]라는 일련의 흐름을 통해 하나의 완결적인 기 에너지 체험 구조가 드러난다.[38]

수련자와 지도자는 뇌호흡 수련의 전통, 체계, 제도와 같은 커다란 틀 밖으로 나갈 수는 없지만 서로 합의를 통하여 상호 작용을 위한 작은 틀을 만들고, 이를 통해 협동적으로 행위를 조직한다. 수련자와 지도자는 서로 절충과 타협을 하면서 기 에너지와 관련된 활동을 함께해 간다. 이들이 뇌호흡을 소재로 독창적인 상호 작용을 하는 과정을 도식화하면 〈그림 Ⅱ-2〉로 나타낼 수 있다.

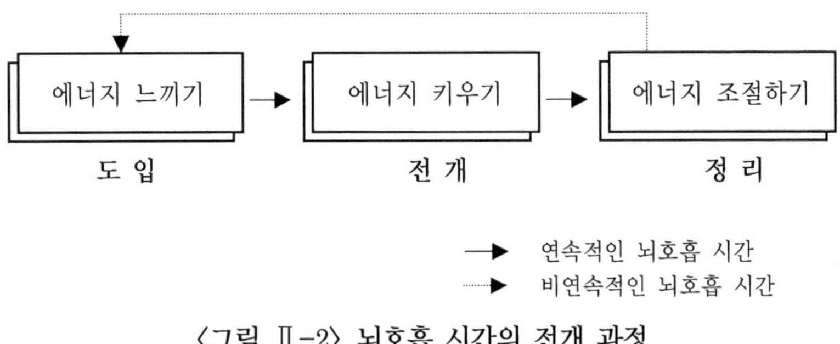

〈그림 Ⅱ-2〉 뇌호흡 시간의 전개 과정

도입 단계에서, 수련자는 지도자와 함께 몸을 역동적으로 움직이는 활동을 주로 한다. 이를 통해 수련자는 몸의 감각 능력을 회복함으로써 기 에너지를 느끼기 위한 준비를 갖춘다. 전개 단계에서, 수련자는 몸을 거의 움직이지 않는 대신 집중과 상상을 최대한으로 발휘하는 활동을 주로 한다. 이 과정에서 수련자는 기 에너지를 뇌나 몸의

---

38) 이 세 단계는 활동을 유형화한 결과를 바탕으로 구분한 것이다. 따라서 정확하게 단계를 나눌 수 있는 시점이 따로 있지는 않다. 그러나 수련자와 지도자는 특정한 동작을 단서로 삼아 단계 별로 다른 활동을 하고 있다. 뇌호흡 체조를 마치고 수련자가 자리에 앉는 동작과 수련자가 뇌호흡 명상을 마친 후 마무리를 하는 동작을 전형적인 단서로 들 수 있다.

다른 부위에 모으고 키우는 능력을 향상시킨다. 수련 활동을 마무리
하는 정리 단계에서, 수련자는 다시 역동적으로 몸을 움직이는 활동
을 한다. 수련자는 기 에너지를 조절하는 능력을 키우고 다른 사람들
과 자신의 체험을 공유하는 기회를 가진다.

(1) 도입 : '에너지 느끼기'

푸른반의 뇌호흡 시간 흐름을 살펴보면, 뇌호흡 시간의 초기인 도입
단계에서는 수련자와 지도자가 뇌호흡 체조를 주로 하는 것을 알 수 있
다. 뇌호흡 체조는 수련자가 기 에너지를 느낄 수 있는 몸 상태를 만들
기 위한 활동이다. 뇌호흡 체조를 하는 과정에서, 수련자는 대근육과
소근육을 움직이는 활동을 통해 몸 안에 의식을 집중하고 그 상태를 어
느 정도 이상 지속할 수 있는 정신 능력을 얻는다. 특히 뇌호흡 체조는
몸을 움직이는 과정에서 동작과 호흡과 정신 집중을 병행하게 함으로
써 수련자가 자연스럽게 몸 안으로 의식을 모을 수 있게 만든다.

동작의 효과를 기준으로 할 때, 초보 수련자가 주로 하는 뇌호흡 체
조는 크게 두 종류이다. 하나는 하단전을 강화하는 동작이고 다른 하나
는 근육과 관절과 신경을 이완하는 동작이다. 수련자는 지도자의 시범
을 보면서 뇌호흡 체조를 함께한다.

수련자는 하단전을 강화하는 효과가 있는 '장운동', '단전치기', '복
식호흡'을 자주 한다. 장운동은 배꼽 주위의 아랫배를 의도적으로 움
직이는 동작이고, 단전치기는 팡팡 소리가 나도록 강하게 두드려 주
는 동작이다. 복식호흡은 하단전까지 깊게 숨을 들이쉬고 고르고 길
고 가늘게 숨을 내쉬는 것이다.

수련을 처음 시작할 때, 수련자들은 지도자가 시범을 보이는 대로

수동적으로 몸을 움직인다. 그러나 시간이 지날수록 점차 몸을 자발적으로 활발하게 움직이기 시작한다. 지도자는 적극적이고 즐거운 태도로 뇌호흡 체조 시범을 한다. 그리고 동작을 하는 도중에 수련자들을 보다가 "신나게 하라"거나 "더 적극적으로 하라"는 말을 하기도 한다. 동작을 따라하는 과정에서 수련자들의 전신에는 땀이 촉촉하게 밴다. 그리고 "아랫배가 뜨거워지면서 몸이 시원해진다"는 말을 자주 한다. 지도자는 수련자가 뇌호흡 체조를 익숙하게 할 수 있을 때라야 단전호흡을 하는 방법을 알려주기 시작한다. 즉, 수련자의 몸 상태가 달라질 때 수련 단계를 올린다.

또, 수련자는 근육과 관절과 신경을 이완하는 효과가 있는 '도인체조(導引體操)', '춤', '게임', '활공(活功)', '단배공(丹拜功)', '가슴호흡'을 주로 한다. 도인체조는 느린 속도로 한 가지 동작을 주로 하는 것으로, 스트레칭과 비슷해 보인다. 그러나 도인체조는 고구려 벽화에서도 나타날 정도로 오래된 역사가 있는 전통적인 활동이다. 도인체조 동작들은 근육, 뼈, 피부 등으로 이루어진 몸을 비틀기, 늘이고 줄이기, 비비기, 두드리기, 짜기라는 원리에 근거하여 움직이는 활동이다.

도인체조를 처음 배울 때, 나이가 어린 수련자들은 호기심에 찬 눈을 반짝이면서 즐겨 따라하려 한다. 그러나 익숙해지면 호기심이 사라지고 동작을 잘 따라하지 않으려 한다. 지도자는 수련자의 몸 상태를 자신의 기대에 맞추어 변화시키기 위해 "느리고 재미없는 도인체조"를 춤이나 게임 등으로 변형하여 제시한다. 직접 새로운 춤을 만들기도 하고 동료 지도자 집단에 유행시키는 과정에서, 뇌호흡 교사들은 주어진 교육과정에 따라 수련 과정을 구성하는 것으로 그치지 않고 창의성을 발휘한다.

나이가 어리든 많든, 수련자들은 경쾌하고 빠른 댄스 음악에 맞춰 여러 가지 도인체조들을 하나로 엮은 춤을 출 때 적극적으로 참여하는 편이다. 지도자는 여러 가지 목적으로 춤을 활용한다. 수련자가 춤을 추는 태도를 관찰하면 심리적 상태를 파악하기 쉽다고 한다. 그리고 춤은 소극적이거나 부끄러움을 많이 타는 성격을 적극적이고 자신감이 넘치는 성격으로 바꾸기 위한 방법으로도 적합하다고 한다.

게임도 춤과 같이 여러 가지 목적으로 활용된다. 이명숙 교사의 말에 따르면, 도인체조든 아니면 춤이나 게임이든, 중요한 것은 동작을 통하여 수련자가 자신의 몸에 집중하는 것이다. '수건돌리기', '지네게임', '369게임', '애기술래잡기'와 같이 몸의 좌우근육을 골고루 사용하고 접촉이 많은 게임을 할 경우, 나이가 어린 수련자의 흥미를 이끌어내는 동시에 자신의 몸에 집중하는 능력을 향상시키는 데 효과가 크다.

활공은 뇌호흡 수련을 하는 사람들 사이에서 흔히 '사랑주기'라는 이름으로 불리며, 마사지와 비슷한 활동이다. 지도자는 몸의 긴장도가 높은 수련자에게 활공을 해 줌으로써 빠른 속도로 정신의 이완에 이를 수 있도록 도와준다. 수련자는 지도자가 활공을 해 줄 때 손의 압력과 체온 등을 통해 그 마음씨를 느끼는 기회를 갖는다. 활공을 받아 본 수련자들은 지도자를 더 공손한 태도로 대하는 경향이 있다. 지도자는 수련자에게 활공을 해 주기도 하지만 수련자들끼리 서로 활공을 하게 함으로써 친밀감과 신뢰감을 높일 기회를 제공한다.

수련 기간이 늘어남에 따라, 뇌호흡 시간 전체에서 도입 단계에 해당하는 시간의 길이는 점차 짧아진다. 수련자가 기 에너지를 감각적으로 체험할 수 있는 수준에 이르면 도입 단계에 해당하는 시간도 점차 짧아진다. 수련자가 기 에너지를 감각적으로 체험하기에 이르면, 지도자는 역동적인 신체 활동을 하는 시간을 점차 줄인다. 특별수련을 할 경우에는 도입 단계에 해당하는 뇌호흡 체조 시간이 아주 짧거나 심지어 없어지기도 한다. 요컨대, 지도자는 수련자의 준비성(readiness)을 고려하여 뇌호흡 시간의 흐름을 조정한다.

(2) 전개: '에너지 키우기'

수련자는 도입 단계를 통해 기 에너지를 느낄 수 있는 몸 상태를 갖춘 후 전개 단계로 넘어가 몸 안에 기 에너지를 모으고 키우기 위한 활동을 한다. 도입 단계에서 수련자들은 주로 선 상태로 몸을 자유자재로 움직이면서 여러 가지 뇌호흡 체조를 한다. 그러나 전개 단계에서는 수련장 바닥에 앉아서 호흡을 편안하게 고른 후 몸을 거의 움직이지 않는 활동들을 하기 시작한다. 전개 단계에서 수련자는 '지감(止感)', '단전호흡(丹田呼吸)', '연단(研鍛)', '명상(瞑想)'을 집중적으로 한다.

지감과 단전호흡은 수련자가 자신의 의식을 일상적인 세계와 분리하는 대표적인 활동이다.[39] 수련자는 먼저 자신이 직접 볼 수 있는 손을 대상으로 하여 '손 지감'을 시작한다. 그리고 손 지감을 익숙하

---

39) 의식의 지향이 몸 바깥을 향하는 상태를 '외부의식' 상태라 부르고 몸 안을 향하는 상태를 '내부의식' 상태라 부른다. 달리 말하면 외부의식은 타인과 교류할 때 갖는 의식 상태에 해당하고, 내부의식은 깊은 생각에 혼자 빠져 있을 때 갖는 의식 상태에 해당한다. '시찌다 교육'을 창안한 七田眞(1997)에 따르면, 내부의식의 상태로 전환하는 대표적인 방법으로 '의식의 단순화', '좌우뇌파의 동조', '최면법'을 들 수 있다고 한다.

게 할 수 있는 상태가 되면 다음 단계로 넘어가 자신이 눈으로 볼 수 없는 곳에 있는 뇌를 대상으로 하여 '뇌 지감'을 시작한다. 수련 전문가의 말에 따르면, 지감은 수련자의 의식을 몸에 모아주는 활동이고, 단전호흡은 수련자가 몸에 의식을 집중하면서 특정한 동작을 계속함으로써 몸과 마음의 상태를 개선시키는 활동이다.

수련자는 손을 이용한 지감을 할 때, 호흡을 하면서 손을 벌렸다 오므리는 동작을 반복한다. 대부분의 수련자들은 지감을 할 때 기 에너지를 감각적으로 느끼기 때문에 대부분 아주 좋아한다. 수련자들은 자신이 의지를 내지 않음에도 불구하고 손이 벌어지려고 하거나 가깝게 달라붙으려고 움직이는 것을 느끼기도 하고, "손으로 쓸어보면 그 막이 느껴지는 무언가가 손 사이에" 있다는 느낌을 느꼈다고 말한다. 지도자는 이를 형상화하여 '기운공'이라는 이름으로 불러줌으로써 나이가 어린 수련자가 더 쉽게 기 에너지 체험을 할 수 있도록 돕는다.

수련자가 손 지감에 성공하면 이어서 뇌 지감의 단계로 올라간다. 수련자는 지도자의 지시에 따라 동작과 의식을 손 사이에서 머리로 이동한다. 나이가 어린 수련자들은 대부분 "뇌가 늘어났다 줄어들었다 하는 느낌"이나 "머리 전체에 전기가 오른 듯한" 느낌 등을 쉽게 느낄 수 있다. 지도자는 수련자가 지감을 잘 할 수 있도록 여러 가지 노력을 기울인다. 수련자가 지감 또는 '기운공 느끼기'를 잘 할 수 있다는 것은 곧 수련자가 몸 바깥에서 들어오는 감각적 자극들에 대하여 곧바로 반응하는 외부의식의 상태에서 지각은 하되 물가에서 흐르는 물을 바라보듯이 곧바로 반응은 하지 않을 수 있도록 거리를 두는 내부의식의 상태에 도달했다는 신체적인 지표로 해석할 수 있기 때문이다.

연단은 한 가지 동작을 10분 이상 유지하면서 자신의 마음의 변화를 계속 지켜보는 방법이다. 겉으로 보기에는 연단을 하고 있는 수련자의 모습이 마치 벌을 서고 있는 것처럼 보인다. 그러나 연단을 할 때 지도자는 수련자의 몸 안으로 "기 에너지가 들어올 수 있도록" 자세를 계속 교정하고, 수련자가 집중과 상상을 할 수 있도록 여러 가지 상황을 마련해 준다. 수련자는 지도자가 비록 신체적, 심리적으로 어려운 활동을 시키더라도 벌이 아니라 수련임을 알게 된다.

유소년 수련자들도 "너무 힘이 들어서 몸을 움직이고 싶지만 나보다 어린애들도 움직이지를 않는데 나이가 많은 내가 움직일 수가 없어서 참았다"는 등 여러 가지 신체적, 심리적 어려움을 겪으면서도 연단을 도중에 중지하려 하지 않는다. 몸의 괴로움을 견디기 위해 수련자들은 지도자가 지시하는 대로 "자신이 독수리가 되어 날아간다"는 상상에 집중하는 등 스스로 동기 부여를 하는 능력을 키운다. 동시에 수련자들은 연단을 하는 동안 자신의 신체 상태에 따라 심리 상태가 어떻게 변하는가를 직접 관찰할 수 있는 기회를 접한다. 연단을 마치고 나면 수련자는 자기 자신에 관한 신뢰감과 강한 확신을 얻는 경우가 많다. 그리고 "할 때는 힘들었지만 잠도 잘 오고 몸이 편안하다"는 말을 자주 한다.

수련자가 연단을 잘 할 수 있게 되면 명상 활동을 본격적으로 시작한다. 명상은 수련자가 자신의 내면세계에 집중하는 고도의 정신적인 활동이다. 수련자는 지도자와 함께 명상을 시작한다. 그러나 명상은 전적으로 수련자 자신이 할 수밖에 없는 내면적인 활동이기 때문에 지도자는 수련자가 자신의 내면세계에 집중하도록 도와주는 부수적인 역할만 수행할 뿐이다. 지도자는 수련자에게 뇌 사진을 보여주기도 하고, 뇌가 목욕탕 안에서 샤워를 하는 의인화된 그림이나 아름다운 숲 속에서 사람이 걸어가는 그림을 보여주기도 하는 등 특정한 상황을 설정할 수 있도록 도와준다. 더불어 지도자는 "상상으로 하늘을 날아갑니다"와 같은 '멘트'를 해 줌으로써 수련자가 연상이나 집중을 쉽게 할 수 있도록 이끌어주기도 한다.[40] 수련자가 상상이나 연상에 몰입하여 정신 활동에 집중하면 몸의 움직임이 최소화된다.

뇌호흡 시간에 펼쳐지는 명상 활동은 수준과 종류가 다양하다. 기초적인 명상 활동을 예로 든다면, 눈을 감은 상태에서 새콤한 레몬 맛을 구체적인 오감을 통해 상기해 내는 활동과 같은 것이 있다. 수련자의 집중력과 상상력이 향상되어 명상 능력이 커지면 뇌 속에 "회로"라고 부르는 특정한 모양의 선을 상상으로 그려보는 추상적인 활동의 단계로 올라간다. 수련자들의 말에 따르면, 회로가 지나가는 뇌 부위를 구체적인 감각으로 느낄 때 지도자가 들려주는 멘트와 무관하게 "뭐라고 말로 하기는 어렵지만 그냥 모든 것이 다 하나인 것 같은 편안한" 느낌을 느끼는 경우가 많다고 한다.

명상을 통해 일상적인 정신 능력으로는 접근하기 어려운 초월적인

---

[40] '멘트'란 지도자가 명상 활동을 안내할 때처럼 일방적으로 말을 들려주는 활동을 가리킨다. 뇌호흡 지도자가 수련자의 명상 활동을 안내하는 상황은 최면을 유도하는 상황과 외형상 거의 같다. 지도자는 수련자에게 특정한 상황을 설정하는 말을 해 준다. 그러나 최면을 유도하는 상황과 달리, 지도자가 명상 과정에서 수련자에게 들려주는 멘트는 수련자에게 구체적인 변화를 요구하지 않는다. 그리고 지도자는 수련자가 자발적으로 의식을 집중하고 상상력을 발휘하도록 강조한다. 그러기 때문에 동일한 멘트를 들으면서 명상을 하더라도 수련자마다 체험한 내용은 전혀 다른 경우가 흔하다.

의식세계에 도달해 본 수련자들은 영적 능력을 발현하는 경우가 많다. 영적 능력을 발현하는 수련자들은 공통적으로 사람이나 생명체 주변을 감싸고 있는 기 에너지를 맨눈으로 보기 시작하고, 나아가 색이나 형태를 눈이 아닌 손이나 발로 감지하거나 멀리 떨어진 곳에 있는 사람들과 '텔레파시'라고 부르는 특수한 방식으로 정보를 송수신할 수 있는 능력을 갖는다. 수련자에 따라 발현하는 영적 능력의 종류는 조금씩 차이가 난다. 정보를 수신하는 초감각적 지각 능력이 뛰어난 수련자가 있는 반면, 정보를 송신하는 초염력 능력이 뛰어난 수련자도 있다. 수련자들이 발현하는 영적 능력의 종류와 수준은 수련자의 몸과 마음 상태에 따라 달라진다(이선화, 2001).

지도자는 전개 단계에 해당하는 활동의 시간과 수준을 주로 수련자 조건에 따라 조율하는 역할을 한다. 수련자가 정신적인 활동에 집중할 수 있는 능력을 가지고 있을 때, 지도자는 명상 활동의 수준을 높여 종류를 줄이는 대신 시간을 늘린다. 그러나 수련자가 정신적인 활동에 집중할 수 없는 상태라고 판단하면 시간을 줄이는 대신 활동의 종류를 늘려 여러 가지 활동을 짧게 함으로써 몸에 집중할 수 있는 상태를 유지하도록 도와준다.

(3) 정리: '에너지 조절하기'

수련자는 도입과 전개 단계에서 자신의 내면세계에 의식을 집중하는 활동을 한 후 정리 단계에서 지도자의 도움을 받아 다시 일상생활의 세계로 의식의 방향을 바꾸는 활동을 한다. 정리 단계에서 수련자가 하는 활동에는 명상을 마친 후 심호흡을 함으로써 의식의 지향을 내면세계에서 외부세계로 바꾸는 '호흡 가다듬기', '나눔', 'ESP계임', '뇌호흡 선서', '사랑의 에너지 릴레이'가 있다. 이러한 활동들은 수련자에게 다른 사람들과 함께 사회적인 교류를 할 수 있도록 기회를 제공한다.

수련자가 명상을 마칠 때는 지도자의 지시에 따라 호흡을 가다듬는 동작을 한다. 이 동작은 거의 일정한 절차가 정해져 있다. 수련자는 먼저 하단전에 집중을 하면서 숨을 깊게 들이마시고 고개를 숙이면서 길게 내뱉는 동작을 3회 정도 반복한 후, 손바닥을 맞비벼 뜨겁게 만들어 눈가에 댄 다음에 서서히 눈을 뜨고, 머리카락을 손으로 쓸어 빗질을 하며, 숨을 천천히 내쉬면서 손바닥으로 가슴을 쓸어내리고 반가부좌 자세로 자세를 바르게 한 후 앞을 바라보는 일련의 절차를 따른다. 수련 전문가에 따르면, 이러한 동작들은 수련 과정에서 뇌 부위에 쏠리게 되는 혈액과 기 에너지를 몸 전체로 고르게 분산시켜 명상 후의 두통이나 어지러움과 같은 이상 증세를 예방하는 효과가 있다고 한다.

'나눔'은 수련자가 사적으로 겪은 수련 체험을 다른 수련자들과 공유하는 매우 독특한 형태의 언어적 활동이다. 수련자는 자신의 체험을 주로 말과 그림을 통하여 다른 사람과 공유한다. 나눔은 화자(speaker)와 청자(hearer)가 따라야 할 명시적인 규칙에 따라 이루어진다. 즉, 나눔을 하는 사람은 자신이 체험한 내용을 격식에 매이지 않고 자유롭고 풍부하게 발표할 수 있다. 그러나 체험을 자세하게 말하는 대신 객관적 지식에 근거한 분석이나 개인적인 주장을 제시하는 경우에는 지도자로부터 통제를 받는다. 듣는 사람은 화자의 말을 최선을 다하여 들어주어야 한다. 만약 화자가 말하는 도중에 말을 가로채거나 추임새를 곁들이면, 지도자는 곧 제재를 한다. 그림의 경우에도 감상은 하되 '잘 그렸다'

거나 '못 그렸다'는 평가를 하지는 않도록 권장된다.

수련 나눔에 관한 이러한 규정들은 수련자들이 일상세계에서 드러낼 기회를 갖기 어려운 사생활과 관련된 내용을 집단 구성원에게 비교적 편안한 상태로 제시할 수 있는 계기를 만드는 것으로 판단된다. 수련을 시작한 초기에는 수련자들이 수련 나눔을 하기를 주저하는 경향이 있다. 그러나 수련 기간이 길어지면 점차 적극적으로 수련 나눔을 하는 쪽으로 바뀌는 경향이 있다.

나눔은 지도자가 수련자의 심리적 상태를 확인할 수 있는 객관적인 지표이자 다른 수련자들이 체험을 향상할 수 있는 구체적인 기법을 얻는 또래학습(pupil tutoring)의 통로로 작용한다. 나이가 많든 적든 수련자들은 자신의 명상 체험을 표현하기에 적합한 언어를 알지 못하는 경우가 흔하다. 수련자들은 자신의 체험을 그림으로 표현하는 과정이나 수련 나눔의 형식에 따라 말로 표현하는 과정에서 체험을 언어로 번역하는 능력을 실질적으로 키운다. 이와 함께 수련자는 다른 수련자의 나눔을 듣는 과정에서 새로운 기법이나 지식을 얻기도 한다. 이러한 나눔은 수련 효과에 직접적인 영향을 미치는 경우가 많다. 특히 특별수련 단계에 있는 수련자들은 다른 수련자의 나눔을 통해 영적 능력의 비약적인 발전을 이루는 경우가 잦다.

이명숙 교사의 경우, 정리 단계에서는 전개 단계에서 익힌 뇌호흡 수련 프로그램을 응용한 'ESP게임', '사랑의 에너지 릴레이' 같은 간단하고 효과적인 활동을 수련자에게 제시한다. 이명숙 교사는 나이가 어린 수련자들이 수련 과정에 적극적으로 참여하도록 유인하는 수단으로 사탕이나 스티커와 같은 외적 보상을 자주 이용하는 편이다. 그러나 사탕이나 스티커를 그냥 나누어주지 않고 '색깔 알아맞히기 놀이'와 같은 추리 활동을 한 후 나누어준다. 수련자는 이러한 간단한 ESP게임에 참여하는 과정에서 통찰력과 직관력을 활용해야 하는 실제 상황과 직면한다.

한편, 사랑의 에너지 릴레이는 지도자와 수련자가 직접적인 신체 접촉을 함으로써 다른 사람을 사랑하는 마음을 말과 행동으로 표현하는 기회를 만든다. 수련자와 지도자는 둥그렇게 둘러앉아 서로 손을 잡은 후, 돌아가면서 차례로 옆 사람의 눈을 바라보면서 "명숙이는 민지를 사랑합니다"하고 말해 준다. 따라서 수련자는 다른 사람으로부터 자신을 "사랑한다"는 말을 듣는 동시에 자신도 다른 사람에게 "사랑한다"는 말을 들려주어야만 한다. 수련자들은 처음에는 어깨를 움츠리면서 작은 소리로 말을 하지만 시간이 지날수록 밝은 표정으로 활발하게 표현을 하기 시작한다. 이 밖에도 지도자는 수련자들을 틈틈이 안아주거나 뽀뽀를 해 줌으로써 사랑을 몸으로 표현하는 시범자 역할을 한다.

수련자와 지도자는 '뇌호흡 선서'를 하고 뇌호흡 시간을 마치는 경우가 흔하다. 수련자들은 오른손을 들고 바른 자세로 선 다음에 지도자의 구령에 맞추어 "선서! 나는 홍익인간이다! 나는 이 나라를 튼튼하게 만드는 일꾼이다! 이 지구를 튼튼하게 지키는 지구수비대다!"라고 큰 목소리를 내어 선서를 한다. 이명숙 교사의 말에 따르면, 뇌호흡 수련을 하는 목표가 홍익인간·이화세계에 있다는 점을 수련자가 잊지 않도록 하기 위해서 뇌호흡 선서를 한다고 한다. 수련 초기에는 거의 언제나 뇌호흡 선서를 하지만 수련자와 지도자가 뇌호흡 수련의 목표에 관한 공유를 하게 되면 뇌호흡 선서를 하지 않는 경우도 자주 생긴다. 홍익연구원에서 특별수련을 하는 수련자들의 경우는 공식적인 행사를 할 때를 제외하면 뇌호흡 선서를 하는 적이 없다.

수련자는 이와 같은 일련의 정리 단계의 활동들을 마치고 나서 인사와 청소를 한 후 집으로 가기 위해 해산한다. 수련자는 지도자의 시범에 따라 양손을 하단전 앞에 가지런히 모으고 정중하게 인사를 한다. 인사를 마친 후 수련자는 자신들이 더럽힌 수련장 바닥을 걸레로 닦고 정리를 한 후 지도자와 함께 수련장에서 나온 후 집으로 돌아간다.

이상과 같이 뇌호흡 수련의 기본 단위인 뇌호흡 시간의 흐름은 수련자가 자신의 몸을 통해 기 에너지와 관련한 하나의 완결적인 뇌호흡 수련 체험을 겪는 구조를 이루고 있다. 수련자는 지도자와 협동하는 과정에서 뇌호흡 수련 체험을 단계적으로 향상한다. 푸른반을 중심으로 뇌호흡 시간의 흐름을 주요 활동을 중심으로 정리한 결과는 다음의 〈표 Ⅱ-1〉과 같다.

〈표 Ⅱ-1〉 푸른반 뇌호흡 시간의 일반적인 흐름

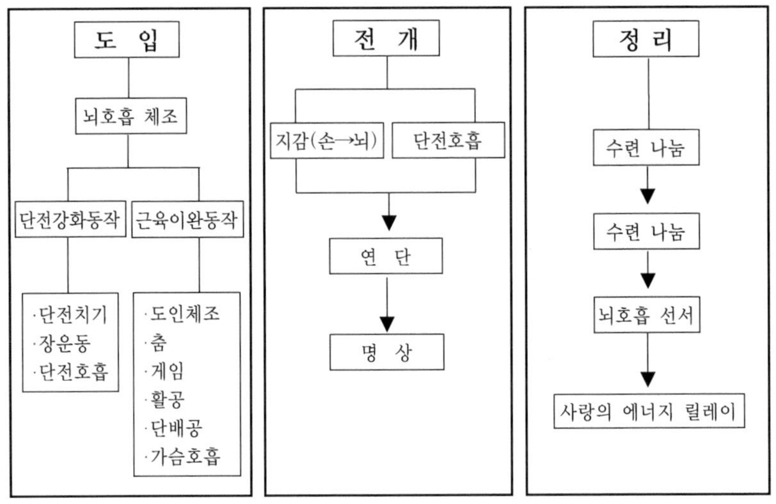

3) '배우고 가르치는' 관계의 확장

수련자는 뇌호흡에 관하여 세 가지 다른 영역에서 '배움'을 얻는다. 수련자와 지도자가 정규적으로 대면적인 상호 작용을 하는 뇌호흡 시간은 그중에서 가장 핵심적이다. 또, 수련자나 수련자 부모가 지도자로부터 받는 개별 과제와 면담은 뇌호흡 시간만큼 비중이 크지는 않으나 "뇌호흡을 배우는" 또 다른 영역들이다.

앞에서 자세히 살펴보았듯이, 수련자와 지도자는 뇌호흡 시간을 통해 배우고 가르치는 상호 작용을 규칙적으로 한다. 뇌호흡 시간은 일주일에 한 번씩 60분으로 고정되어 있다.[41] 따라서 수련자가 스스로 뇌호흡 수련을 하지 않는 경우에는 일주일에 하루만 뇌호흡 수련을 실질적으로 한다. 일주일에 한 번 뇌호흡 수련을 할 때보다 매일 규칙적으로 뇌호흡 수련을 할 때, 수련이 더 효과적이다. 그러므로 지도자는 시간적인 한계를 극복하고 수련자가 뇌호흡 수련 체험을 진작할 수 있도록 개별 과제를 내고 점검하는 방법과 면담 방법을 동시에 활용한다.

수련자는 수련 초기에 지도자로부터 개별 과제를 제시받는 경우가 많다. 지도자는 흔히 뇌호흡 시간을 마친 후 수련자를 잠깐 남게 하여 1분에서 5분 정도의 짧은 시간 동안 면담을 하면서 개별 과제를 정해 준다. 수련자의 수련 진척 정도에 따라 개별 과제의 종류와 수준이 달라지는 경향이 있다. 예컨대, 뇌호흡 수련을 갓 시작한 초보

---

[41] BR학습센터는 수련자 부모의 요구에 따라 일주일에 두 번씩 30분간 뇌호흡 수련 활동을 하는 것에서 일주일에 한 번씩 60분간 뇌호흡 수련 활동을 하는 것으로 제도적 규정을 수정한 바 있다. 이러한 요구는 청소년 수련자들의 방과 후 시간이 매우 바쁘다는 사실을 반영하는 것으로 해석할 수 있다.

자들은 "너는 아랫배가 차가우니까 집에서 매일 장운동을 500번 하고 단전치기를 500번 해"와 같이 몸으로 움직이는 활동을 개별 과제로 제시받는다. 그러나 수련 기간이 어느 정도 지나면 뇌호흡 시간에 체험한 기쁨을 다른 사람과 함께 나누기 위해 '부모님 발 씻어드리기'나 '친구가 모르게 착한 일 해 주기'와 같이 단순한 운동법에서 벗어난 활동을 과제로 제시받는다. 이명숙 교사의 보고에 따르면, '효'나 '우정'을 실천하는 과제를 제시한 후 수련자 부모들로부터 "너무 좋은 프로그램이었다"는 감사 전화를 자주 받는다고 한다.

지도자는 수련자에 따라 각각 다른 개별 과제를 제시하기도 하고, 수련자 전체에게 동일한 과제를 제시하기도 한다. 이명숙 교사의 말에 따르면, 수련자에게 과제를 내 주는 것은 수련자 집단 전체의 준비도 편차를 줄여 뇌호흡 수련의 밀도를 높이려는 목적과 다른 수련자에 비해 준비도가 뒤떨어지는 수련자가 자신감을 얻을 수 있도록 도와주려는 이중적인 목적이 있다고 한다. 수련자의 몸 상태가 다른 수련자에 비해 많이 뒤떨어지는 경우에는 뇌호흡 시간에 운동하는 것만으로 쉽게 호전되지 못하고, 더구나 수련자가 열등의식을 가진 경우에는 다른 수련자들보다 자신의 몸 상태가 좋지 않은 것에 대하여 몹시 신경을 쓰는 경우가 있다고 한다. 이러한 수련자들은 과제를 이수함으로써 다른 수련자들과 비슷하게 수련 진척 정도를 맞출 수 있다는 것이다. 수련자가 과제를 제대로 이수하는 경우에는 몸의 상태가 빠른 속도로 변하므로 수련 체험도 깊어진다. 그러나 푸른반의 경우를 살펴보면, 과제를 성실하게 수행하는 수련자보다 그렇지 못한 수련자가 더 많다.

또, 지도자는 수련자나 수련자 부모와 면담을 함으로써 직접적인 상호 작용 과정에서 깊게 다루기 어려운 문제를 다루는 시간을 갖는 경향이 있다. 예컨대, 지도자는 과제를 성실하게 수행하지 않는 습관이 있는 수련자에게 과제를 수행해야 하는 까닭을 설득하기도 하고, 뇌호흡 시간에 관찰한 수련자의 말이나 행동에 관하여 공전과 자전의 원리, 구심과 원심의 원리, 공평과 평등의 원리 같은 수련 원리에 근거하여 설명을 해 줌으로써 수련자가 말과 행동을 조직하기 위해 참조할 기준을 제공해 주기도 한다. 나아가 수련자의 말과 행동을 직접 관찰할 수 있는 '중요한 타자(significant others)'인 수련자 부모와 면담을 하여 도움을 요청하는 방법도 쓴다.

지도자는 면담을 통하여 수련자가 뇌호흡 수련 과정에서 겪는 몸과 마음과 정신의 급격한 변화에 관한 해석을 제공함으로써 수련자나 수련자의 부모가 심리적인 안정을 유지할 수 있도록 돕는다. 뇌호흡 수련을 하는 과정에서 수련자들은 자신의 내면세계를 집중하여 바라볼 수 있는 계기를 갖는다. 독립적인 의견을 정립하지 못한 채 부모나 다른 사람들에게 이끌려 다니던 나이가 어린 수련자들도 점차 주체성을 확립하면서 자신의 생각과 감정을 분명하게 표현하기도 하고, 의식하지 못하고 지내던 불안이나 두려움을 분명하게 지각할 수 있는 상태에 이르기도 한다. 지도자에게 자신의 상태를 적극적으로 알림으로써 구체적으로 도움을 받는 수련자도 있지만 그렇게 하지 못하는 수련자도 많다.

지도자와 수련자의 면담은 보통수련 단계보다 특별수련 단계에서 더 중요한 가치가 있다. 홍익연구원 특급반에서 특별수련을 하는 수련자들은 맨 눈으로 인체투시를 함으로써 심장이나 간장과 같은 인체 내부 장기의 기 에너지 상태를 파악하기도 하고 '힐링'과 같이 외과적인 수술이나 약물을 투여하지 않고 기 에너지를 통해 장기의 건강 상태를 호전시키는 등 다른 사람들이 체험하기 어려운 특수한 체험들을 자주 겪는다.[42] 김연화 팀장에 따르면, 수련자나 수련자의 부모가 술(術)에 해당하는 기법적인 측면을 발달시키는 데 관심이 많은 경우에는 뇌호흡 수련의 목표인 홍익인간·이화세계라는 공익적인 차원으로부터 벗어나 사익을 우선하는 방향으로 노력을 기울이는 경향이 있다고 한다. 그러므로 면담을 통하여 수련자나 수련자 부모의 수련 목적을 점검하고 방향을 다시 설정하게 된다고 한다.

보통수련 단계의 수련자 부모와 지도자의 면담은 수련을 시작한 초기에 주로 이루어진다. 수련 초기에는 뇌호흡 수련을 하는 시간, 장소, 수련장까지 수련자를 데려오고 데려가는 문제와 같은 기초적인 문제를 협의해야 하기 때문이다. 이 경우는 주로 뇌호흡 시간이 끝날 무렵에 수련자 부모가 수련장을 방문하는 형태로 면담이 이루어진다. 면담을 하는 과정에서 수련자의 부모는 자녀의 뇌호흡 수련 상황에 관한 질문도 지도자에게 자연스럽게 던지는 경우가 많으며, 지도자는 "애는 아직 장이 풀리지 않았으니까 집에서 같이 단전치기 하세요"와 같이 수련자에게 제시한 개별 과제의 이수 여부를 점검해 주도록 당부하기도 한다. 그러나 과제의 이수 정도는 부모의 성격이나 뇌호흡 수련과 관련한 선행 지식에 따라 달라지는 경향이 있다.

아동과 청소련 수련자들은 부모를 통해 여러 가지 지식과 가치를 전달받는 경향이 있다. 부모가 이기적이고 경쟁적인 사고의 틀(win-lose)을 주로 따르는 경우와 그 반대로 대동상생적인 사고의 틀(win-win)을 주로 따르는 경우에 수련자가 뇌호흡 수련을 가르

---

42) '힐링(healing)'이란 기 에너지를 이용하여 신체의 면역력과 자연치유력을 회복시키는 대체의학 분야의 전문 용어이다. 자세한 내용은 Ⅲ장의 뒷부분에서 다시 다룰 것이다.

치고 배우는 상호 작용 과정에 적응하는 정도에서도 큰 차이가 나타난다. 수련자들은 부모가 가진 사고의 틀과 뇌호흡 수련을 통해 접하는 사고의 틀 사이에 불일치가 있을 때, 어떤 기준에 따라 말과 행동을 조직해야 할 것인가에 관한 갈등을 겪는 경우가 많다. 따라서 뇌호흡 수련을 도중에 그만 두는 경우도 틈틈이 일어난다.

수련자 부모의 수련장 방문이 차츰 드물어질 때, 반대로 지도자가 수련자 부모를 초청하여 체계적인 면담을 하는 경우가 많다. 지도자는 부모에게 뇌호흡 수련 과정에서 자녀가 그린 그림이나 글을 보여주면서 수련 진척 상태를 알려주거나 운동 처방을 내리기도 한다. 지도자 중에는 부모를 초청하여 뇌호흡 시간을 자녀와 함께하는 기회를 제공하는 사람도 있다. 수련자의 부모는 지도자와 면담하는 과정에서 지도자의 말에 공감을 하는 경우도 있지만 그렇지 못한 경우도 있다.

한편, 전화는 수련자와 수련자 부모와 지도자가 자주 이용하는 수단이다. 지도자는 수련자가 뇌호흡 수련을 하는 요일이 아닌 요일을 주로 택하여 수련자와 그 부모에게 전화를 하는 경우가 흔하다. 통화를 할 때, 지도자는 과제 이수 여부를 점검하기도 하고 다음 뇌호흡 시간에 가져올 준비물을 확인함으로써 수련자가 스스로 뇌호흡 수련을 할 수 있게 만든다. 부모와 함께 통화를 하는 경우에는 수련자의 수련 진척 정도에 관한 이야기를 주고받으면서 평상시 수련자의 행동을 어떤 식으로 점검하고 교정해야 할 것인가에 관한 정보를 제공하는 경우가 흔하다. 수련자의 부모는 지도자와 전화로 통화하는 과정에서 자녀의 뇌호흡 수련 상황에 관한 정보를 접한다.

〈그림 Ⅲ-3〉과 같이, 수련자는 지도자와 함께 뇌호흡 시간에 뇌호흡

수련을 함께하고 면담을 통해 수련 원리를 익히며, 뇌호흡 시간을 벗어
난 시간에는 과제를 이수하거나 자신의 말과 행동을 뇌호흡 수련 원리
에 따라 반성적으로 점검하는 활동을 하기도 한다. 뇌호흡 수련이 이러
한 세 가지 영역에서 펼쳐진다는 점은 '배우고 가르치는' 관계가 비단
지도자와 함께 수련하는 영역에 국한되지 않고 수련자의 삶 전체로 확
장되도록 하는 기제라고 할 수 있다.

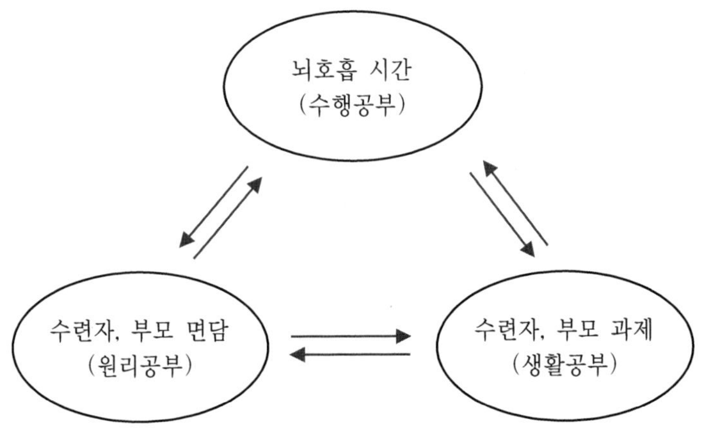

〈그림 Ⅱ-3〉 뇌호흡 수련의 3대 영역

　뇌호흡을 이처럼 세 영역에서 배우고 가르친다는 것은 지식교육을
위주로 하는 학교나 학원과 같은 곳에서는 좀처럼 나타나지 않는 뇌
호흡 수련의 특징이라고 할 수 있다. 뇌호흡 수련의 세 가지 영역은,
앞에서 수행학의 전통을 살펴볼 때 기술한 바 있는 수행공부, 원리공
부, 생활공부의 범주로 해석할 수 있다. 즉, 뇌호흡 시간은 수련자가
지도자와 함께 가르치고 배우는 상호 작용을 하면서 뇌호흡 수련의
구체적인 이론과 방법을 터득하는 데 초점을 맞추고 실행을 통한 체

험의 향상을 강조한다는 점에서 수행공부의 범주에 들어간다. 또, 수련자나 수련자 부모와 지도자가 면담하는 활동은 수행공부를 이론적으로 이끌어주는 수준 높은 해석의 틀에 접할 수 있는 계기를 만나는 것에 해당하므로 원리공부의 범주에 들어간다. 마지막으로, 수련자가 과제를 이수하면서 뇌호흡 수련 습관을 형성하는 활동은 자신의 '배움'과 '삶'을 통합하는 계기를 만들어가는 것에 해당하므로 생활공부의 범주에 들어간다. 이 세 가지 수련 영역은 수련자가 자신의 삶 전체에서 뇌호흡 수련을 '배우고 익히게' 만든다. 이를 통하여 수련자는 뇌호흡 수련 체험 향상을 이루고, 배움과 자신의 삶을 단계적으로 통합할 수 있는 계기와 접한다.

지금까지 뇌호흡을 배우고 가르치는 상호 작용이 어떻게 시작되고, 무엇을 소재로 하며, 어떻게 이루어지는가를 살펴보았다. 뇌호흡을 배우고 가르치기 위한 인간관계와 활동의 목표는 뇌호흡 수련의 제도, 전통, 원리와 방법의 체계에 근간한다. 그러므로 수련자와 지도자는 반드시 이러한 뇌호흡 수련의 관계와 목표에 관한 규정을 따라야만 한다. 이러한 관계와 목표에 관한 규정 자체는 수련자와 지도자의 개성을 반영하지 못한다. 그러나 이들은 상호 작용을 하는 과정에서 자신들만의 고유한 의미 체계를 만들어 간다. 이들은 뇌호흡을 배우고 가르치는 시공간과 '어떤 수준의 어떤 활동을 어떤 방식으로 배우고 가르칠 것인가'에 관한 상황 정의를 공유하는 과정에서 이들만의 고유한 맥락을 창출해간다. 시간이 지날수록 수련자는 "어렴풋하게 뇌호흡을 아는" 수준에서 "확실하게 아는" 수준으로 나아간다. 따라서 수련자와 지도자는 각자 독립적으로 배우고 가르치는 상태에서 점차 유기적으로 '배우고-가르치는' 상태로 나아간다. 합창에서 조화

를 이루지 못하고 각자 소리를 내다가 어느 순간부터 화음을 맞추기
시작하는 것과 비슷하다.

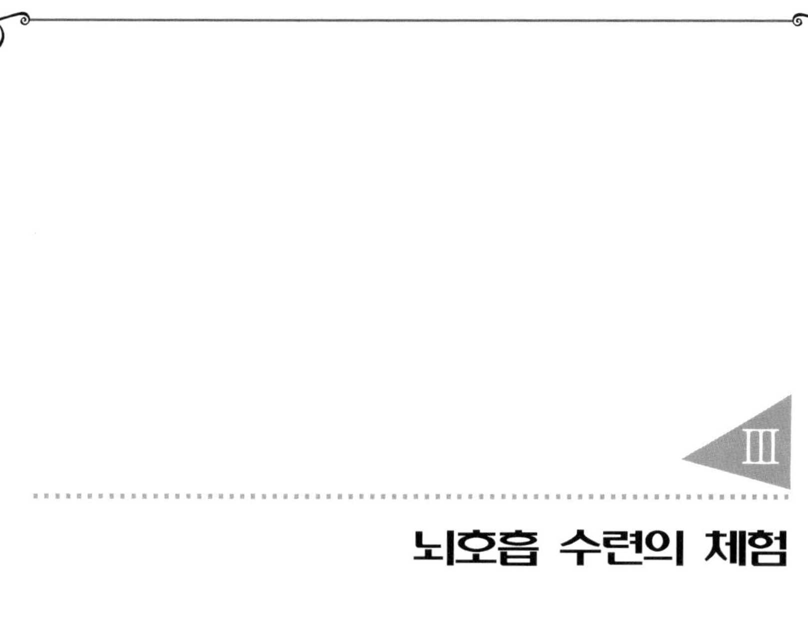

뇌호흡 수련의 체험

수련자와 지도자는 뇌호흡을 배우고 가르치기 위하여 규칙적으로 만난다. 이 과정에서 수련자는 뇌호흡을 배우고 가르치기 위한 인간 관계를 체험한다. 수련자는 타인, 특히 지도자의 기대와 요구를 지각하고 이해하며 이에 적합하게 대응하는 능력을 키운다. 마찬가지로 자신의 기대와 요구를 타인에게 전달하는 능력도 키운다. 이러한 '관계 체험'을 토대로, 뇌호흡을 배우고 가르치는 상호 작용 방식도 점차 변한다.

수련 초기에는 수련자와 지도자가 서로 기대와 요구를 효과적으로 전달하고 해석하지 못하기 때문에 피상적으로 뇌호흡을 배우고 가르치는 수준에 머무는 경향이 있다. 그러나 수련자와 지도자는 점차 '지금, 여기에서, 어떻게 행동하는 것이 적합한가'를 판단하기 위한 참조틀을 공유한다. 따라서 이들은 수련자의 '배움'에 초점을 맞추어 더욱 원활하게 상호 협동을 하고, 나아가 공환을 누리는 수준으로 나아간다. 이러한 '수련 체험'을 통해 수련자는 "뇌호흡 수련을 한다"는 의미를 구체적으로 이해하게 된다.

뇌호흡을 배우고 가르치는 과정에는 수련 체험과 관계 체험에 의해 수련자에게 비약적인 변화가 나타나는 시기가 있다. 이를 중심으로 [입문기]-[체득기]-[검증기]의 세 단계를 구분할 수 있다. 각 단계 별로 수련자가 겪는 수련 체험과 관계 체험을 살펴보겠다.

1. 입문기

뇌호흡을 처음 배우는 수련자는 지도자와 함께 자신의 뇌를 대상으로 하는 여러 가지 활동을 시작한다. 이 시기의 수련 체험은 '뇌 느끼기'에 초점이 있다. 이를 위하여 수련자는 주로 체조처럼 몸을 움직이는 활동과 기 에너지를 느끼고 키우기 위한 지감 활동을 많이 하게 된다. 수련자는 지도자를 잘 알지 못하기 때문에 먼저 '탐색'을 한다. 그러나 지도자의 기대와 요구가 무엇인가를 빠르게 지각하지 못하기 때문에 뇌 느끼기를 목표로 하는 활동을 본격적으로 하기는 어렵다.

1) 수련 체험: '뇌 느끼기'

입문기 수련자는 몸을 역동적으로 움직이는 활동을 주로 한다. 이러한 활동은 수련자가 자신의 뇌를 감각적으로 느끼는 것을 목표로 한다. 수련자가 자신의 뇌를 느낄 수 있다는 것은 곧 기 에너지를 써서 뇌를 물리적으로 운동시키기 위한 '출발점 행동'에 해당한다.

수련자는 지도자와 함께 '이완된 집중'을 통해 자신의 뇌를 감각적으로 지각할 수 있는 단계에 이르기 위한 활동을 집중적으로 한다. 이를 위하여 수련자는 몸을 이용한 여러 가지 뇌호흡 체조를 주로 한다. 수련자는 이완된 집중이라는 목표에 도달할 때까지 여러 가지 활동을 반복한다. 수련자는 여러 가지 활동을 반복하는 과정에서 어느 날 갑자기 자신에게 일어나는 변화를 지각하기 시작하고, 지도자와 함께하는 활동에 더 진지하게 임하는 경향이 있다.

수련자가 뇌호흡 시간에 '배우고 익히는' 내용은 이해의 대상이 아니라 실현의 대상이다. 이완된 집중에 도달하려면 수련자가 몸의 긴장은 풀되 정신은 돋보기의 초점을 맞추듯이 한 곳에 일정한 시간 이상을 모은 상태로 지속해야 한다. 따라서 몸은 건강하지만 마음이 불안하다거나 마음이 고요하더라도 졸음 때문에 정신이 혼미하다면 비록 어떻게 해야 하는지 잘 이해하더라도 몸으로 그 상태에 도달하기가 어렵다. 바로 이러한 특징 때문에 뇌호흡 수련자는 먼저 몸의 상태를 호전시키는 뇌호흡 체조부터 시작하게 된다.

앞장에서 살펴본 바 있듯이, 뇌호흡 체조는 근육을 이완하는 동작과 단전을 강화하는 동작으로 주로 구성되어 있다. 수련자는 지도자의 구령에 맞추어 호흡을 하면서 근육과 힘줄을 늘이고 줄이거나 관절을 움직여 몸의 좌우 균형을 맞추기도 하고 경쾌하고 빠른 음악소리에 맞춰 몸 전체를 손으로 비비고 두드리고 쓸어주는 동작을 한다. 뇌호흡 체조를 한 후 2분 정도 시간이 경과하면 창문을 열거나 옷깃을 풀어헤치는 수련자가 많이 나타난다. 지도자와 수련자를 합쳐 7명 정도의 인원에 불과하지만 수련장 전체의 온도가 올라가기 때문이다.

수련자는 동작과 호흡과 의식을 일치시키면서 뇌호흡 체조를 실시한다. 수련자는 지도자의 시범을 따라 "숨 들이마시고~하나~" 하는 구령을 할 때는 동작을 시작하고, "내~쉬고~두울~" 하는 구령을 할 때는 동작을 마친다. 따라서 평소보다 호흡의 길이가 더 늘어난다.

지도자의 동작을 따라 하는 과정에서 수련자는 근육이나 관절의 통증을 느끼게 되므로 노력하지 않아도 저절로 자신의 몸에 의식을 모을 수 있다.[43] 이처럼 뇌호흡 체조는 수련자가 동작과 호흡과 의식을 일치시키고 자신의 몸에 집중하게 함으로써 뇌 기능 향상이 실질적으로 이루어질 수 있게 한다.

수련자의 몸에서는 구체적인 변화가 나타나기 시작한다. 수련 초기에는 나이가 어린 수련자일지라도 어깨가 굳거나 척추의 이상 때문에 구부러진 자세를 자주 취한다. 그러나 시간이 지날수록 근육의 긴장이 풀려 어깨의 선이 아래로 내려가고 척추가 반듯하게 펴져 전체적으로 편안하고 바른 자세를 취할 수 있는 상태에 이른다. 이와 함께 얼굴 표정은 다양해지고 눈에서는 활기가 돈다. 지도자들은 이러한 상태를 일러 "막혔던 기가 몸 안팎을 흐르면서 수승화강을 이루는 상태"라고 말한다. 푸른반 수련자들은 뇌호흡 체조를 하고 나서 나눔을 할 때 "기분이 좋다"거나 "몸이 개운하다"는 말을 자주 한다. 시간이 지날수록 수련자가 뇌호흡 체조를 할 때 만면에 웃음을 띠고 지도자를 바라보면서 동작을 크고 적극적으로 하는 모습이 나타난다.

수련자가 뇌호흡 체조의 동작과 자세를 '제대로' 취할 수 있는 수준에 도달하면, 지도자는 수련자가 이완된 집중을 할 수 있는 활동을 추가한다. 이러한 활동은 주로 손에 의식을 집중하는 손 지감과 뇌에 의식을 집중하는 뇌 지감으로 이루어진다. 따라서 수련자는 몸의 움직임은 줄이고 정신은 집중된 상태를 유지해야 한다.

---

43) 단전호흡과 같이 숨을 고르는 조식(調息) 활동이 자율신경계를 조절하는 효과가 있다는 점에 대해서 의학계에서는 큰 관심을 기울이고 있다. 町好雄(1987)은 뇌파를 통해 조식과 자율신경계의 변화 관계를 구체적으로 규명한 바 있다.

지감 활동을 통해 수련자는 기 에너지의 종류와 수준을 해석하는 능력을 얻는다. 초급반인 푸른반 수련자들은 기 에너지를 느끼는 것 자체를 즐거워하고 신기해한다. 기 에너지의 느낌은 수련자마다 다르다. 예컨대, 민지는 "따스하고 몽글몽글한" 느낌을 주로 받고, 민철이는 "차갑고 따끔거리는" 느낌이나 "찌릿찌릿하고 날카로운" 느낌을 주로 느끼며, 현웅이는 넓은 부위를 "묵직하게 누르는 듯한" 느낌을 주로 느낀다고 말한다. 이와 달리, 특급반 수련자들은 어떤 느낌이 수준이 높고 낮은 기 에너지의 느낌인가를 해석하는 기준을 가지고 있다. 이들은 그 기준을 언어로 표현하기가 어렵다고 말한다. 그럼에도 불구하고, 포도주 맛을 감별하는 사람이 그렇지 못한 사람에 비하여 세부적이고 풍부하게 표현을 하듯이, 기 에너지의 느낌을 여러 가지로 표현한다. 다음은 특급반 수련자들이 지감 수련을 할 때 느낀 느낌의 예이다.

⟨2⟩
[사랑반 뇌호흡 시간이 끝난 후 수련자들과 집단면담 중]

최승희: (……)할 때마다 느낌이 달라요. 맨 처음 진짜로 첫 번째 했던 지감은요, 너무 추운 느낌이 들었구요, 그리고 따뜻했다가 자석 같은 느낌……요즘 지감하면 자석 느낌……
이지영: (……)지감을 하면요, 손과 손 사이에 자석처럼 왔다 갔다 하고 손이 따뜻해지고……
서현수: (……)느낌이 상쾌해지고요……
서경수: (……)시원하구요, 그리고 머리가 와글와글 거려요……
이유미: (……)그냥, 눈감고 이렇게 지감 수련하잖아요. 근데, 손끝에서 막, 좀 찌릿찌릿하고 이렇게 뭐 고무줄로 이렇게 연

결된 거처럼, 이렇게 막 눈을 감아도 보이면은, 손안에 동그란 게 있는 거 같고……이래가지고. 벌릴 때마다 점점 커지고. 그냥 손이 움직이는 게 아니고, 그 물체가 커지면서, 손이 저절로 움직였다가. 커졌다가 작아졌다가, 움직이죠.

이처럼 기 에너지를 지각할 수 있는 수련자는 자신의 몸을 느끼는 감각 능력도 비약적으로 발달한다. 수련을 갓 시작한 초보자는 근육이나 관절과 같이 자신의 의지대로 움직일 수 있는 몸의 일부만을 지각할 수 있을 뿐 위장이나 뇌와 같이 자신의 의지대로 움직일 수 없고 눈으로 볼 수도 없는 몸의 일부를 지각하지는 못한다. 그러나 기 에너지를 느낄 수 있는 수련자는 자신의 심장 박동을 느끼는 것으로부터 시작하여 예전에는 아무런 느낌도 없던 자신의 신체 장기들을 느끼는 감각 능력을 얻는다. 즉, 수련자는 특정한 장기의 이름을 마음속으로 부르면서 집중하면 각 장기가 각각 다른 기 에너지의 느낌으로 자신에게 화답하는 것을 느낄 수 있는 상태에 도달한다. 아울러 몸 안에서 혈액이 흘러가는 느낌과 기운이 뭉치고 흩어지는 느낌을 터득한다. 마찬가지로 자신의 뇌 상태도 뚜렷하게 느낄 수 있다. 비유하자면, 뇌를 느낄 수 있는 감각 능력을 발현하는 것은 육상선수가 워밍업을 마치고 출발선에서 신호를 기다리는 것에 해당한다.

수련자가 기 에너지를 느끼는 체험을 반복하는 과정에서 나타나는 전형적인 증상은 몸과 마음과 정신이 주기적으로 상반되는 상태에 놓이는 것이다. 뇌호흡 수련을 전문적으로 하는 사람들은 이 증상을 가리켜 '명현 반응'과 '기 몸살'이라고 부른다. 명현 반응과 기 몸살은 몸 안팎에서 기 에너지의 교류가 점차 원활하게 일어나는 과정에서 몸에서 일어나는 현상이라고 한다. 이러한 증상은 수련자에 따라 차이는 있지만 몸을 가지고 있는 이상 누구나 겪고 지나가는 것이라 한다.

명현 반응은 수련자에게 뇌호흡 수련 과정을 반성적으로 검토할 기회를 제시한다. 수련자가 뇌호흡 수련을 한다는 것은, 이산화탄소를 내보내고 산소를 받아들이는 것과 마찬가지로 몸 안의 나쁜 기 에너지를 바깥으로 내보내고 몸 바깥의 좋은 기 에너지를 안으로 받아들이는 하나의 완결적인 체험을 반복하는 것으로 해석할 수 있다. "몸 바깥으로 빠져나간 기 에너지의 양만큼 수련자의 몸 안으로 다시 기 에너지가 들어오지 못하는 경우"일 때, 수련자는 "몸이 늘어지고 기분이 나지 않는" 상태에 놓인다. 그러나 그 반대일 경우에는 "몸이 개운하고 기분이 날아갈 것 같은" 상태에 놓인다.

기 몸살은 수련자의 몸에서 기 에너지의 교류가 활발하게 일어날 때 수련자의 뇌가 그러한 상태에 적응하지 못하여 기능의 부조화를 이루는 증상이다. 기 몸살을 앓는 정도는 수련자의 몸 상태에 따라 다르다. 어떤 수련자는 반복적으로 며칠씩 앓을 정도로 격렬하게 겪는 반면, 다른 수련자는 언제 지나갔는지도 모를 정도로 가볍게 겪는다.

기 몸살을 앓는 수련자들은 뇌호흡 수련을 하면 무조건 좋아지는 것이 아니라 아프기도 하고 기분이 좋지 않을 수도 있다는 사실을 처음 지각한다. 기 몸살은 수련자가 "새롭고 신기하고 재미있기 때문에" 맹목적으로 몰입하던 기 에너지에 관한 체험으로부터 심리적인 거리를 두어 반성적 성찰을 할 수 있는 계기를 마련해 준다. 그러나 이 시기는 수련자가 수련 단계를 계속 밟아나가느냐 아니면 중도에 이탈하느냐에 영향을 미치는 중요한 판단의 시기이다. 이 시기에 부딪치는 새로운 증상에 관하여 지도자나 다른 수련자가 적합한 설명을 해 줄 때, 수련자는 자신에게 나타나는 현상을 해석할 수 있는 의미의 틀을 갖게 된다. 따라서 수련자는 기분 좋은 체험은 물론 기분 나쁜 체험도 자신의 뇌호흡 수련 체험의 향상 과정으로 해석하여 몸 상태가 좋지 않더라도 수련을 계속하려는 의지를 낼 수 있게 되고, 결과적으로 수련 단계의 비약적인 향상에 이르게 된다. 그러나 적합한 설명을 듣지 못한 경우에는 기 몸살을 겪을 때 수련을 쉬기 때문에 단계 향상을 위한 추진력을 얻지 못하는 수가 많다.

수련자는 자신이 눈으로 볼 수 있는 손을 통해 기 에너지를 느끼고 키우는 단계에서 눈에 보이지 않는 뇌를 통해 기 에너지를 느끼고 키우는 단계로 올라간다. 수련자는 먼저 손에서 기 에너지를 느끼고 키운 후에 손을 뇌 부위로 이동시켜 기 에너지를 교류하는 방식으로 뇌 느끼기를 시도한다. 수련자는 "손오공이 머리에 두르고 있는 띠처럼 머리 부위를 자석과 같은 힘이 옥죄어오거나 마치 개미가 이마 위를 스멀스멀 기어가는 듯한" 모호한 느낌으로 뇌를 지각하기 시작한다. 그러나 이 느낌은 수련을 반복하는 과정에서 머리 안에서 피가 흐르고 뇌 부위가 꿈틀거리며 두개골을 이루는 뼈가 움직이는 소리가 들리는 등 정확한 감각으로 변화한다. 이러한 과정을 거쳐 수련자는 뇌에 의식을 집중하면 해당 부위를 뚜렷하게 느끼거나 눈을 감은 상태에서 실물처럼 뚜렷할 수는 없으나 호흡에 따라 움직이는 "자신의 뇌를 볼 수 있는 능력"을 발현하는 단계로 올라간다.

수련자는 자신의 머리 안에서 뇌세포가 팽창하고 수축하는 느낌을 느끼기도 하고, 뇌의 굳은 조직이 부드럽게 풀리고 뒤틀린 부위가 바르게 자리 잡히는 느낌과 같은 구체적인 느낌들을 체험한다. 이러한 체험을 통해 수련자는 자신의 뇌가 건강할 때와 건강하지 못할 때 자신이 마음이나 정신 상태가 어떻게 달라지는가를 비교할 수 있는 관점을 갖는다. 수련자가 자신의 뇌를 느끼는 감각이 향상할수록 세부적인 프로그램의 효과를 체험하는 기간도 짧아진다. 그리고 뇌호흡 시간의 참여도와 집중도는 초기에 비해 한결 높아진다.

자신의 몸이나 뇌의 물리적인 상태를 자각하는 감각 능력을 얻은 수련자는 자신의 몸과 뇌 상태를 답답한 느낌이나 뻐근한 느낌을 통해 직접적으로 지각한다. 따라서 스스로 깊은 호흡을 하면서 맑은 기 에너지를 뇌 속으로 받아들이고 나쁜 기 에너지를 뇌 바깥으로 내보내는 과정을 반복함으로써 몸 상태를 조절하려는 노력을 하기도 한다. 머리가 아프거나 기타 불쾌한 증상이 있을 때, 수련자는 스스로 기 에너지를 교류하는 활동을 함으로써 뇌 상태를 조절하여 집중을 유지하고자 한다. 언어를 가르치고 배우는 과정에 비유하면, 이처럼 수련자가 자신의 뇌를 감각적으로 지각하고 건강 상태를 스스로 조절할 수 있는 능력을 터득하는 과정은 문법적 언어 능력을 키우는 기초적인 단계에 해당하는 것이다. 수련자는 이러한 기초적인 수련 과정을 통해 뇌호흡의 교과언어에 해당하는 기 에너지를 체득한다.

이상에서 살펴본 바와 같이, 수련자는 뇌 느끼기를 목표로 여러 가지 활동을 하며, 이 과정에서 기 에너지와 관련된 새로운 감각적 체험을 겪는다. 뇌 기능의 향상과 관련하여 이러한 수련 체험을 세 가지 의미로 해석할 수 있다. 첫째, 수련자는 눈에 보이지도 않고 만질 수도 없는 장기에 일정한 시간 이상을 집중할 수 있어야 기 에너지를 느낄 수 있다. 이는 수련자의 뇌가 지속적인 사고 활동과 신체 활동을 할 수 있을 만한 건강한 상태에 있다는 점을 간접적으로 드러내는 증거

라고 하겠다. 둘째, 수련자가 기 에너지로써 장기와 대화할 수 있다는
점은 수련자의 뇌가 정상적으로 기능할 뿐만 아니라 오감을 초월하는
감각적 능력을 지니고 있다는 점을 예시한다. 셋째, 수련자가 자신의
뇌 건강 상태를 스스로 조절할 수 있는 힘을 얻는다는 사실은 교과교
육의 한 영역인 체육교육에서 추구하는 중요한 교육목표인 '지·덕·
체의 조화'가 뇌호흡 수련 과정에서 실현되고 있음을 가리킨다.

2) 관계 체험: '탐색'

뇌호흡 수련을 갓 시작한 수련자에게는 뇌호흡 시간의 모든 것
이 새롭다. 수련자는 새로운 사람, 새로운 장소, 새로운 활동과 만
난다. 지도자가 "아는 사람"인 경우는 거의 없다. 같이 수련을 할
동료들은, 푸른반처럼 형제자매이거나 친척일 수도 있어서 조금
낫다. 또, 수련자는 수련장이라는 곳을 처음 보는 경우가 많다. 이
와 같은 낯선 환경 속에서 수련자는 무엇을 어떻게 해야 하는지
판단할 수 없다. 따라서 자신도 모르는 사이에 또는 의식적으로
적응을 위한 탐색 활동을 시작한다. 그러다가 자신의 행위를 조직
하는 명시적 또는 암묵적인 규칙을 습득함으로써 지도자와 원활
하게 의사소통을 할 수 있는 상태에 이르게 된다. 뇌호흡 교사들
은 이를 가리켜 "뇌호흡의 기본을 갖췄다"라고 말한다.

입문기 수련자에게서 특징적으로 나타나는 것은 불안감이다. 불안
감은 생명을 가진 유기체인 몸을 관할하는 뇌가 낯선 상황에서 신속
히 대처하기 위해 동물과 같은 감각 기능을 발휘할 때 나타난다. 그
러나 불안감은 대뇌를 긴장시키기 때문에 뇌가 이완을 할 수 없게
만든다(Restak/김현택 외 역, 1997). 따라서 입문기에는 눈을 감은

상태로 10초 이상을 조용히 있지 못하는 수련자가 많다. 이러한 상태
는 나이가 어린 수련자이든 나이가 많은 수련자이든 간에 누구나 비
슷하다. 수련자는 지도자나 수련장을 오고가는 다른 성인들이 자신을
한 식구처럼 대하는 태도를 보면서 낯선 장소에서 새로운 활동을 시
작할 때 겪는 불안감에서 쉽게 벗어난다. 그러나 다른 사람과 상호
작용을 하는 것 자체가 불안한 수련자는 환경과 활동에 적응해도 불
안감에서 쉽게 벗어나지 못한다.

수련 초기에 수련자가 지도자가 주도하는 말이나 행위에 참여하는
유형은 여러 가지이다. 이를 도표화하면 〈표 Ⅲ-1〉과 같다.

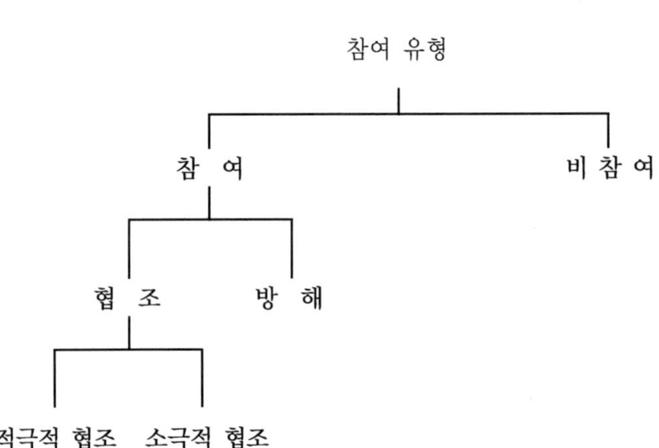

〈표 Ⅲ-1〉 푸른반 수련자의 참여 유형

수련자는 지도자가 뇌호흡 시간에 어떤 활동을 제안할 때, 그 활동
에 참여하기도 하지만 같은 장소에만 있을 뿐 참여하지 않을 수도
있다. '참여'란 수련자가 지도자와 함께 어떤 활동을 함께하는 것을
가리킨다. 수련자가 같이 참여를 하더라도 지도자가 기대하는 바에

결과적으로 '협조'하는 행동을 할 수도 있고, 오히려 '방해'가 되는 행동을 할 수도 있다. 대다수의 수련자는 지도자에게 협조하는 행동을 한다. 협조는 다시 '적극적 협조'와 '소극적 협조'로 나누어진다. 부모로부터 훈육을 많이 받았거나 여러 가지 교육 프로그램을 이수한 경력이 있는 수련자는 적극적으로 지도자와 협조하는 행동을 한다. 성격이 차분하고 얌전한 수련자는 보통 소극적으로 지도자에게 협조하는 경향이 있다. 이들은 낯선 사람과 만나면 자신의 성향을 밖으로 잘 드러내지 않는다. 따라서 지도자가 하는 말을 가로막거나 "딴짓"을 하는 경우가 거의 없다.

수련자가 지도자를 방해하는 경우는 주로 사회생활의 기본적인 규칙 자체를 습득하지 못한 경우에 나타난다. 예컨대, 나이 어린 수련자는 지도자가 어떤 활동에 관하여 설명을 하고 있을 때 자신의 감정이나 의견을 수시로 말하곤 한다. 또, 문법적인 언어 능력이 덜 발달하여 지도자가 하는 말이 무슨 뜻인가를 제대로 해석하지 못하는 경우도 있다. 이들은 비록 의도하지는 않았다 하더라도 화제(topic)가 뇌호흡을 배우고 가르치는 것에서 잠시 다른 것으로 옮겨가게 한다. 다른 수련자와 잘 다투거나 수시로 우는 수련자의 경우도 마찬가지이다.

'비참여'란 수련자가 지도자가 제안하는 활동을 하지 않는 것을 가리킨다. 뇌호흡을 갓 배우기 시작한 나이 어린 수련자들도 성인인 지도자가 제시하는 활동에 비교적 잘 동참한다. 그러나 수련자 중에는 무엇을 어떻게 해야 할지 몰라서가 아니라 하기 싫어서 자신을 스스로 그 활동으로부터 배제하는 수련자도 있다. 푸른반의 경우, 신경정신과에서 진료를 받은 병력이 있는 유아가 이러한 행동을 하는 것을 자주 관찰할 수 있었다.

이와 같이 입문기 수련자는 다양한 방식으로 지도자에게 대응한다. 지도자는 이들이 자신과 적극적 협조를 할 수 있도록 하기 위하여 뇌호흡 시간에 지켜야 할 기본 규칙을 전달하고, 이 규칙이 몸에 익도록 지속적으로 점검한다. 입문기에 지도자가 수련자에게 지키도록 강조하는 규칙은 개인적 규칙, 집단 규칙, 수련자-지도자 관계 규칙으로 크게 구분할 수 있다. 이를 요약하면 〈표 Ⅲ-2〉와 같다.

〈표 Ⅲ-2〉 초급반 수련자가 지켜야 할 기본 규칙

내 용＼영 역	개 인	집 단	수련자-지도자
수련자가 지켜야 할 규칙	• 자신에게 집중하기	• 줄 바르게 서기 • 하나로 움직이기 • 빠르게 움직이기	• 지도자 잘 따르기

수련자가 익히는 이러한 기본 규칙은 "뇌호흡 수련을 한다"는 것이 매우 통합적인 활동을 하는 것임을 가리킨다. 구체적으로 살펴보면, 뇌호흡 수련 활동은 뇌호흡 체조처럼 역동적인 것에서부터 뇌호흡 명상처럼 정적인 것에 이르기까지 신체의 움직임 정도가 아주 다양하다. 따라서 다채로운 대형의 변화와 수련 공간의 광범위한 활용을 필요로 하는 경우도 있고, 수련자 혼자서 몸을 움직이지 않고 고요히 있어야 하는 경우도 있다. 또, 뇌호흡 수련 집단은 한 단위의 뇌호흡 시간에도 여러 가지로 바뀌는 경우가 많다. 즉, 수련자 각자가 독립적으로 활동해야 하는 경우가 있고, 이와 달리 수련자 두서너 명이 소집단을 이루거나 수련자 전체가 한 집단이 되는 경우도 있으

며, 수련자와 지도자가 함께 활동하는 경우도 있다.

먼저, 수련자가 지켜야 할 개인적인 규칙인 '자신에게 집중하기'는 뇌호흡을 갓 배울 때부터 지도자로부터 반복적으로 듣게 되는 규칙이다. 뇌호흡 수련의 핵심 중 하나는 수련자 자신의 내면세계를 '알아가는' 것이고, 이는 수련자가 자신의 의식을 다른 사람들과 상호 작용하는 일상적인 외부의식에서 자신의 뇌와 상호 작용하는 뇌호흡 수련 고유의 내부의식으로 전환하는 능력이 커질 때 더 제대로 이루어질 수 있다. 그런데 수련자의 나이가 어리거나 과잉행동증후군이 있을 경우에는 내부의식으로 좀처럼 전환을 하지 못한다. 그러므로 이들은 내부의식으로 들어가는 연습을 하기 전에 먼저 자신의 외부에 마음을 빼앗기지 않는 것부터 연습해야 한다. 자신에게 집중하기를 익힌다는 것은 수련자 자신에게는 뇌호흡 체험의 기초를 닦는 것이지만 동시에 타인의 수련을 더 이상 방해하지 않는 것이기도 하다.

다음으로, '줄 바르게 서기', '하나로 움직이기', '빨리 움직이기' 같은 질서에 관한 규칙은 집단의 편성과 관련된 규칙이다. 나이가 어린 수련자들은 집단 대형을 이렇게 저렇게 빨리 바꾸기가 어려운 경우가 많다. 그러므로 이러한 질서에 관한 규칙은 지정된 뇌호흡 시간 안에서 뇌호흡 고유의 활동을 하는 시간을 확보하는 효과가 있다.

줄 바르게 서기는 뇌호흡 시간에 취하는 여러 가지 수련 대형 중에서 무엇이 기본이고 무엇이 변형인가를 일러주는 규칙이다. 수련자는 눈에 보이는 표시는 없지만 자기 자리에 서서 수련 활동을 시작하고 끝맺는다. 수련자는 수련장 앞에서 뒤까지 달리기도 하고 수련장 가운데에서 춤을 추거나 연단을 하면서 공간을 자유롭게 오간다. 그러나 활동이 끝나면 자기 자리에 다시 찾아가 줄을 바르게 선다.

하나로 움직이기는 뇌호흡 수련에서 추구하는 모두에게 도움이 되는 '홍익인간'이라는 목표의 도달과 밀접한 연관이 있다. 집단 활동을 할 때, 수련자는 지도자로부터 "잘 하는 것도 중요하지만 함께 잘 하는 것이 더 중요하다"는 평가 기준을 명시적으로 전달받는다. 그리고 그 목표에 이르지 못할 때는 벌칙에 따라 좋아하는 활동을 할 수 없게 된다. 수련 집단이 갓 구성된 초기에는 수련자들이 원활하게 협동을 못하는 경우가 많다. 그러나 함께하는 시간이 늘어나면서 규칙의 준수와 보상의 반복을 통해 점차 효과적으로 집단 활동을 하기에 이른다.

빨리 움직이기는 이중의 의미를 가지는 규칙이다. 빨리 움직이기는 몸을 빠르게 움직인다는 의미와 더불어 지도자의 기대 변화를 지각하고 해석하여 그 해석에 적합한 행동을 하라는 의사소통적 의미를 가지는 규칙이다. 나이가 어려 집단 활동에 참여한 경력이 거의 없는 수련자는 집단 속에서 자신이 어떻게 행동하는 것이 적합한가를 판별하는 기준을 가지고 있지 않다. 따라서 다른 수련자들이 지도자의 기대 변화를 지각하고 몸을 움직여 다른 곳으로 이동할 때, 머뭇거리는 경향이 있다. 이러한 경우, 수련자는 지도자가 규칙을 따르도록 강한 통제를 하는 대신 실수를 해도 부드럽게 받아주고 참아주는 모습을 자주 목격한다. 구체적인 상호 작용을 하는 과정에서 수련자는 점차 지도자가 언제 부드럽고 언제 엄한가를 파악하는 능력을 키운다. 푸른반의 경우를 예로 들면, 수련자는 관찰과 체험을 통해 뇌호흡 수련 활동의 패턴과 인간관계의 패턴을 습득함으로써 점차 지도자의 기대에 적합한 방식으로 자연스럽고 유연하게 협동을 하기 시작한다.

지도자 잘 따르기란 뇌호흡 수련 활동에서 수련자가 누구에게 집중해야 하는가를 명시적으로 일러주는 규칙이다. 수련자는 지도자로부터 수련 초기부터 "선생님을 잘 따라야 한다"는 말을 지속적으로 듣는다. 이 규칙은 상황에 따라 '다른 애들이 하는 행동에 신경을 쓰지 말고 선생님이 하는 말과 행동에 신경을 써야 한다'는 의미를 지니기도 하고, '선생님을 믿고 마음을 놓아도 된다'는 의미를 지니기도 한다. 수련자는 일단 자신이 집중해야 할 대상을 지도자에게 고정하는 연습부터 시작한다. 그리고 반복적인 뇌호흡 시간을 통하여 지도자가 처음에 하던 말이나 행동과 나중에 하는 말이나 행동에서 변함없이 늘 같은 일관성(cohesion)이 있음을 확인할 때, 점차 마음의 문을 열고 지도자에게 다가간다. 수련자가 지도자를 신뢰할 때라야 서로 대등한 관계에서 상호 작용을 하는 상생적인 인간관계를 맺는 것이 가능해진다.

이와 같이, 수련자는 지도자가 제시하는 규칙을 통해 '지금, 여기서, 어떻게 행동하는 것이 적합한가'를 판단하는 틀을 갖는다. 이 틀은 수련자가 뇌호흡 수련 과정에서 변화하는 상황정의를 지각하고 해석하는 잣대 구실을 한다. 즉, 수련자가 뇌호흡을 더 잘 하게 하는 일종의 '잠재적 교육과정(hidden curriculum)'을 익히는 것이라 하겠다. 따라서 수련자는 지도자와 만나는 횟수가 늘어날수록 지도자의 기대를 더 적합하게 해석하는 것으로 보인다. 그러나 해석 결과와 수련자 행동이 늘 일치하는 것은 아니다. 알면서도 일부러 '까부는' 행동을 하는 수련자도 나타난다. '까부는' 행동은 수련 과정에서 재미를 유발하기도 하지만 뇌호흡 지도를 방해하는 원인이 되기도 한다.

지금까지 입문기의 특징을 수련 체험과 관계 체험으로 나누어 살펴보았다. 수련자는 기 에너지를 느낌으로써 자신의 뇌를 느끼는 수

련 체험과 탐색을 통하여 뇌호흡 수련에 필요한 기본적인 규칙을 습
득한다.

2. 체득기

체득기는 입문기에 주로 겪은 뇌 느끼기 체험을 토대로 자신의 내
면세계를 향해 탐색하는 본격적인 배움의 시기이다. 이 시기의 수련
활동은 자신의 뇌와 "통하는" 체험에 초점이 있다. 그리고 수련자와
지도자는 신뢰 관계를 형성한다.

1) 수련 체험: '뇌와 통하기'

자신의 뇌를 느낄 수 있는 수련자는 뇌를 대상으로 하여 기 에너
지를 교류할 수 있는 상태가 된다. 이러한 활동은 자신의 외부에 있
는 사람들과 대화하는 외부의식의 상태로부터 자신의 내면을 바라보
는 내부의식의 상태로 의식을 전환한 상태에서 이루어진다. 수련자는
단계적으로 의식을 전환하는 연습을 한다. 이를 위해 수련자는 지도
자로부터 선도 수련의 조식(調息)에 해당하는 호흡법을 배우고 익힌
다. 수련자는 호흡의 조절을 통하여 자신의 뇌와 "통하는" 체험에 도
달한다.

수련자는 거칠고 가쁜 숨을 고요하고 느리고 편안하게 고르는 방
법을 익힌다. 수련자가 단전호흡의 기본을 터득하면, 지도자는 수련
자에게 자신의 몸에서 호흡이 일어나는 과정 자체를 관찰하도록 지
시한다. 수련자는 관람자가 외부에서 일어나는 사건을 지켜보듯이,

자신의 몸 안으로 숨이 들어오고 나가는 과정을 지켜본다. 체력이 약하거나 자신을 객관적으로 조망하는 능력이 부족한 경우에는 호흡을 지켜보다가 졸기도 한다. 그러나 나이가 많든 적든, 수련하는 시간이 늘어날수록 졸지 않고 호흡에 몰두하는 수련자가 늘어난다.

수련자들은 자신의 몸을 대상으로 숨이 들어오고 나가는 것을 객관적으로 관찰하는 과정에서 자신의 내면세계를 계속 지켜볼 수 있는 기본적인 집중력을 얻는다. 아동과 청소년 수련자를 직접 지도하는 뇌호흡 교사들은 집중력이 향상되면서 학업성취도 향상이 저절로 이루어지는 사례들을 직접 목격하는 경우가 많다. 뇌호흡 수련의 효과를 검증하는 실증적인 한 연구(유성모·장휘용, 1998)에서도 통계적인 의의가 있는 결과를 보고하고 있다.

수련자가 자신의 뇌와 기 에너지를 교류하는 활동에 몰입하려면 눈을 감고 몸을 움직이지 않는 상태를 5분 이상 지속할 수 있어야 한다. 따라서 수련자는 뇌호흡 명상과 이완된 집중을 지속하기 위해 지도자와 함께 체력을 강화하는 '축기(蓄氣)'를 주로 하기 시작한다. 기 에너지를 하단전에 모으는 축기 활동은 주로 연단을 통해 이루어진다. 연단은 한 가지 자세를 일정한 시간 동안 지속하는 활동이므로 신체적인 고통이 따르지만, 체력 강화의 효과는 매우 구체적이다.

기 에너지를 느끼지 못하는 수련자에게 연단은 신체적인 고통을 참는 것으로밖에 의미가 없다. 그러나 기 에너지를 느끼는 수련자에게는 연단이 새로운 체험의 세계로 안내하는 활동이다. 지도자는 수련자가 연단을 더 잘 할 수 있도록 이미지적 사고를 병행하게 만든다.44) 몸에서 기 에너지가 들어오고 나가는 상상을 처음 할 때는 대

---

44) 잘 알려진 바와 같이, 좌뇌는 논리적이고 순차적인 분석적 사고를

부분 별다른 감각적 변화를 겪지 못한다. 그러나 상상을 반복하는 과정에서 수련자는 점차 의식을 집중하는 몸의 부위가 기 에너지를 통해 감각적으로 반응하는 것을 느끼기 시작한다. 특히 연단을 마치고 휴식 자세를 취할 때, 수련자 대부분이 "머리끝부터 발끝까지 전신으로 기 에너지가 강하게 흐르고" 뇌의 긴장이 이완되면서 "복잡한 머릿속이 확 밝아지면서 잠이 오는 것처럼 편안한 느낌"을 느낀다는 보고를 한다.

그러나 수련자의 부모 중에는 이미지적 사고 활동을 종교 활동으로 판단하여 중지해 줄 것을 요구하는 경우도 있다. 이러한 경우 뇌호흡 교사가 부모와 면담을 하게 되는데, 대부분 부모들이 이해를 하지만 때때로 무조건적으로 이미지적 사고 활동을 중지할 것을 요구하기도 한다. 초급반에 해당하는 기쁜반 수련자 중 한 명도 손을 모으고 정좌하는 자세를 특정 종교의 수행으로 오해하고 자신의 종교를 지키기 위해 스스로 뇌호흡을 배우지 않겠다는 결정을 내렸다. 이처럼 '배우고 가르치는' 활동에 관하여 수련자의 부모나 수련자가 특정한 신념을 지니고 있을 경우, 그 신념을 넘어서서 '배우고 가르치는' 활동을 펼치기가 어렵다. 따라서 새로운 지식이나 기술의 습득에 긍정적이지 못한 영향을 미치는 것으로 보인다.

수련자가 의식적으로 상상을 할 때 기 에너지를 느끼는 체험을 하는 단계를 지나면, 아무런 상상을 하지 않을 때에도 몸 안에서 기 에너지가 움직이거나 머리 정수리로부터 강하고 짜릿한 힘이 자신의 몸 안을 관통하는 체험을 하는 단계로 올라간다. 이러한 현상은 수련

관할하기 때문에 언어뇌로 불리는 반면 우뇌는 직관적이고 통합적인 이미지적 사고를 관할하기 때문에 이미지뇌로 불리는 경향이 있다(R. Restak, 1996/김현택 외 역, 1997).

자의 몸에서 기 에너지가 원활하게 순환하여 감각 능력이 향상되고, 이를 통하여 자신의 몸 안팎으로 들어오고 나가는 기 에너지를 지각할 수 있는 능력이 커졌을 때 나타난다. 이러한 수준에 이르면 수련자가 의식의 방향을 자신의 외부에서 내부로 바꾼 상태를 지속할 수 있는 힘도 커진다. 특급반 수련자인 민아의 사례를 살펴보겠다.

〈3〉
[행복반 수련이 끝난 후 민아(고1)와 단독면담 중]

연구자: (……)집중할 때 너 같은 경우에는 혹시나 또 다른 변화는 없어? 몸 전체적으로?

김민아: 그니까 제가 아까도 말했듯이 기쁘죠. 집중이 되면 그냥 뇌호흡이 되는 거예요. 집중할 때……물론 명상을 하고 할 때도 있는데 저 같은 경우에는 하자 그러면 딱 되거든요? 해보자 이러구 딱하면 그때부터 집중이 돼요. 그게 되게 오래갈 경우는 서너 시간 꼼짝없이 앉아가지고 그러거든요? 그니까 그, 딱, 느낌이 예를 들어 공부를 할 때 집중을 하면 그니까 연필이 내가 되는 그런 희한한 느낌을(흐흐흐)……

연구자: 뭐라구? 연필이 니가 된다구?

김민아: 그런 희한한 느낌을, 글자가, 글자가 곧바로 복사가 된 듯한 느낌이 들어요. 내 머릿속으로. 딱 보면 딱……이제 한……이제 한번을 보더라도 남는 게 더 많게……그런 거 있잖아요. 그니까 시험을 본다. 그러면 머릿속에 책이 만들어져서 전체를 다시 볼 수 있는 그런 식, 그러니까 요약이 돼서(……)

　이처럼 의식의 전환을 일정 시간 이상 지속할 수 있는 수련자는 자신의 내면세계를 탐색하는 활동의 단계로 올라간다. 수련자는 눈을 감은 상태로 여러 가지를 "보기" 시작한다.[45] 뇌 기능의 향상 과정에서 수련자의 감각 능력은 예민하게 발달한다. 따라서 눈을 감은 상태에서 "눈앞에서 뭔가가 아물거리는" 체험을 하다가 "눈을 뜨고 있는 것으로 착각할 정도로 눈앞이 환해지는" 체험과 같은 여러 가지 시각적 체험을 하기에 이른다. 수련자는 일상생활에서 외부의식의 상태로 체험하는 방식과는 전혀 달리, 다른 사람들과 단절된 상태에서 이러한 체험을 한다. 따라서 같은 뇌호흡 시간에 같은 지도자가 수련지도를 하는 상황일지라도 수련자마다 체험한 내용은 거의 다르다.

　눈을 감고 오래 있을 수 있는 수련자는 지도자의 지시에 따라서 상상을 통해 눈앞에 환한 '스크린'이 나타나는 상상을 하기 시작한다.[46] 의식의 집중도에 따라 어떤 수련자는 눈앞이 그저 환한 상태를 지각하지만 다른 수련자는 텔레비전 화면처럼 뚜렷한 상이 떠오르는 상태에 이르는 등 시각적 체험의 변이도가 크다. 이미지적 사고 능력이 우수한 특급반 수련자들은 대부분 텔레비전 화면처럼 분명한 상을 볼 수 있다고 한다. 그러나 이러한 상의 상태는 수련자의 몸과 마음과 정신 상태에 따라 기복이 심하다고 한다. 이들은 자신의 몸 상태를 스스로 진단

---

45) 눈을 감은 상태에서도 어두운 곳을 지나가다가 밝은 곳을 지나갈 때면 누구나 시각적 차이를 느낄 수 있다. 그러나 뇌호흡 수련 활동을 통해 수련자는 좀 더 구체적인 시각적 체험을 한다. 구체적인 예는 김하나(2001) 참조.

46) 스크린은 정신 활동을 통해 점차 뚜렷한 실체를 갖는 일종의 가상화면이다.

하고 개인에 따라 상태를 호전시키는 고유한 비법을 가지기도 한다. 예컨대, 자신이 좋아하는 체조 동작을 하는 수련자가 있는가 하면 노래를 부르거나 '빨간머리 앤'과 같은 만화 영화를 보는 수련자도 있다. 이러한 사례에 비추어보면, 수련자의 심리적 상태와 뇌 기능의 향상 상태를 가리키는 스크린의 상태가 밀접한 관련을 맺고 있다는 점을 미루어 짐작할 수 있다. 즉, 수련자가 심리적으로 안정되고 행복한 상태일 때 뇌 기능이 더 원활하다는 증거가 많다.

눈을 감고 의식을 집중할 때 "스크린이 잘 뜨는" 상태라는 것은 연상 및 상상과 같은 이미지를 통한 우뇌적 사고를 할 수 있는 뇌의 능력이 발달되었음을 뜻한다(七田眞, 1997). 단지 의식을 집중하는 것만으로도 눈앞에 환한 스크린을 만들어낼 수 있는 사람은 그렇지 못한 사람보다 눈을 감고 집중을 유지하는 능력이 더 강하다. 이러한 정신 능력에 관하여 현재 학교교과에서는 거의 다루고 있지 않다(정효선, 1994). 그러나 레오나르도 다빈치를 비롯하여 이른바 천재라는 이름으로 불린 많은 실존 인물들은 우뇌적인 이미지적 사고방식을 생활화하고 있었던 것으로 알려져 있다(T. Buzan, 1991).

이미지적 사고 능력이 발달한 수련자의 특징은 눈을 감고 뇌호흡 명상을 할 때, 졸음에 빠지거나 짧고 복잡한 잡념에 빠지는 일이 거의 없다는 것이다. 수련자는 지도자가 제시하는 장소나 상황을 눈을 감은 상태에서 재현하고자 노력을 한다. 예컨대, 지도자가 바닷물 소리를 들려주면서 바닷가에 갔던 기억을 상기하라는 말을 들려주면 수련자는 철썩이는 파도 소리, 발가락 사이로 모래가 빠져나가는 감촉, 따가운 햇살이 피부에 닿는 느낌, 찝찔한 냄새와 같은 구체적인 감각을 다시 회상한다. 이러한 기억회상 활동을 통해 수련자는 자신이 외부의식의 상태에서 체험한 내용을 내부의식의 상태에서 다시 체험한다.

외부의식 상태에서 내부의식 상태로의 전환은 여러 가지 활동을 통해 가능하다. 뇌호흡 수련자는 '진동'을 하거나 '무한대 회로 그리기'와 같은 활동을 하는 과정에서 마치 잠에 빠져들 때와 같은 의식 영역을 통과하는 것을 느낄 수 있다.[47] 체력이 약한 수련자는 보통 이 영역을 통과하지 못하고 수련 도중에 잠이 들어 버린다. 또, 구토가 날 것처럼 속이 매스꺼운 증상 등이 나타나므로 수련을 계속하지 못하고 멈추기도 한다. 그러나 체력이 강한 수련자들은 계속 '나'라는 주체 의식을 유지한 채 의식의 다양한 영역을 통과할 때의 느낌을 느낄 수 있다.[48]

---

47) 수면 상태에서는 '나'라는 주체 의식이 사라지므로 체험도 없다. 그러나 내부의식 상태에서는 '나'라는 주체 의식이 사라지지 않는다. 그러므로 '몰아지경'이라는 용어는 혼수상태처럼 주체 의식이 사라지는 상태보다 일상생활에서 주로 지각하는 주체 의식에서 더 확장된 주체 의식을 체험하는 상태를 가리킨다고 할 수 있다.

48) 뇌 과학자들은 인간의 의식을 뇌파를 통하여 규명하고자 시도하고 있다. 뇌파가 처음으로 기록되기 시작한 것은 1929년 독일의 정신의학자인 한스베르거에 의해서이다. 뇌파의 패턴은 아직 연구를 진행하는 단계이기는 하나 크게 네 가지 유형으로 정리되고 있다. 베타파란 주파수가 12~40Hz인 뇌파로 일상적인 활동을 할 때 전형적으로 나타난다. 알파파는 8~12Hz인 뇌파로 눈을 감고 휴식할 때 전형적으로 나타난다. 세타파는 4~8Hz의 느린 진폭을 가진 뇌파이며 졸음이 오는 상태에서 많이 나타난다. 진폭이 0.54Hz 이하인 상태에서 나타나는 뇌파를 가리켜 델타파라고 부르는데, 이 뇌파는 깊은 수면 상태에서 전형적으로 나타나는 것으로 알려져 있다(町好雄/박완서 역, 1996). 그러나 현재 뇌파 연구의 수준에서는 뇌파가 활동의 종류에 따라 변화된다는 사실 정도만 규명되었을 뿐이다.

수련자가 내부의식에 깊게 내려가는 단계에 이를 때, 기 에너지 체험의 경우와 마찬가지로 먼저 능동적인 상상을 하는 상태에서 자신의 의지와 무관한 어떤 장면이 영화화면과 같이 자신의 눈앞에 "보이는" 상태로 나아간다. 영화 관람자가 화면에 투사된 내용에 몰입할 때 '몰입하는 자아'와 '현실의 자아'를 구분하듯이, 수련자도 '보는 자아'와 '수련하는 자아'를 구분할 수 있는 상태에서 자신의 눈앞에 보이는 상황에 몰입한다. 예컨대, 수련자는 본 적도 없고 가 본 적도 없는 장소가 눈앞에 선명하게 떠오른다거나 예전에 보지 않은 책의 페이지나 그림이 눈앞에 보이는 체험을 하는 경우가 있다. 수련자는 왜 자신이 알지도 못하는 상황이 눈앞에 나타나는지 해석하지 못하지만 나중에 뇌호흡 명상을 할 때 보았던 상황을 다시 체험하는 것과 같이 비일상적인 체험을 겪는 경우가 있다.[49] 이러한 비일상적인 체험은 수련자의 뇌 기능이 향상되는 과정에서 뇌호흡 명상뿐만 아니라 일상적인 생활 사태에서도 일어나는 체험으로 변한다. 특급반인 사랑반 수련자의 사례를 살펴보기로 한다.

〈4〉
[사랑반 참여관찰 중. 수련을 마친 김연화 팀장과 수련자들이 함께 나눔을 하는 중]

---

[49] 과학자들은 대부분 이러한 백일몽의 상태와 유사한 의식 상태에서 위대한 발견을 한 경우가 많다. '벤젠고리'를 발명함으로써 유기 화학의 시조가 된 케쿨레는 뱀이 꼬리를 물고 빙빙 도는 꿈을 꾸고 난 후 실험을 하다가 거북등에 있는 육각형 무늬에서 힌트를 얻었다고 한다. 이러한 상태는 한 가지 주제에 깊이 몰입할 때 뇌파가 낮아짐으로써 자연스러운 지감 상태에 이르게 되는 현상으로 생각해 볼 수 있다.

김팀장: (……)평소에 공부하거나 책 읽을 때 이미지 스캔 수련하
　　　　면서 뭐 달라진 점 없어?

미　리: 기억이 잘돼요. 그니까 그런 책 같은 거 읽잖아요, 그리
　　　　구요, 시험 볼 때……그 내용이 괜히 생각나서……뭐 각
　　　　도 재는 거, 막 그런 거, 똑같이 나오거든요?

김팀장: 시험 문제가 떠올랐어, 다?

미　리: 네. 그거, 각도 해가지구요……그래서 각도 재는 거 있었
　　　　거든요? 그래서 그거 다 맞았구요, 수직과 평행……[

김팀장: [시험 문제가 다 합해서 몇 문제였어?

미　리: 이십 문제.

김팀장: 이십 문젠데, 이십 문제 다 보였어?

미　리: 아, 이십 문제가 다 보였겠어요, 설마? 각도 재는 것만요.

김팀장: 승희는 어땠어?

승　희: 성적이 올랐어요.

김팀장: 어떻게 올랐어?

승　희: 그냥요, 맨 처음엔요, 한 문제를 읽으면요, 뜻이 이해가
　　　　안 되서 못 풀었는데요, 이젠 문제 읽으면 그 뜻이 뭔지
　　　　요, 딱 감을 잡을 수 있구요, 그냥 답이 그냥 보여요.

김팀장: 답이 어떻게 보여?

승　희: 그냥 답이요. 국어 같으면요, 이야기가 있고 문제 쓰는
　　　　거에 문제가 있고 또 그거에 답 쓰는 거잖아요? 기역,
　　　　니은 문단 나눠서요. 근데요, 다시 읽어봐야지 옛날에는
　　　　알았거든요? 근데 문제 읽으면요, 한 번 읽으면요, 그게
　　　　그냥 머릿속에 있어서, 다 있어서 다 풀게 되요.

김팀장: 태영이는 어떻게 달라졌어?

태　　영: 시험 볼 때요, 눈만 감으면요, 답이 나오구요, 번호, 번호
　　　　　쓸 때 모르는 거 있을 때 한 번, 다시 한번 공부해서, 배
　　　　　운 거 한 번 눈감아보면 배운 내용 다 보여 갖구요, 어
　　　　　맞을 때가 많아요.
승　　희: 오늘 월말 그거, 예비로 보는 거 있잖아요? 근데요, 저희
　　　　　가 아직 진도가 느려요, 그래서 아직 안 배운 단원이었
　　　　　는데요, 다 맞았어요.
김팀장: 경민이는 어때?
경　　민: 다른 애들은 거의 다 공부 잘되고 성적 올랐다고 하는데
　　　　　저는 그런 거 못 느꼈구요. 그냥 보다가요, 어떤 아이가
　　　　　종이를 옆에 딱 스쳐갔어요. 그런데 그거를 다 읽구요
　　　　　……그냥 이렇게 쉬는 시간이잖아요, 그러면 애들이 이
　　　　　렇게 뭘 가지고 다니잖아요, 글씨 쓴 거를요. 그러면 옆
　　　　　에 서 있다가요, 어떤 애가 종이를 싹 스쳐가지고 가져
　　　　　가요. 그러면 다 보구요, 시험 본다고 사회 같은 거 읽으
　　　　　라고 그러잖아요, 한 번 보구두요, 엄마가 물어보잖아요.
　　　　　그럼 막 생각나구요, 그래요.

　　이처럼 뇌호흡 명상을 통해 비일상적인 영적 능력을 발현하는 경우,
대부분의 수련자는 여러 가지 감정의 기복을 겪게 된다. 처음에 수련자
는 무섭거나 두려움에 빠지는 경우가 많다. 그러나 지도자의 도움을 받
아 그러한 감정에서 벗어나면, 오히려 타인이 갖지 못한 능력을 가진다
는 사실 때문에 자만심에 빠지거나 성실함을 잃어버리는 경향도 나타난
다. 따라서 집중력이나 영적 능력의 면에서는 누구보다 앞서지만 도덕적
인 기준에서 볼 때는 홍익인간과 거리가 먼 성품을 가지는 경우도 있다.
홍익연구원의 지도자이자 주 제보자인 김연화 팀장은 이러한 경우를 가

리켜 "어린아이에게 칼을 쥐어준 경우"와 같다고 말한다. 그러므로 이러한 수련자나 수련자의 부모는 지도자와 면담을 해야 할 구체적인 대상자이며, 개인적인 유익에 앞서 전체적인 유익을 위하는 홍익인간의 기준에 관심이 없는 경우에는 특별수련을 중도에 그만 두도록 권유를 받는다고 한다.

김연화 팀장에 따르면, 수련자가 바로 앞에서 인용한 사례와 같은 영적 능력을 발휘하는 까닭은 자신의 뇌를 대상으로 기 에너지를 교류하는 과정에서 뇌 조직의 구조적인 문제를 해결하고, 가장 바깥쪽에 있는 대뇌피질에서부터 안쪽의 변연계를 지나 가장 깊은 곳에 있는 뇌간 부위까지 기 에너지를 교류할 수 있는 상태가 되어 뇌 기능의 통합을 이루기 때문이라고 한다. 즉, 의지를 내는 것만으로 도달할 수 있는 것이 아닌 자율신경계의 기능을 조절할 수 있는 단계까지 뇌 기능을 향상한 것으로 해석할 수 있다고 한다.

수련자는 내부의식에 깊게 몰입하는 과정에서 뇌와 기 에너지를 매개로 하여 원활하게 교류하기에 이른다. 내부의식의 상태에서 수련자는 여러 가지 체험을 많이 겪는다. 수련자가 체험하는 내용 중에 핵심을 차지하는 것은 '나'라는 주체를 구성하는 몸과 마음과 정신을 개념적으로 따로 구분하여 지각하는 것이다. 즉, 수련자는 자신의 몸을 객관적으로 바라보는 활동을 통해 얻은 능력을 마음과 정신을 바라보는 활동에 전이한다. 수련자는 이러한 객관화 과정을 통해 자신과 세상을 객관적인 관점에서 조망하는 능력을 얻는다. 또, 아주 어릴 때부터 현재에 이르기까지 가정과 사회의 지속적인 사회화 과정을 통해 자신이 익힌 의미 체계를 반성적으로 돌아볼 수 있는 사고 능력을 갖는다. 이러한 능력을 통해 수련자는 사회적인 자아정체성

(identity)에서 벗어나 불교의 용어로 표현하자면 '진아(眞我)'에 해당하는 '있는 그대로의 나(true self)'를 체험하기에 이른다.[50]

뇌호흡 수련 체계에서는 수련자가 '있는 그대로의 나'를 체험하는 과정은 뇌 기능의 통합 과정으로 해석할 수 있다. 뇌 기능의 통합 체험을 가리켜 '깨달음', 또는 '합일체험'으로 표현하기도 하고 "뇌와 통했다"고 말하기도 한다.[51] 구체적으로 수련자는 뇌 기능의 통합 체험을 "기운줄이 서는 느낌"과 "가슴이 열리는 느낌"으로 지각한다.

기운줄이 서는 상태란 수련자의 몸통 안에 마치 철로 된 심이 박히듯이 머리, 가슴, 아랫배 부위가 강한 기 에너지로 연결되는 상태이다. 이러한 상태는 수련자의 상·중·하단전이 하나로 기능하는 상태이다. 기운줄이 선 상태에서는 몸을 구성하는 뼈, 근육, 관절, 장기와 같은 여러 가지 기관과 조직들이 기능의 통합을 이루는 것으로 보인다. 예를 들면 수련자의 피부는 부드러워지고 얼굴형이 조금씩 바뀌면서 부드러운 윤곽으로 변하며, 자세가 균형 잡히고 척추 뼈가 저절로 움직이면서 허리가 쭉 펴지는 경우가 있다. 이와 함께 심리 상태가 안정되어 편안해지고 집중력은 커지는 등 낱낱이 열거하기

---

50) '있는 그대로의 나'란 개인이 소유한 모든 것을 제거한다고 할 때, 그래도 남아 있는 자아의식을 가리킨다고 할 수 있다. 지식, 학벌, 외모, 혈통, 양육 과정을 통해 자신도 모르게 몸에 익은 여러 가지 의미 체계로부터 '있는 그대로의 나'를 분리하여 인식하는 과제는 주로 종교나 수행자 공동체에서 핵심적으로 다루어 왔다. 현대 철학의 '현상학적 환원'도 이 과정과 흡사한 의미를 다루고 있다. 그러나 주제가 비슷할지라도 체험적 직관을 주로 하는 수행학과 논리적 분석을 주로 하는 현상학은 접근 방식과 결과에서 큰 차이가 있다.

51) 여기서 말하는 '깨달음'은 "우리의 뇌를 이용해 도달할 수 있는 심리적인 현상"으로서 "먼저 깨닫고자 하는 의지를 내고 지속적인 훈련을 해 나감으로써" 도달할 수 있는 것이다(이승헌, 2001).

어려운 여러 가지 체험을 겪는다. 수련자가 상·중·하단전의 통합을 이룬다는 것은 지·덕·체의 조화를 이루는 이상적인 인간상을 실현하는 상태에 있다는 뜻으로 해석할 수 있다. 전인교육에 관한 이홍우의 논의에서(1996) 지적된 바와 같이, 이러한 상태는 만능인의 상태를 가리키는 것이 아니다. 기운줄이 서는 상태란 어떤 일을 하거나 겪을 때 몸과 마음과 정신이 하나의 총체로 기능하는 상태를 가리키는 것으로, 한 번 도달하면 영원히 지속되는 것이 아니다. 따라서 깨달음 이후에도 반복적인 수련은 필요하다.

가슴이 열리는 상태란 감각적인 자극이 없는 상태에서 수련자 스스로 희열감을 느끼는 상태이다. 뇌하수체가 있는 뇌간 부위까지 기 에너지가 원활하게 순환하고 기 에너지가 모이면 뇌에서 쾌감을 주는 호르몬이 분비된다(박상규 외, 1999). 이때 수련자는 앞이마 부위에서 호르몬이 분비되는 느낌을 스스로 자각할 수 있다. 수련자는 자신의 "몸이 없어져버린 듯한" 무중력감을 느끼거나 몸집이라는 제한된 영역을 벗어나 자신의 감각이 주변의 다른 사물들에까지 연결되고 확장되는 듯한 느낌을 가지기도 한다. 이와 함께 수련자는 아무 조건에도 구애받지 않는 '순수한 사랑'을 체험한다. 따라서 다른 사람이 수련자의 눈동자를 바라보면 수련자의 느낌이 전달되어 저절로 기쁜 감정이 일어나는 체험을 할 수 있다.

수련자는 이와 같이 자신의 뇌와 통하는 체험을 통해 새로운 세계를 지각하기 시작한다. 수련자는 자신과 세상은 몸으로 분리되어 있기는 하지만 기 에너지를 통해 하나로 연결되어 있다는 점을 느낀다. 수련자는 기운줄이 서고 가슴이 열린 상태에서 기 에너지를 통해 만물과 교감을 나눌 수 있다. 수련자가 생명을 가진 나무나 동물뿐만 아니라 무생물과도 기 에너지를 교류함으로써 구체적인 지식을 알게 되는 경우도 있다. 이러한 과정에서 수련자는 '나'와 '남'을 분리하여 바라보는 기존의 해석틀과 더불어 '나'와 '남'을 하나로 보는 새로운 해석틀을 형성해간다. 그리고 모든 종교나 이른바 대가들이 공통적으로 말하는 범우주적인 '사랑'과 '기쁨'을 체험한다.[52] 수련자는 자신의 "뇌와 통하는" 체험을 반복하는 과정에서 자신의 모습을 계속 새롭게 발견한다. 이에 따라 수련자는 자기 자신에 관한 새로운 지식을 계속 누적할 수 있는 계기를 갖는다. 이를 '자아'라는 소재를 대상으로 수련자가 해석의 틀을 상향적으로 발달시켜 가는 주체 변화의 과정으로 볼 수 있을 것이다.

뇌호흡 수련 활동을 시작한 수련자가 중도에 이탈하지 않고 뇌호흡 수련의 고유한 합일체험에 이르는 비율은 사회적 풍토의 변화와 밀접한 관련이 있다. 현재 뇌에 관한 실증적인 지식을 보유한 사람들의 수는 하루가 다르게 늘어나고 있다. 뇌호흡 수련 제도가 나타난 1997년 당시만 해도 뇌에 관한 지식을 알고 있는 사람은 학자나 일부 전문가에 불과한 수준이었다. 그러나 뇌 과학에 관한 전문적인 지식이 학문공동체의 영역을 벗어나 일반 사회로까지 확산하는 추세에 따라 뇌 과학자가 아닌 사람들도 뇌에 관한 구체적인 지식을 쉽게 접할 수 있는 상황에 이르렀다.

뇌에 관한 학문적, 실천적 관심이 증가하는 추세에 따라 수련자의

---

52) '사랑'이나 '기쁨'과 같은 감정은 의식수준이 500룩스를 넘는 '깨달은 사람'의 주요 감정이다. 앞의 각주33)에서 의식수준에 대하여 짧게 언급한 바 있다. 의식수준을 재는 중요한 두 기준은 '어떤 의식을 체험했는가'와 "일상생활을 할 때 주로 머물게 되는 의식의 영역인 '의식의 홈 베이스(home base)'가 어디인가" 하는 것이다.

뇌에 관한 선입견도 변하고 있다. 그 증거로 뇌호흡 수련자 중에서 뇌를 그린 그림이나 사진을 보여줄 때 "징그럽다"고 대답하는 사람은 거의 사라졌다. 따라서 눈을 감고 뇌호흡 명상을 할 때 자신의 뇌가 "보여도" 무서워하는 경향은 찾기 어렵다. 이와 반대로, 뇌 기능 향상의 뚜렷한 증거인 영적 능력이 발현하는 시기는 짧게 변하고 정확성은 높아지는 추세이다. 이러한 결과는 뇌호흡 수련자 수가 증가함으로써 뇌호흡 수련 활동 자체가 보편성을 갖게 된 것과 밀접한 관련이 있는 것으로 보인다. 또, 수련자가 영적 능력을 발현하는 다른 수련자를 직접 관찰할 기회가 많아짐에 따라 '나도 수련하면 영적 능력이 나타날까'라는 의심을 쉽게 버릴 수 있기 때문인 것으로도 보인다. 이처럼 사회문화적인 가치관은 간접적으로 배우고 가르치는 활동에 영향을 미치고 있다.

2) 관계 체험 : '신뢰'

수련자는 시간이 지날수록 자신의 외부에 있는 사람과 사물을 대하는 태도가 점차 바뀐다. 수련 체험의 깊이와 의사소통 능력의 향상은 밀접한 관련이 있다. 수련자는 전 단계에서 개념적으로 이해한 뇌호흡 수련의 지식과 방법을 반복적으로 배우고 익힘으로써 이른바 "아는 것을 머리에서 가슴으로 내리는" 활동을 한다. 그리고 이러한 활동을 하는 과정에서 지도자도 수련자를 대하는 방식을 새롭게 변화시킨다. 신뢰 관계는 이를 통하여 형성된다.

수련자는 뇌호흡 수련 프로그램과 직접적으로 관련이 있는 활동을 하기 시작할 때, 지도자가 자신을 입문기와 다른 방식으로 대하기 시작한다는 점을 느낄 수 있다. 입문기에는 지도자가 수련자에게 기본 규칙을 정하는 것과 관련하여 아무런 권한도 부여하지 않는다. 그러나 입문기를 지나면 지도자는 수련자를 대등한 관계로 대하기 시작한다. 수련자는 지도자가 자신을 대하는 방식이 달라져도 금방 예전과 다른 방식으로 상호 작용을 하지는 않는다. 그러나 시간이 지나면 안심하고 상호 작용 방식을 바꾸기 시작한다. 이처럼 지도자가 수련자와 함께 기 에너지 교류를 원활하게 할 수 있을 단계에 이르렀을 때를 가리켜, 뇌호흡 교사들은 "기운이 통하는 사이가 됐다"고 말하고 있다.

의사소통의 측면을 중심으로 할 때, "기운이 통하는 사이가 됐다"는 것은 메시지를 보내는 사람(addresser)과 메시지를 받는 사람(addressee)이 친밀한 관계를 맺음으로써 눈빛의 변화나 미묘한 표정 변화와 같은 단서를 통해 서로 기대와 의사를 효율적으로 전달하고 해석할 수 있는 조건을 갖춘다는 의미이다. 수련자와 지도자는 오해나 왜곡 없이 메시지를 원활하게 송수신할 수 있으므로 점차 뇌호흡 수련 자체에만 집중할 수 있는 상황을 구성해 나간다. 수련자는 지도자가 제안하는 활동에 수동적으로 참여를 하거나 참여를 하지 않는 입장에서 벗어나 능동적으로 활동을 구성하는 주체가 된다.

수련자가 지도자와 함께 뇌호흡 수련 자체에 집중하는 단계에 이르기까지는 여러 가지 복잡한 과정과 단계를 밟는 경우가 많다. 그 유형은 〈표 Ⅲ-3〉과 같이 정리할 수 있다.

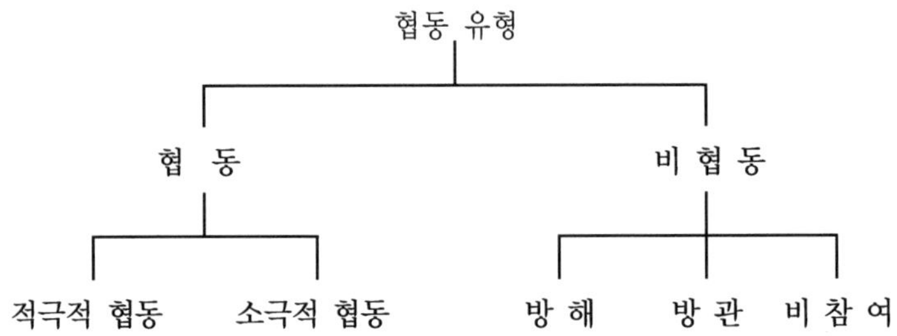

　수련자가 뇌호흡 수련 과정에서 행동하는 방식은 크게 두 가지가 있다. 하나는 지도자와 함께 활발하게 의사소통을 하면서 뇌호흡 수련 자체에 집중하는 '협동'이다. 이러한 협동은 '적극적 협동'과 '소극적 협동' 유형으로 다시 갈라진다. 다른 하나는 자신의 뜻과 달리 지도자의 기대를 적합하게 해석하거나 부응하는 행동을 할 수 있는 능력을 미처 갖추지 못했기 때문에 결과적으로 '비협동'의 의미를 가지는 행동을 하는 것이다. 이러한 비협동은 다시 '방해', '방관', '비참여' 유형으로 갈라진다.[53]

　먼저, 뇌호흡 수련 자체에 집중하는 협동 중에서 적극적 협동이란 수련자가 뇌호흡 수련 체험을 스스로 추구하는 유형이다. 이러한 유형의 수련자는 지도자와 원활하게 의사소통을 하면서 뇌호흡 수련 체험을 깊고 풍부하게 겪을 수 있는 상황을 구성해 나간다. 수련자는

---

[53] 입문기에는 수련자가 지도자가 주도하는 말행위에 참여하느냐 참여하지 않느냐의 여부가 수련자의 행위 방식을 구분하는 중요한 의미자질(distinctive feature)이다. 그러나 체득기에는 수련자가 지도자와 함께 얼마나 원활한 상호 작용을 하느냐의 여부가 중요한 의미자질이 된다. 따라서 체득기에는 '방해', '방관', '비참여'를 동일한 행동 범주로 묶을 수 있다.

"뇌호흡 수련을 할 때는 신나게, 적극적으로, 자신감 있게, 자유롭게, 나와 남을 가리지 말고 하면 더 잘된다"는 말을 지도자로부터 틈틈이 듣는다. 그러나 지도자의 기대가 무엇인가를 지각할 능력은 있지만 어떻게 행동하는 것이 그 기대에 부응하는 것인가를 알 수는 없다. 시간이 지날수록 수련자는 지도자가 수련 과정에서 시범하는 말과 행동을 관찰함으로써 뜻하는 바가 무엇인가를 파악한다. 따라서 수련자와 지도자는 협동 활동을 통해 함께 즐거움을 나눌 수 있는 단계로 올라간다.

소극적 협동은 "뇌호흡 선생님이 좋다"거나 "수련장 전체를 뛰어다니는 일이 재미있다"는 등 뇌호흡 수련 활동 자체와 직접적인 관계가 없는 다른 조건들에 수련자가 이끌릴 때 주로 나타난다. 이 유형의 특징은 수련자가 뇌호흡 수련 활동에 참여하고 체험도 겪지만 아직 체험의 의미를 제대로 이해할 수 있는 해석틀을 갖지 못한 상태라는 점이다. 따라서 수련자가 자발적으로 뇌호흡 수련 체험을 향상하고자 하는 의지를 내기는 어렵다. 지도자는 뇌호흡 시간을 마치고 나서 작은 스티커나 사탕과 같은 물질적 보상과 칭찬이나 격려와 같은 심리적 보상을 수련자에게 준다. 이러한 보상을 얻기 위해 지도자와 협동하는 과정에서 수련자는 점차 보상이 있든 없든 뇌호흡 수련 체험 자체를 좋아하고 스스로 하고자 노력하는 단계로 올라간다.

수련자가 뇌호흡을 배우는 활동에 집중하지 못하는 비협동 중에는 방해가 있다. 이 시기의 방해는 입문기에 나타나는 방해와 비슷하지만 뇌호흡을 배우고 가르치는 상황에 관하여 모르기 때문에 방해하는 것이 아니라, 수련자의 몸과 마음의 상태가 좋지 않아서 하게 되는 행동이라는 점이 다르다. 수련자가 감기에 걸려 몸이 아프거나 소풍을 다녀와 피곤할 때는 평소에 웃으면서 지나칠 수 있던 작은 일에도 날카롭게 대처하는 편이다. 또 울거나 소리를 크게 지르면 다른 사람으로부터 관심을 얻는다는 사실을 아는 수련자는 지도자의 주목을 받기 위하여 방해하는 행동을 습관적으로 하기도 한다. 지도자는 이러한 방해 행동에 대응하여 프로그램의 종류를 바꾸거나 의도적으로 모르는 체 내버려둔다. 방해 행동은 수련자가 뇌호흡 수련을 하는 과정에서 몸과 마음과 정신의 상승 체험을 겪음으로써 자연적으로 사라지는 경우가 많다.

다음으로, 방관은 어렸을 때부터 부모 손에 이끌려 이것저것 좋다는 교육이란 교육은 다 받은 수련자에게서 자주 나타난다. 이러한 수련자는 학교 교사나 주위 사람들로부터 '영재'라는 말을 듣기도 하고 "어떻게 저렇게 점잖은 애가 다 있냐"는 말을 듣는 등 표면적으로는 '문제가 없다'는 인정을 받는다. 그러나 의사소통의 측면에서 볼 때, 이러한 수련자는 정보를 수신하고 저장하는 능력은 발달하였으나 정보를 송신하기 위해 적극적인 의지를 내는 능력은 그다지 발달하지 못한 것으로 해석할 수 있다. 따라서 뇌호흡 수련 과정에서 지도자가 자신에게 기대하는 바를 정확하게 지각하고 해석할 수 있더라도 구체적인 대응 행위를 하고자 하는 의욕은 매우 낮은 편이고, 활동에 집중해야 할 상황에서 집중을 하지 못하고 주위를 둘러보는 경향을 나타낸다.

지도자는 수련자가 자발적으로 뇌호흡 수련 프로그램을 조직할 수 있는 권한을 암묵적으로 부여함으로써 활동에 참여하고자 하는 의지를 일깨운다. 수련자가 지도자에게 어떤 프로그램을 하자고 제안할 때, 지도자는 조건을 제시하면서 이를 수락하기도 한다. 수련자가 능동적인 위치에서 뇌호흡 수련에 참여할 때, 방관 행동이 서서히 사라지는 것을 볼 수 있다.

비참여는 갑자기 다른 수련자들과 떨어져 창가를 서성이거나 수련장 바깥에 나가 물을 마시는 것처럼, 정서적인 문제가 있거나 뇌호흡 시간의 규칙을 여전히 따르지 못하는 수련자에게서 나타나는 전형적인 유형이다. 이러한 수련자를 뇌호흡 수련으로 이끌어오기 위해 지도자는 평소보다 더 역동적이고 많이 웃는 '재미있는' 활동들을 한다.

체득기는 수련자가 지도자와 신뢰 관계를 맺고 그 관계를 발달시킴으로써 뇌호흡 시간다운 시간을 만들기 위한 기본적인 의사소통에서 뇌호흡을 배우고 가르치기 위한 본격적인 의사소통을 하는 시기이다. 이 시기의 수련자는 지도자가 자신을 마치 친구처럼 인격적으로 대등한 위치에서 대한다는 사실을 지각하기 시작한다. 동시에 뇌호흡 시간에는 이유를 모르고 혼나는 일은 없다는 점도 깨닫는다. 이러한 사실을 토대로, 수련자와 지도자는 비록 혈연으로 묶이지도 않았고 나이 차이도 많이 나지만 점차 친밀한 관계를 형성해간다. 이러한 체험은 거의 뇌호흡 수련을 통해서만 겪을 수 있는 것이다.

수련자가 지도자를 신뢰하기까지 여러 가지 조건이 영향을 미친다. 뇌호흡 수련 프로그램을 통해 수련자는 친구나 어머니보다 지도자와 신체 접촉을 자주 한다. 또 지도자가 지시만 내리는 것이 아니라 자신과 함께 그 동작이나 자세를 취한다는 사실을 자주 관찰하게 된다. 뇌호흡 시간에 수련자는 지도자와 함께 겉으로 드러나는 행동보다 속에 있는 마음에 관한 말을 주고받으며, '눈 바라보기'처럼 일상생활에서는 거의 겪을 수 없는 독특한 활동을 한다. 이러한 독특한 활동을 하고 나면, 수련자는 지도자에게 더욱 신뢰를 보인다.

〈5〉

[푸른반 뇌호흡 시간 참여관찰 중. 이명숙 교사가 영수를 바닥에 편안
히 눕히고 손으로 장 활공을 해 주면서 눈 마주치는 훈련을 하는 중]

지도자: (…) 눈 보고, 눈, 눈, 눈, 선생님 눈 떨어지면 지는 거야.
　　　　영수? 영수가 지는 거야, 선생님 눈 안쳐다 보면. 음……
　　　　끝까지 쳐다보기야.
(말을 하면서 영수 손가락을 하나씩 쭉쭉 잡아당기고 누른다.)
영　수: (눈길을 피하면서) 아우, 아우. 천천히 하세요. 아우. 무
　　　　지 아프다.
지도자: 그래도 눈은 봐야지, 영수야.
영　수: 댑다 아파요.
지도자: 눈 봐. 눈 보기야. 눈 봐. 눈 보기야. 눈 보기야. 영수 오
　　　　늘 선생님이랑 눈 보기 게임이야, 응? 끝까지 눈 봐야
　　　　돼? 영수는 선생님하고 눈 마주치기 오늘 게임을 하는
　　　　거야, 영수, 알겠지?
영　수: 네. 아우……아파요.
지도자: 눈 떼기 없어. 눈 크게……눈 크게 뜨고……
영　수: (눈에 힘을 주고 지도자를 쳐다본다.)
지도자: (눈을 계속 떼지 않고 미소 띤 얼굴로 손을 누른다.)
영　수: (눈길을 다른 곳으로 돌린다.)
지도자: 계속 쳐다보기야. (두 손으로 영수의 얼굴을 감싸 자신과
　　　　눈을 맞추게 하고 허리를 굽혀 영수 쪽으로 굽히며) 눈
　　　　쳐다보기. 눈 계~속 쳐다보기야, 응?(계속 손을 누르면
　　　　서 눈을 바라본다.)
영　수: (잠시 후 눈길을 다시 피한다.)

지도자: (영수 얼굴을 손으로 잡고 얼굴을 가까이 대어 시선을 영
수에게 고정하면서) 영수야, 눈 더 크게 또록또록 떠 봐.
영수야, 선생님 눈에 누가 있나 한 번 봐봐, 봐봐. 선생님
눈에 뭐 있지? 뭐 있어 없어? 뭐 있어? 뭐 있어? 응? 선생
님 눈에 누가 있냐고? 잘 봐봐. 누가 있어?

영 수: 영수.

지도자: 영수 있지? 이야아! 맞어. 영수 눈에 선생님이 있네. 왜
그렇지? 우와. 있지? 분명히 들어 있지?

이 사례에서도 알 수 있듯이, 처음부터 지도자나 다른 수련자들의
눈을 똑바로 바라볼 수 있는 수련자는 많지 않다.[54] 따라서 지도자
가 눈 바라보기를 시도할 때, 대다수의 수련자는 지도자와 잠시 시선
을 맞추다가 금방 다른 곳으로 시선을 돌리기 마련이다. 그러나 지도
자가 자신을 흔들리지 않는 눈빛으로 편안하게 바라보는 것을 보면
수련자도 지도자의 행동을 모방하기 시작한다. 따라서 점차 다른 사
람의 눈을 거리낌 없이 편안한 마음으로 똑바로 바라보기 시작한
다.[55]

---

54) 신체언어는 언어의 일부이기 때문에 문화에 따라 의미가 변한다.
대화할 때 상대방과 눈을 맞추는 방식은 특히 이질적인 문화가 공
존하는 다문화 사회에서는 학교교육의 효과와 깊은 연관이 있는
신체언어이다(S. B. Heath, 1989). 우리나라 사람들은 대화할 때
눈의 초점을 계속 상대방에게 고정시키는 것을 좋아하지 않는 편
이다.

55) 의사이자 뇌 과학자인 루이스와 동료들(Lewis, Amini & Rannon,
2000/김한영 역, 2001)은 '눈 맞추기'를 두 사람의 신경계가 구체적
이고 밀접한 관계를 맺는 '변연계 공명(limbic resonance)' 현상으
로 해석한다. 이들의 표현을 그대로 따르면, 변연계 공명은 "마음

수련자는 지도자가 수련 과정에서도 자신을 계속 편안한 눈으로
지켜보고 있음을 파악한다. 뇌호흡 교사들은 수련자가 자신의 내면을
바라볼 수 있을 정도로 안정되지 못하고 외적인 자극에 반응하는 상
태를 가리켜, "기운을 뺏긴다"고 말한다. 수련자는 뭔가를 바쁘게 하
면서 지도자의 주의를 집중시키는 상태에서 벗어나 심리적으로 안정
된 상태에서 점차 뇌호흡 수련 활동에 집중하기 시작한다. 수련자 자
신의 노력과 지도자의 도움은 상보적인 순환을 하면서 수련자의 뇌
호흡 체험 향상에 영향을 미친다. 따라서 수련자는 자신의 의식을 내
면세계를 향하여 전환하고 객관적인 눈으로 자신을 바라보는 능력을
점차 얻는다.

수련자와 지도자가 친밀 관계를 형성하고 발달시킬 때, 수련자
는 지도자와 눈빛만 마주쳐도 무슨 생각을 하는지 알 수 있는 상
태에 이른다. 나아가 수련자는 지도자가 하는 자신감을 북돋는 말
이나 눈빛을 통해 지도자가 기 에너지를 자신에게 보내고 있다는
사실을 지각한다. 지감이나 뇌호흡 명상과 같이 눈을 감는 활동을
할 때, 수련자는 불안한 마음이 들면 수련 중에 눈을 떠서 주변
을 자주 살핀다. 이런 경우에 수련자는 지도자가 수련자들의 주변
에서 계속 지켜보면서 보호하고 있다는 사실을 확인한다. 이와 함
께, 내부의식으로 들어가는 경우에는 자세를 교정하거나 단전에
기 에너지를 넣어주는 손길을 통해 지도자가 자신을 계속 돌보고
있다는 점을 지각한다. 이러한 신체 접촉을 통해 수련자가 뇌호흡
시간에 참석하는 횟수가 늘수록 눈을 감는 시간도 같이 늘어난다.

수련자는 지도자와 원활한 의사소통을 통해 기 에너지를 교류하는

과 마음의 간격을 넘나드는" 문이다.

동시에 자신의 내면세계에 집중한다. 이를 통해 수련자는 뇌호흡 수련 체험에 더 깊이 몰입할 수 있는 조건을 갖춘다. 이러한 상태를 뇌호흡 수련 공동체에서 흔히 "기운을 탄다"는 말로 표현한다. 수련자는 건너지 못하는 강을 나룻배라는 도구를 이용하여 건너듯이, 지도자를 신뢰하고 기 에너지 교류를 원활하게 할 수 있을 때 심리적으로 안정을 하고 외부에서 오는 위험을 걱정하지 않고 자신의 내면세계를 향해 깊게 몰입한다.

체득기는 수련자가 내면세계를 탐색함으로써 자신이 무의식적으로 해 온 여러 가지 행동을 돌이켜 생각할 기회를 갖는 시기이기도 하다. 수련자는 자신의 생각과 의지의 주인으로서 자기 자신에 관한 주체 의식을 서서히 정립하기에 이른다.[56] 수련자는 어렸을 때부터 사회화 과정을 통해 여러 가지 규범들을 전달받는다. 그러나 부모나 주 양육자들은 대부분 "착해야 한다"거나 "말을 잘 들어야 한다"와 같은 규범을 따르도록 제재를 하는 경우는 있어도 그 규범을 따라야 하는 이유가 무엇인가를 설명해 주거나 수련자 스스로 생각해 볼 상황을 구성하는 경우가 거의 드물다. 이와 달리 뇌호흡 수련을 하는 상황에서 수련자는 다른 사람의 기대에 맞추어 자신의 생각이나 느낌이 아닌

---

56) 자신을 스스로 돌이킬 수 있는 의식의 발현이라는 점에서 주체 의식을 '영성(spirituality)'으로 표현할 수도 있다. 뇌 관련 연구자인 조하(Zohar/조혜정 역, 2000)에 따르면, 영성지능은 "인간 고유의 정신적 삶과 지능", 즉 "의미부여적·맥락적·변형적 지능"이다. 1997년 뇌과학자인 라마찬드란(Ramachandran)은 뇌 측두엽 중에서 특정 부위, 이른바 '신의 영역(God spot)'을 물리적으로 자극할 때, 인간에게 초월성을 추구하는 성향이 나타나기 시작한다는 사실을 구체적으로 확인함으로써 인간의 뇌에는 영성을 추구하는 속성이 내재한다는 점을 규명하였다.

말과 행동을 하는 습관에서 벗어나는 연습을 하게 된다. 수련자가 사회적인 기대들로부터 벗어나 자신의 생각과 의견을 정립하고 수련 활동의 주체가 되기까지 걸리는 기간은 수련자마다 다르다.

이상에서 살펴본 바와 같이, 체득기는 자신의 뇌와 통하는 수련 체험과 신뢰 관계를 형성하는 체험을 바탕으로 수련자가 자신의 신체와 정서와 사고의 변화를 일으키는 시기이다. 수련자는 이 시기를 통하여 "뇌호흡을 배운다"는 것이 무엇을 뜻하는가를 구체적으로 파악하게 된다.

3. 검증기

기 에너지를 통해 자신의 뇌와 대화를 할 수 있는 수련자는 수동적으로 '뇌호흡을 배우는' 수준에서 벗어나 능동적으로 '뇌호흡을 가르치는' 수준으로 올라간다. 이를 통하여 수련자는 자신 안에 머물러 있던 수련 체험을 자신 바깥의 타인과 공유한다. 수련자가 이처럼 "다른 뇌와 통하는" 체험을 겪는 수준은 수련자와 외부 대상이 기 에너지를 통해 공명하는 관계를 형성함에 따라 더욱 깊어간다. 이로써 수련자는 자신이 체득한 지식의 가치를 생활세계에서 입증해간다.

1) 수련 체험: '다른 뇌와 통하기'

수련자는 내면세계에 의식을 집중하는 뇌호흡 명상을 통하여 자신의 자아개념을 더 넓고 크게 확장한다. 이 시기의 수련은 '다른 뇌와 통하기'에 초점이 있다. 합일체험 또는 깨달음의 의식 상태를 체험한 수련자는 '나'와 '남'이 기 에너지를 매개로 하나로 연결된 생명체임을 느낀다. 따라서 자신이 뇌호흡 시간을 통해 발견한 내면의 기쁨과 사랑을 다른 사람과 공유하기 위하여 실천을 한다. 수련자는 여러 가지 방법으로 '배움'의 의미를 생활세계에서 입증해간다.

수련자의 배움의 맥락은 뇌호흡 시간을 넘어 삶의 모든 영역으로 확장된다. 수련자가 자신과 타인이 비록 몸은 분리되어 있으나 기 에너지로는 하나로 연결되어 있다는 자각에 이르면, 지도자와 함께 상호 작용을 할 때뿐만 아니라 언제 어디서나 뇌호흡 수련을 할 수 있는 상태가 된다. 수련자는 자신이 뇌호흡 시간에 배우고 익힌 내용을 부모형제나 주위의 친구들에게도 알려주거나 직접 시범하는 경우가 많다. 수련자가 기 에너지를 송·수신하는 능력이 현저히 커질 때, 이러한 일이 자주 일어난다.

뇌호흡 수련 체험이 깊어갈수록 수련자는 뇌호흡 시간이 아닌 다른 시간과 장소에서도 다른 사람이나 생명체의 기 에너지를 느낄 뿐만 아니라 교류할 수도 있다. 수련자는 의도하지 않은 상태에서 감각을 통해 기 에너지를 느낌으로써 자신의 주위에 있는 사람이나 사물의 정보를 지각하는 경우가 잦다. 수련자의 몸 가까이 반경 약 60cm 정도 범위 안으로 다른 사람이 들어오는 경우를 예로 들면, 기 에너지가 충만한 사람일 때는 "가슴 부근이 몽글몽글하고 벅찬 느낌"을 느끼거나 "동글동글한 작은 공들이 가슴으로 굴러 들어오는 느낌"을 느끼는 등 여러 가지 체험을 한다. 반대로 몸이 아프거나 머리가 아픈 사람일 때는 수련자도 상대방과 같은 증세를 잠시 겪는다.

활공 또는 사랑 나누기는 수련자가 타인의 기 에너지를 지각하도록 하기 위한 의도적인 수련 활동이다. 수련자는 말을 주고받지 않는 상태에서 상대방과 기 에너지로써 교류하는 연습을 한다. 이 과정에서 수련자는 상대방에게 손바닥을 가까이 대거나 마음을 집중하여 기 에너지 상태를 느낀다. 수련자 중에는 상대방의 신체 장기에 어떤 문제가 있고, 근육과 뼈에 어떤 문제가 있는가를 자신의 몸에서 일어나는 반응을 통해 정확하게 파악하는 사람도 있다. 그리고 수준이 올라가면 감각적인 반응을 초월하여 인체투시를 할 수 있는 능력이 생겨서 상대방의 장기나 뇌를 눈을 감고 "볼" 수도 있다.

수련자의 의식수준에 따라 상대방의 기 에너지를 지각하는 경우에 대응하는 반응도 달라진다. 의식수준이 낮은 수련자는 가까이에 기 에너지 상태가 낮은 사람이 있을 때 슬그머니 이동함으로써 상대방으로부터 영향을 받지 않으려 한다. 이와 반대로 높은 상태의 기 에너지를 지니고 있는 사람은 좋아하고 존경한다. 이러한 수련자와 달리, 홍익인간을 자신의 삶의 목표로 삼는 수련자는 능동적으로 힐링을 한다. 수련자 자신도 "가슴이 답답한 느낌"을 느끼거나 "머리 주위로 열이 오르듯이 빙빙 돌고 어지럼증이 일어나는 느낌"을 느낀다. 그러나 피하고 싶은 마음이 일어나더라도 사랑을 베풀기 위해 일부러 상대방에게 더 가까이 다가간다. 수련자는 가만히 손을 대고 상대방의 몸 안으로 기 에너지를 넣어주거나 해당 부위를 손으로 문지르거나 누르거나 비벼서 좋지 못한 기 에너지를 몸 바깥으로 배출시킨다.

힐링을 할 수 있는 능력은 수련자가 기 에너지를 송신하는 능력을 발현하는 과정에서 더불어 발달한다. 수련자는 마음을 집중하여 뇌파를 조절함으로써 자신의 몸을 통로로 삼아 맑고 신선한 기 에너지가 상대방의 몸 안으로 들어가는 조건을 마련한다. 이러한 능력은 뇌 기능이 발달하는 과정에서 수련자가 의도적으로 노력하지 않아도 발현되는 능력으로, 반복적으로 자주 사용할 때 더 커진다(이선화, 2001).

한편, 힐링을 하는 수련자는 상대방이 기뻐하고 즐거워하는 모습을 볼 때 자신이 보람 있는 일을 했다는 느낌을 얻을 수 있다. 즉, 수련자는 남에게 사랑을 베푸는 과정에서 자신도 기쁨을 얻는다는 것을 체험한다. 이러한 기쁨은 수련자가 자기 자신의 뇌를 대상으로 기 에너지를 모을 때와 그 원천이 다르다. 남이 주는 기쁨을 느껴본 수련자는 이러한 기쁨을 다시 얻기 위해 계속 노력한다.

그러나 수련자가 남에게 사랑을 베푸는 일이 생각처럼 쉽지는 않다. 수련자 자신은 먼저 내부에서 일어나는 '귀찮다'는 생각을 떨쳐 내어야 한다. 하지만 사랑을 베풀 대상도 수련자의 호의를 호의로만 받아들이지 않는 경향이 있다. 수련을 하지 않는 사람은 수련자의 의도를 이해하지 못하는 경우가 많다. 그러므로 수련자는 사랑을 실천하려고 시도를 하는 과정에서 마음의 상처를 입기도 한다. 이러한 실천의 과정에서 수련자는 아래와 같은 세 가지 유형으로 사람들이 기 에너지를 교류한다는 점을 파악한다.

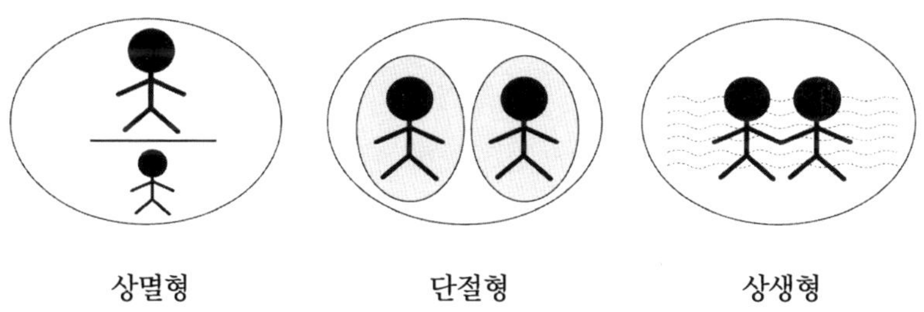

상멸형: 에너지를 뺏고 빼앗기는 방식으로 교류하는 유형
단절형: 에너지 교류를 하지 않는 유형
상생형: 에너지 교류를 원활하게 하는 유형

〈그림 Ⅲ-1〉 기 에너지 교류 유형

먼저, 상멸형이란 상대방을 누르거나 반대로 상대방에게 억압을 받는 것을 당연시하는 불평등한 관계로 교류하는 사람들의 유형이다. 단절형이란 다른 사람과 교류하려는 의사가 전혀 없어서 아무런 대가 없이 선행을 해도 기피하거나 선행 자체를 하지 못하도록 막는 사람들의 유형이다. 상생형이란 쉽게 마음을 열고 다른 사람과 대등한 관계로 교류하는 사람들의 유형이다. 면담 결과에 따르면, 이러한 세 유형의 사람들과 교류를 하는 과정에서 수련자는 자기 자신의 뇌와 교류할 때 겪지 못한 심리적인 갈등을 흔히 체험한다고 한다. 이러한 갈등을 겪는 과정에서 수련자는 남에게 사랑을 베풀기보다 자기 자신을 대상으로 한 수련 체험을 향상하는 데 집중하는 것으로 되돌리는 선택을 하기도 한다.

수련자가 다른 사람과 사랑을 실천하는 행동을 거의 하지 않은 채 뇌호흡 수련 자체에 집중하여 특정한 능력을 발달시키기 위해 노력하는 경우, 지도자는 면담을 하거나 수련 과정에서 홍익인간·이화세계라는 수련 목표를 다시 일깨워주려는 노력을 한다. 수련자는 지도자로부터 "뇌의 가치는 뇌에 담긴 정보의 가치에 달려 있다"거나 "뇌 기능의 발달은 특정한 기법을 연습하는 것과 더불어 목표 자체를 원대하고 바르게 세우는 것을 통해 이루어진다"는 말을 듣는 기회를 가진다. 이러한 기회를 통해 수련자는 다른 사람들과 기 에너지를 교류하는 실천의 과정에서 겪은 어려움을 극복하고 다시 자신의 삶의 목표를 개인적인 차원에서 인류적인 차원으로 확대하여 설정하는 경우가 많다.

수련자는 점차 홍익인간·이화세계를 실현하기 위하여 자신이 무엇을 해야 하는가를 뚜렷하게 지각한다. 뇌호흡 수련을 처음 시작할 당시에는 수련자가 홍익인간·이화세계라는 수련 목표를 지도자로부터 전해 듣더라도 구체적인 실현 방법을 가지지 못한 상태에서 모호하게 이해하는 수밖에 없다. 그러나 다른 사람과 기 에너지 교류를 하는 활동을 통해 상처를 입은 상태에서 다시 홍익인간·이화세계라는 목표를 세우는 단계에서는 자신이 무엇을 어떻게 해야 하는가를 뚜렷하게 지각하는 경우가 대부분이다. 수련자가 목표를 확실하게 정립한다는 점은 수련 활동의 효과를 실질적으로 진작하는 중요한 조건을 갖추는 것이라 볼 수 있다.

수련자는 수련 활동에 적극적으로 몰입하면 할수록 "사랑을 실천하는 일이 쉬워지는 체험"을 겪는 상태가 된다. 특급반 경희의 사례를 살펴보겠다.

⟨6⟩
[행복반 면담. 수련을 마친 경희(고2)와 면담한 내용]

연구자: (……) 니가 사랑을 느꼈다고 했는데, 행동이 그 전과 그 이후가 확 변했니?

경　희: 확……확 변했긴 변했죠! 확이랄까?……글쎄, 그, 음……변했긴 변했는데……내가 달라지니까……아! 그냥 친구들도 더 많아진 거 같나? 음……친구들이 다 좋아해요.

연구자: 아……다 좋아해?

경　희: 네. 그러면서 이런 얘기를 해요……수련하다가 이랬잖아요……사람의 기운을 좋게 하는 말이 있고 나쁘게 하는 말이 있다고요……근데, 이제는 의식이 안 가고,

기분을 좋게 하는 말이 나와요……의식하지 않고 어떤 말을 할 때, 음……그래서 친구들이 어느 순간에 이러는 거예요……니는……(부끄러운 듯이) 아이아이…… 경희는 좋은 말만 해 준다. 이러는 거예요……근데, 그게 거짓이 아닌데……애들은 솔직히, 가들이 그렇잖아요……그러니까 항상, 이런 말 해 줄 수도 있는데…… 나쁜 점도 조금씩 좋게 말해 주니깐, 그래도 자긴 그런가봐요……근데, 내가 난 그 못 느꼈는데……난 좋게 말하는 거 못 느꼈는데……경희, 좋은 말만 이칼 때, 아 지금 내가 애들한테 좋은 말만 해 주는구나 이걸 느끼는 거예요……그러니깐 그 어떤 나쁜 점 느꼈더라도……조끔씩 가에 그걸 변화해서 뭔가 가의 좋은 점으로 생각되는 거 같애요……그래서 말을 해 주게 되고, 가들도 그래 고맙다 이렇게, 힘 다시 내고……그러니깐 가를 통해서 내가 또 기운을 얻게 되는 거죠…… 그니까 가들한테도 고맙죠……그렇게 얘기해 준다는 사실에, 날 이렇게 "따"로 만들지도 않고……이렇게 해 주니까……받아들여 주니까……그래 내 주변에, 내 주변 환경에도 되게 감사해야 돼요!……그니까 내가 바뀌면, 다, 다……다르게 보이는 거 같애요……그건 정말 나쁘게 생각하고 나쁘게 보면, 다 나쁘게 보이고……그게 노래가사도 그렇잖아요……그리고 그게 맞아요……정말 그래야 돼.

위의 사례를 통해 짐작할 수 있듯이, 수련자는 일부러 노력하지 않아도 다른 사람에게 좋은 말과 행동을 하는 습관을 형성한다. 이에 따라 수련자 주변의 사람들도 그 영향을 받아 좋은 말과 행동을 수련자에게 되돌려준다. 수련자는 자신의 주위에 수준 높은 기 에너지가 모일 수 있는 환경적 조건을 스스로 창출하는 것이다.

수련자와 지도자는 '배우는 사람'만 노력하는 것도 아니고 그렇다고 해서 '가르치는 사람'만 노력하는 것도 아닌 상호 노력을 통해 새로운 질서를 창출한다. 수련자는 다른 사람들과 더불어 잘 살기를 추구하는 공동체적인 가치인 홍익인간·이화세계라는 뇌호흡 수련의 목표를 자신의 삶의 목표로 삼는다. 이 과정에서 수련자와 지도자는 "뇌호흡 수련을 배우고 가르치는 사람"으로서 위계적인 관계에서 벗어나 홍익인간·이화세계를 지향하는 정신공동체의 구성원으로서 수평적인 관계를 형성한다.

모든 수련자가 자신의 수련 체험을 실천을 통해 검증하고자 하는 것은 아니다. 그러나 수련자는 뇌호흡 수련 활동을 통한 합일체험을 다른 사람과 함께 공유함으로써 수련과 삶을 통합한다. 이 시기에 수련자는 전 단계에서 지도자가 보유하는 뇌호흡 수련의 이론과 방법 체계를 터득하는 데 초점을 맞추는 것과 달리, 자신의 실천 행동을 통해 뇌호흡 수련 체험을 다른 사람과 공유해 나가는 데 초점을 맞춘다. 이러한 과정은 실용주의(pragmatism)를 강조하는 듀이(J. Dewey)와 로티(R. Rorty)가 인식에서의 실천을 통해 지식을 검증하는 방식과 일맥상통하는 측면이 있다. 그러나 듀이가 이론적인 체험을 위주로 하는 교육을 통해 지식을 검증하고자 한 반면, 뇌호흡 수련의 전통은 몸을 움직이는 구체적인 체험을 다른 사람과 공유하는 활동을 통해 지식을 검증하고자 한다는 점에서 차이가 난다고 하겠다.

2) 관계 체험: '공명'

수련자와 지도자는 시간이 지날수록 기 에너지를 매개로 더 원활한 교류를 하는 단계에 이른다. 수련자는 능동적인 태도로 자신의 내면세계를 탐색하는 뇌호흡 수련 활동의 주체가 되고, 지도자는 내면 세계를 탐색하는 수련자를 안내하고 보호하는 본연의 역할에 집중한다. 지도자와 유기적으로 협동하면서 뇌호흡 수련을 하는 과정에서, 수련자는 자신과 지도자가 하나의 유기체를 이룬 것과 같은 일치감을 느끼는 단계에 이른다. 이를 통하여 수련자는 기 에너지로 지도자와 물리적인 공명을 할 뿐만 아니라 지도자가 추구하는 정신계와도 공명한다.

뇌호흡 수련 과정에서 수련자의 공명 능력은 점차 향상된다. 주파수가 일치하는 두 소리굽쇠가 서로 공명하듯이, 뇌 기능이 발달한 수련자는 자신의 주위에 있는 다른 사람이나 사물의 고유한 진동을 자신의 진동에 조율하는 능력을 발현한다. 이러한 공명 능력은 뇌호흡 수련 집단에서 지도자의 '에너지 장'을 체험하고 '하나가 되는 장'을 함께 구성함에 따라 더욱 커진다.[57]

수련자는 지도자와 직접 만나고 상호 작용을 하는 과정에서 지도자의 독특한 개성을 대체로 정확하게 파악하고 그에 부응하여 행동한다.

---

[57] '에너지 장'은 내부자들이 쓰는 표현을 차용하여 변화시킨 것이고, '하나가 되는 장'은 새로 명명한 것이다. 에너지 장은 기 에너지가 미치는 범위와 크기와 결을 포괄적으로 가리키기 위해 만든 개념이다. 따라서 주로 공간적인 측면과 관련이 있다. 이와 달리, 하나가 되는 장은 수련자와 지도자가 상호 작용을 통해 심리적인 일치감을 느끼는 순간을 가리키기 위해 만든 개념이다. 따라서 시공간을 망라한다고 할 수 있다.

뇌호흡 수련을 시작한 입문기부터 수련자와 지도자는 상호 작용을 거듭한다. 만남을 통해 수련자는 지도자가 하는 말이나 행동과 같은 가시적인 매체는 물론 기 에너지라는 비가시적인 매체에 반복적으로 접하는 기회를 갖는다. 이 과정에서 수련자는 지도자의 에너지 장을 감각적으로 지각하는 능력을 향상한다.

뇌호흡 시간을 통해 수련자는 지도자의 에너지 장을 통찰한다. 수련자는 비록 말로 정확하게 표현하지는 못하더라도 지도자의 기 에너지가 미치는 범위와 크기와 결을 감각적으로 지각할 수 있는 경우가 많다. 예컨대, 에너지 장이 약하고 어두운 지도자와 강하고 밝은 지도자는 눈빛과 표정만 보더라도 차이가 있다.

에너지 장은 주로 심리적 상태와 밀접한 관계가 있다. 수련 지도 경력이 짧아서 수련자가 갑작스럽게 울거나 수련장 바깥으로 말도 하지 않고 슬그머니 나가버리는 사태와 같은 상황에 대처하는 능력이 거의 없는 지도자나 수련 체험을 전달하는 교수적 지식이 부족한 지도자는 수련자와 만나기 전에 '예상할 수 없는 사태가 벌어질 경우에 어떻게 대처해야 할 것인가'라는 문제와 관련하여 조바심을 갖는 경향이 있다. 그리고 기 에너지 상태가 좋지 않은 상태로 들어간 지도자는 신체적으로 악조건에 처한다. 이러한 지도자는 수련자와 만날 때 기쁜 감정이 일어나기 어렵다. 따라서 에너지 장이 약하고 어둡다. 그러나 지도자가 심리적인 안정과 자신감을 가지면 에너지 장이 강하고 밝은 쪽으로 변화한다.[58]

---

58) 에너지 장은 모든 사람에게 있는 생체 에너지, 즉 '오라'와 유사하게 보이기 쉽다. 그러나 이 개념은 '배우고 가르치는' 활동을 하는 상황에서 '가르치는 사람'으로서 지도자가 '배우는 사람'인 수련자에게 직접적인 영향력을 미치는 정도를 가리키기 위한 것임을 밝혀 둔다.

한편, 수련자는 구체적인 행동을 통해 지도자의 에너지 장을 파악한다. 수련자는 자신의 행동을 지도자가 세세하게 파악하고 있는가의 여부를 감각적인 느낌과 지도자의 구체적인 반응을 단서로 하여 지각한다. 그리고 에너지 장이 약하고 어두운 지도자와 에너지 장이 강하고 밝은 지도자를 무의식적으로 다르게 대하기 시작한다. 즉, 에너지 장이 약하고 어두운 지도자에게는 "까부는 짓"을 하거나 "말을 듣지 않는" 행동을 하고, 에너지 장이 강하고 밝은 지도자에게는 금방 협조적인 말과 행동을 하기 시작하는 것을 관찰할 수 있다.

에너지 장이 강하고 밝은 지도자는 수련자에게 의도적으로 또는 무의도적으로 영향을 미친다. 수련자가 생각하기에 지도자가 모르고 지나쳤다고 판단한 일도 에너지 장이 강하고 밝은 지도자는 파악하고 있는 경우가 대부분이다. 지도자가 못 본 척하다가 적당한 시기에 은밀하게 수련자에게 말을 해 준다. 이러한 상황에 접한 수련자는 지도자를 함부로 대하지 못한다. 한편, 수련자는 자신을 편애하는 것도 아니고 외모적으로 빼어나지 않은 지도자임에도 불구하고 공연히 끌리는 마음이 드는 체험을 겪기도 한다. 이러한 지도자와 함께 수련 활동을 하는 수련자는 더 쉽게 마음을 열고 적극적으로 협동을 하는 경향이 있다. 따라서 내부의식으로 내려갈 수 있는 능력을 터득하는 데 드는 시간은 줄어드는 반면 수련의 심도는 깊어진다.

수련자와 지도자의 관계를 다른 사람들의 관계에 빗대어 본다면, 탐색 활동을 주로 하는 입문기에는 피권력자와 권력자의 관계에 견줄 수 있고, 신뢰 관계를 형성하는 체득기에는 동등하게 거래를 주고받는 수요자와 공급자의 관계에 견줄 수 있으며, 수련자가 능동적으로 뇌호흡 수련을 하는 주체가 되는 검증기에는 운동선수와 코치의 관계에 견주어 볼 수 있다. 이를 도식화하면 아래의 〈그림 Ⅲ-2〉와 같이 나타낼 수 있다.

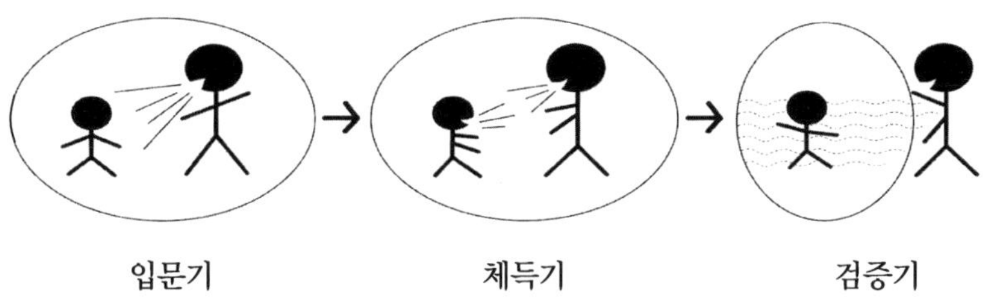

〈그림 Ⅲ-2〉 수련자-지도자 상호 작용 방식의 단계별 변화

입문기 때는 수련자가 지도자에게 따라주었다면, 수련자가 자신의 내면세계를 스스로 탐구하는 체득기에 이르면 지도자가 수련자에게 따라주는 변화가 일어난다. 눈을 감고 집중과 상상을 할 때, 수련자는 자신의 내면세계를 더 깊고 자세하게 알기가 두렵기도 하지만 한편으로는 알고 싶은 상반된 생각을 갖기도 한다. 수련자가 지도자를 신뢰하는 상황에서 지도자가 의성어와 의태어를 풍부하게 활용하여 눈으로 보고 귀로 듣듯이 생생한 상황 설정을 해 주면, 수련자는 훨씬 쉽고 빠르게 내면세계에 몰입할 수 있다. 그러므로 하나가 되는 장은 수련자와 지도자의 긍정적인 노력이 일정한 임계치를 넘는 순간 갑작스럽게 출현한다.[59]

하나가 되는 장은 상호 작용을 통해 공환에 이르는 이상적인 상황

---

[59] 임계치는 물이 끓기 전에 섭씨 100도에 이르도록 계속 열 에너지를 가해야 하듯이, 어떤 현상이 구체적으로 출현하기 위해 필수적으로 요구하는 에너지 총량을 가리킨다. 임계치 개념은 일본 원숭이 집단의 공명 현상 연구에서 문화전파를 설명하는 중요한 개념으로 사용된 바 있다(후나이 유키오/김장일 역, 1996).

이다. 수련자와 지도자는 유기적인 기 에너지 교류 과정을 통해 각자
가 자신의 역할을 통해 공동의 목표를 함께 추구하는 기쁨을 누리는
하나가 되는 장을 구성해 냄으로써 개인 내적인 합일체험을 개인 외
적인 인간관계에서 실현한다.

하나가 되는 장을 구성할 수 있는 수련자와 지도자는 공식적인 역할
관계를 수행하면서도 비공식적인 친밀한 관계를 더욱 발달시킨다. 수련
자는 지도자를 신뢰하는 단계에서 사랑하는 단계로 넘어간다. 이러한 과
정에서 수련자는 다른 사람과 함께 있으면서도 마음을 완전히 놓을 수
있는 평온한 감정 상태에 이르게 된다. 수련자의 몸 상태가 달라짐에 따
라 수련 체험은 더욱 깊어진다. 따라서 수련자는 뇌호흡 수련의 핵심인
합일체험을 지도자와 함께 공유하는 단계에 이른다.

〈7〉
[푸른반 뇌호흡 시간 참여관찰 중. 명상을 마친 후 둥그런 원을 그리
고 앉아 나눔을 하는 중]

지도자: (수련자 전체에게) 보이는 눈으로는 안 보이지만! 보이
　　　　지? 마음이 있지?
영　진: 선생님 그리고 저요. 선생님 아까 예뻤어요.
지도자: 응?
영　진: 선생님 마음이요.
지도자: 선생님 마음이 어떻게 보여?
민　철: [다 보여, 다 보여.
민　지: 선생님, 예뻐요.
영　수: 선생님의 뇌가 보여요. 선생님의 마음이요[

지도자: [선생님 마음은?

민　지: [선생님 예뻐요.

지도자: 응?

영　수: 선생님 마음이요.

지도자: 예뻐? 민지 마음이 선생님보다 [더 만 배로 예뻐.

영　수: [네.

민　지: 황금꽃이 보여요. 선생님 얼굴에(손을 얼굴에 올려 원을
　　　　그리며) 여기 쫙.

민　철: (선생님 얼굴을 보면서) 감동했다, 선생님!

지도자: 어, 감동했지. 어머, 그 마음도 봤구나 우리 민철이가, 어
　　　　선생님 감동한 마음을 [보았네? 우와.

민　지: [선생님, 선생님 황금색 왕관 쓴 거 같아요.

지도자: 어 근데 (민지가 몸을 움직이자) 선생님은 민지 바르게
　　　　자세 안 하는 마음이 다 보여. 어떡하지?

민　철: 아, 배고파요 선생님.

지도자: 어, 자 그래서 응, 영진이 말만 듣고 이제 수련하자~!

영　진: 선생님이요 금메달 딴 거 같아요.

지도자: 어? 고마워 [영진아.

영　수: [선생님요.

지도자: (활짝 웃으면서) 선생님은 그 맛에 [산단다.

수련자: [(모두 크게 소리 내며 웃는다.)

　　수련자와 지도자가 하나가 되는 장을 구성함으로써 합일체험에 이
르는 순간은 시간적으로 매우 짧은 경우가 많다. 그러나 이 체험을
겪은 수련자와 지도자는 공통적으로 표정과 자세와 같은 외적인 변
화를 통해 내면에서 일어난 변화를 표출한다. 수련자의 눈동자는 활

짝 열려 아름다운 빛을 발하고 척추가 바르게 펴져 몸이 편안하고 당당하게 변한다. 그리고 가슴 부위가 시원하거나 따뜻하거나 포근하다는 등 여러 가지 체험을 한다. 이러한 체험을 겪은 수련자는 지도자에게 신뢰와 사랑의 눈길을 보낸다. 이러한 수련자의 마음을 지도자는 곧바로 지각할 수 있다. 이명숙 교사를 그 느낌을 이렇게 말하고 있다.

〈8〉

[면담 내용, 이명숙 교사의 집에서 방문하여 면담하는 중]

이명숙: (……)좋아하는 느낌이 다 느껴져요, 다, 지금. 그 애들이 보면 굉장히 저를 좋아하는 게 막 와요, 새로운 선생님이 잖아요, 자기네들이 접해보지 못한. 그러니까 참 좋아하는 게 보여요. 그래서 저도 막 가슴이 두근두근 거리고 그러거든요? 그 아이들 만날 때 그게 좋아요.

이처럼 지도자와 수련자가 서로 마음을 열고 하나가 되는 장을 빠른 기간 안에 구성할 수도 있지만 그렇지 못하는 경우가 더 많다. 특히 수련자가 성장 과정에서 애착 관계를 맺는 데 실패했다든지 어떤 놀이나 게임에 집중할 때마다 부모나 주 양육자로부터 방해를 자주 받은 경우에 주로 많이 나타난다. 양육 방식의 차이에 따라 수련자가 다른 사람과 신뢰 관계를 형성하는 능력과 뇌호흡 수련 과정에서 순간적으로 집중을 깊게 할 수 있는 능력이 발현하는 시기 차이가 심하게 벌어지는 경향이 있다. 그리고 이러한 능력 차이는 수련자가 합일체험을 통해 뇌 기능의 통합이라는 목표에 도달하는 과정에 큰 영향을 미친다(이선화, 2001).

검증기의 특징을 요약하면, 이 시기의 수련자는 자신이 배운 내용을 타인과 공유하고, 수련을 통해 얻은 공명 능력에 의해 능동적인 실천을 할 수 있게 된다. 이를 통해 수련자와 지도자는 '배움'을 위한 수직적인 관계에서 '실천'을 함께하는 수평적인 관계로 발전한다. 뇌호흡 수련을 전경으로 할 때, 수련자가 지도자와 함께 체험 수준에 따라 새로운 관계를 맺고 그 관계를 발달시키는 과정은 수련자가 뇌호흡 수련 체험의 향상을 이루는 과정이다. 뇌 과학을 전경으로 할 때, 이 과정은 뇌세포 조직을 건강하게 만들고 뇌의 구조를 바로잡으며 뇌의 각 부분의 기능을 하나로 통합하는 체계적인 뇌 개발 과정이다. 또 '배우고-가르치는' 활동을 전경으로 할 때는, 수련자와 지도자가 총체적이고 공환적인 관계를 맺음으로써 뇌호흡 수련의 의미를 생활세계에서 실현하는 과정이다.

이상을 요약하면, 수련자는 지도자와 상호 작용을 하는 과정에서 기 에너지를 교류하는 능력의 단계적인 향상 체험을 겪는다. 수련자는 [입문기]-[체득기]-[검증기]로 구분할 수 있는 수련 단계를 거치는 과정에서 뇌호흡이라는 소재가 제공하는 수련 체험과 이를 배우고 가르치기 위한 활동이 제공하는 관계 체험의 질적인 변화를 겪는다. 입문기에는 '뇌 느끼기'와 '탐색'을 주로 겪고 체득기에는 '뇌와 통하기'와 '신뢰'를 겪으며 검증기에는 '다른 뇌와 통하기'와 '공명'을 겪는다. 수련자는 자신의 몸과 마음과 정신의 변화를 사실적으로 겪고 자신의 몸 바깥에 있는 지도자나 다른 사물과 기 에너지를 교류하는 능력의 단계적인 향상을 체험한다. 이를 통하여 수련자는 뇌호흡 수련을 통해 지도자와 함께 공환에 이르는 체험을 겪는다.

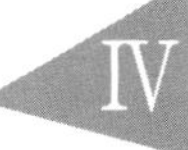

뇌호흡 수련의 교육적 특질

뇌호흡을 '배우고 가르친다'는 것은 무엇을 어떻게 하는 것인가? 수련자와 지도자는 상호 작용을 처음 시작할 때부터 공식적으로 '배우는 사람'과 '가르치는 사람'으로서 관계를 맺는다. 이들의 상호 작용은 단지 공식적으로 가르치고 배우는 관계를 맺은 사람들이 공동의 활동을 함께하는 수준에 머무를 수밖에 없다. 그러나 이들은 뇌호흡 시간을 통해 직접적인 상호 작용을 반복하는 과정에서 모종의 암묵적 또는 명시적 절차와 방식과 태도 등에 관한 합의를 창출한다. '뇌호흡을 배우고 가르친다'는 것은 고유한 체험과 더불어 이러한 합의와 밀접한 관련이 있다.

수련자가 뇌호흡 수련 단계를 거치는 과정에는 지도자와 상호 작용을 통해 '배우고 가르친다'는 의미를 구체적으로 이해하는 과정이 병존한다. 수련자와 지도자는 배우고 가르치는 관계를 해체하지 않는 한 상호 작용을 통하여 공동의 활동을 거듭한다. 수련자와 지도자가 공동으로 하는 활동은 기본적으로 수련자가 뇌호흡 수련 체험을 단계적으로 향상하는 데 목표를 둔다. 수련자가 활동의 목표를 지각하지 못하는 것과 달리, 지도자는 활동의 목표를 분명하게 지각한다. 그러나 활동의 목표를 지각하든 못하든, 수련자는 지도자와 함께 뇌호흡 시간에 여러 가지 활동을 하면서 뇌호흡 수련의 이론과 방법 체계를 몸으로 터득한다. 따라서 '배우고 가르친다'는 의미를 이해하려면 뇌호흡 수련 단계를 거치는 과정에서 수련자와 지도자가 무엇을 주제로 어떤 과정을 거쳐 공환적인 상호 작용을 하는가를 파악해야 할 것이다.

이를 위하여 Ⅱ장에서 기술한 수련 맥락과 Ⅲ장에서 기술한 수련 단계를 수련자와 지도자의 상호 작용을 전경에 놓고 다시 전체적으로 살펴보면, 몇 가지 특질이 반복적으로 나타나는 것을 발견할 수 있다. 그중에서 특히 집중적으로 나타나는 것은 '주체성', '통합성', '전환성'이라는 이름으로 구분할 수 있는 세 가지 특질이다. 주체성은 수련자가 '배우고 가르치는' 활동에 임하는 태도와 관련이 있다. 통합성은 수련자가 뇌호흡이라는 특정한 소재를 지도자와 함께 '배우고 익히는' 활동과 그 활동의 방법에 관한 것이다. 전환성은 수련자가 '배우고 가르치는' 활동에서 얻은 '배움'을 '배우고 가르치는' 활동을 포함한 자신의 '삶' 전체와 관련짓는 방식에 관한 것이다.[60]

이제 수련자와 지도자가 주체성, 통합성, 전환성을 중심으로 총체적이고 공환적인 상호 작용에 어떻게 이르는가를 살펴보기로 하겠다.[61]

---

[60] 이 세 가지 특질은 원 자료를 반복적으로 분석하는 과정에서 추출한 것이다. 사변적인 접근 방식을 통해 교육의 눈으로 교육의 개념을 발견하고자 한 양미경(1992)은 이 세 가지 특질과 유사한 개념인 '주체성', '구조성', '반성성'을 제시한 바 있다. 여기서 제시하는 세 가지 특질이 기존의 연구 결과를 검토하지 않은 상태에서 추출한 것임에도 불구하고 일부 유사점이 있다는 것은 매우 고무적이다.

[61] 각각의 뇌호흡 수련 집단에 따라 '배우고 가르친다'는 것의 의미 규정이 달라질 것이다. 보통수련 단계를 예로 들면, 이명숙 교사가 지도하는 푸른반과 기쁜반에서도 수련 방식이나 상호 작용 방식의 차이가 나타난다. 이러한 차이는 특별수련 단계인 사랑반과 행복반의 경우에도 마찬가지이다. 그러나 여기서 제시하는 세 가지 특질

1. 주체성

수련자는 뇌호흡 시간에 지도자와 상호 작용을 하는 과정에서 활동의 주체로서 성장한다. 지도자는 수련자가 자신이 제시하는 활동에 참여하고 협동할 수 있도록 만든다. 그리고 때가 되면 수련자 스스로 수련 활동을 할 수 있도록 돕는다. 이러한 과정을 거쳐 수련자는 서서히 뇌호흡을 배우고 익히는 학습의 주체가 된다.

1) 내용: 주체 의식 발달

뇌호흡 수련의 핵심은 수련자의 내향적인 체험의 향상에 있다. 이러한 체험의 주체는 수련자 자신이므로 수련자가 '배움'의 주체가 되지 않으면 뇌호흡 수련 체험도 실질적으로 불가능하다. 그러나 아동과 청소년 수련자는 부모의 권유에 따라 뇌호흡 수련을 시작하는 경우가 대부분이다. Ⅲ장에서 살펴본 바와 같이, 이들은 지도자와 함께 의사소통을 적극적으로 하는 경우도 있지만 단지 몸을 같은 시공간 안에 두고 있을 뿐 의사소통 과정에 참여하지 않는 경우도 있다. 지도자는 수련자의 체험 향상을 위해 도움을 주는 부수적인 위치에 있을 수밖에 없다. 지도자는 수련자의 자세나 표정을 통해 체험의 깊이를 미루어 짐작할 수는 있으되 체험 과정을 수련자와 함께할 수가 없기 때문이다. 따라서 뇌호흡을 배우고 가르치는 활동은 수련자가 자신의 내면을 향하여 시선을 돌리고 이를 통하여 새로운 체험을 얻는 주체가 될 수 있게 하는 데 일차적인 목표를 둔다.

은 집단이나 수련 단계의 특성에 별다른 영향을 받지 않는 상호 작용의 특질을 유형화한 결과이다.

수련자는 여러 가지 활동과 관계를 통해 뇌호흡 수련 체험을 단계적으로 향상한다. 마찬가지로, 지도자도 수련자가 뇌호흡 수련 능력을 얻도록 돕는 과정에서 뇌호흡 수련 지도에 관한 체험을 향상하는 기회를 갖는다. 수련자와 지도자는 시작 단계부터 뇌호흡 수련 체험이라는 목표를 향하여 원활하게 협동하는 것이 아니다. 이들은 여러 가지 상호 작용을 거듭한 결과로 협동에 이른다. 특히 뇌호흡 수련을 처음 시작하는 초기 단계에 지도자가 수련자에게 뇌호흡 수련을 가르치고 배우는 상호 작용 방식의 특징을 이해시키기 위해 구체적인 노력을 기울이는 것을 관찰할 수 있다.

입문기에 수련자는 지도자와 함께 의사소통 활동을 시작한다. 수련자 중에는 지도자와 의사소통을 원활하게 할 수 있는 수련자도 있고, 그렇지 못한 수련자도 있다. 수련자가 수련 체험을 겪으려면 지도자가 주도하는 의사소통 과정에 일단 참여해야만 한다. 지도자는 수련자가 의사소통에 참여할 수 있도록 구체적인 처방을 한다. 시간이 지날수록 대다수 수련자는 점차 자발적으로 지도자가 주도하는 의사소통 활동에 참여한다.

지도자와 달리, 뇌호흡 수련을 처음 시작하는 수련자는 뇌호흡 수련에 관한 지식이나 구체적인 방법을 알지 못하는 상태이다. 아울러 지도자와 어떤 방식으로 상호 작용을 하는 것이 적합한가를 판단하는 참조틀도 없는 경우가 대부분이다. 수련자가 내부의식을 통해 자신의 내면세계를 탐구하려면 뇌호흡 수련과 직접적으로 관련된 의사소통 과정에 참여해야 한다. 그러나 수련자와 지도자는 의사소통 과정에서 여러 가지 해결해야 할 개인적·구조적 문제를 가지고 있다. 개인적인 측면에서 볼 때, 수련자와 지도자가 자신의 역할을 지각하는 정도는 크게 다르다. 또, 구조적인 측면에서 보면 배우고 가르치는 의사소통은 권력적 관계(power relationship)의 틀을 가질 수밖에 없다. 왜냐하면 배우고 가르치는 사람은 지식수준의 차이가 날 수밖에 없으므로 필연적으로 위계적인 관계에 있게 되기 때문이다.

자세히 말하면, 수련 초기에 수련자와 지도자는 각자의 역할에 관한 자각 정도가 다르다. 지도자는 자신이 수행해야 할 역할이 무엇인가를 분명하게 지각한다. 지도자는 수련자와 만나 뇌호흡 수련을 하기 전에 미리 '어떤 종류의 활동을 어떤 수준까지 할 것인가' 하는 활동계획안을 미리 짜고 적절한 수련 자료를 구하는 등 준비를 갖춘다. 그리고 뇌호흡 시간을 마친 후에도 상황에 따라 개인면담을 하는 등 자신의 역할에 따른 책임을 다하기 위해 구체적으로 행위를 한다. 그러나 수련자는 지도자와 함께 무엇을 어떻게 해야 하는지 잘 모르는 상태에서 지도자와 만난다. 아동과 청소년 수련자들은 대부분 부모가 "해 보라고 하니까 그냥 하는" 경우가 대부분이다. 따라서 자신이 "뇌호흡 수련을 배우러 왔다"는 사실은 알지만 뇌호흡 수련을 왜 "배우려 하는지"에 관하여 체계적인 질문을 해 본 적이 없는 수련자가 많다. 따라서 수련자는 지도자가 주도하는 활동에 주로 청자로서 참여하거나 아예 말이나 행동을 해석하고자 하는 의지를 내지 않는 비참여 행동을 하기도 한다.

한편, 수련자와 지도자의 권력적 관계는 가르치고 배우는 의사소통 방식의 성격에서 기인한다. 협동을 필요로 하는 상호 작용이 거의 그러하듯이, 뇌호흡을 배우고 가르치기 위한 수련자와 지도자의 상호 작용에서도 언어적인 의사소통을 원활하게 할 수 있는 상황일 때 상호 작용의 수준도 향상한다. 그런데 의사소통 과정에서 지도자는 수

련자와 비교할 수 없을 정도로 큰 권한을 행사할 수 있다. 즉, 수련
자에게 발화할 수 있는 기회를 배분하고 상황 변화를 주도하며 뇌호
흡 시간을 시작하고 끝내는 것과 같은 여러 가지 권한이다. 지도자는
수련자가 궁극적으로 목표한 체험에 이를 수 있도록 돕기 위하여 이
러한 권한을 행사한다. 따라서 지도자가 아무리 많은 권한을 행사한
다 할지라도 그 권한은 자신을 위한 것이 아니라 수련자를 위한 것
이다. 그러나 수련자는 지도자가 하는 말이나 행위가 자신을 향한 것
임을 즉각적으로 이해하지 못한다.[62] 지도자가 주도하는 의사소통
상황에서 수련자가 적극적으로 참여하고자 하는 의지를 내기는 어려
울 수밖에 없다. 수련자가 준비도를 빠르게 파악하고 의사소통 과정
에 초대하는 능력이 높은 지도자와 상호 작용을 하는 경우는 그렇지
못한 지도자와 상호 작용을 하는 경우에 비하여 더 쉽고 효과적으로
의사소통을 할 수 있다.

그러나 수련자가 지도자가 주도하는 의사소통 활동에 참여하는 것
이 뇌호흡 수련 체험 자체를 보장해 주는 것은 아니다. 수련자가 뇌
호흡 수련 체험을 통해 자신의 내면세계를 발견하려면 일단 지도자
에게 수동적으로 이끌려 다니는 상태에서 벗어나야 한다. 왜냐하면
뇌호흡 명상처럼 자신의 내면세계와 관련된 활동은 객관적인 활동의
지표가 없기 때문이다. 만약 수련자가 능동적으로 활동을 하지 않을
경우라면 지도자가 도와줄 수 있는 방법이 거의 없다. 그러므로 비록
상호 작용의 형식은 지도자가 주도하는 형식을 그대로 따를 수밖에

---

62) 일반적으로 '배우는 사람'은 '가르치는 사람'이 하는 말을 듣는 '청
    자(hearer)'이지만 사실상 그 말의 '목표자(addressee)'이다. 그러나
    이 입장이 언제나 일치하지는 않아서, 청자의 입장에만 있을 뿐 목
    표자이기도 하다는 점을 지각하지 못할 경우도 많다.

없다 할지라도 상호 작용의 방식만큼은 수련자 스스로 목표를 세우고 기대와 요구를 지도자와 협상하면서 활동의 주체가 되도록 하는 것이 필요하다.

이를 위해 체득기에는 주로 수련자의 주체 의식을 성장시키는 활동이 주로 이루어진다. 수련자 중에는 지도자와 명시적이거나 암묵적인 협상을 하면서 공동 활동을 능동적으로 하는 수련자가 있는가 하면, 수동적으로 지도자가 이끄는 대로 따르기만 하는 수련자도 있다. 그러므로 지도자는 수련자에게 자신의 기대와 요구를 전달하는 과정을 통해 수련자가 공동 활동의 주체임을 자각할 수 있도록 돕는다. 수련자가 지도자의 기대와 요구를 해석하고 부응하는 행동을 할 수 있을 때, 협동을 통해 '배우고-가르치는' 총체적인 상호 작용이 가능하다.

검증기에 이르면 수련자의 주체 의식이 성장하여, 인격을 가진 존재라는 측면에서 동일한 위치로 마주 선다. 수련자는 구체적인 실천을 통해 자기 자신에 관한 새로운 앎을 단계적으로 얻는다. 체득기를 통해 자기 자신의 내면세계를 체계적으로 관찰하는 활동을 한 수련자는 점차 기 에너지의 교류라는 관점에서 자신과 세상을 해석하는 틀을 새롭게 발달시킨다. 그리고 뇌호흡 수련 체험을 통해 얻은 사랑이나 기쁨 같은 자기 자신에 관한 주관적이고 사실적인 지식을 다른 사람들과 함께 공유하고자 노력한다. 수련자와 지도자는 유기적으로 협동하면서 '배우고-가르치는' 총체적 상호 작용의 단계에 이르고, 나아가 실천을 통해 자기 자신을 더 구체적으로 '배우는' 체험과 '가르치는 것을 배우는 체험'을 하는 동반자적인 관계를 발전시킴으로써 공환적인 상호 작용의 단계에 이른다.

수련자와 지도자는 뇌호흡 수련에 관한 수련자의 '배움'을 목표로 공동으로 협력하는 과정에서 각각 다른 '배움'을 향상할 기회를 갖는다. 수련자는 지도자와 함께 상호 작용을 하는 과정에서 단계적인 주체 의식의 성장과 스스로 뇌호흡 수련 체험을 얻기 위한 활동을 할 수 있는 능력을 얻는다. 이 과정에서 지도자도 뇌호흡 수련을 지도하는 활동에 관한 능력을 향상한다. 지도자는 수련자가 뇌호흡 수련 체험을 겪는 것과 달리, 수련자가 뇌호흡 수련 체험을 제대로 할 수 있도록 이끌어주고 체험을 겪는 상황에서 보호하는 것과 같은 활동을 통해 다른 사람을 지도하는 체험을 단계적으로 향상한다. 이와 같이, 수련자와 지도자는 뇌호흡을 소재로 상호 작용을 하는 과정에서 종류가 다르기는 하지만 공통적으로 체험의 향상을 겪는다.

가르치는 입장에 있는 사람이라면 누구든지 배우는 사람이 학습의 주체가 되도록 이끌어주고자 한다. 그러나 이 일이 생각처럼 쉬운 일만은 아니다. 푸른반 수련자의 부모이자 현직 초등학교 교사인 김영미 씨는 이명숙 교사가 수련자들과 함께 여러 가지 활동을 함께하는 모습에 관하여 "나는 도저히 흉내를 낼 수 없을 정도로 온몸을 던져서 가르친다"고 평가한다. 그러나 이명숙 교사 본인은 시범을 보이거나 목소리를 크게 내는 활동보다 "아이들하고 통하지 않는 것이 힘들다"고 말한다.

지도자가 뇌호흡 수련 초기부터 그 이후 단계에 이르기까지 수련자의 주체 의식 발달을 위하여 단계적으로 노력을 기울인다는 점은 뇌호흡을 배우고 가르치는 과정을 다른 활동의 과정과 구분할 수 있는 중요한 변인이라고 할 수 있을 것이다. 이명숙 교사의 사례를 보면, 지도자는 고유한 참조틀에 근거하여 자신의 지도 행위를 조직하는 것으로 보인다.

  지도자가 자신의 행위를 조직하는 고유한 참조틀을 가지는 과정은
지도자 자신의 뇌호흡 수련 체험과 밀접한 관계가 있을 것으로 보인다.
뇌호흡 시간과 같이 수련자를 마주 대하는 상황에서, 지도자는 가르치
는 사람의 위치에 있다. 그러나 뇌호흡 수련 공동체 안에서는 다른 지
도자로부터 배우는 사람의 위치에 있는 경우가 많다. 따라서 지도자가
뇌호흡 시간에 수련자와 함께하는 행위는 배우는 사람의 위치에서 다
른 사람이 시범하는 것을 보고 익힌 후 적용하는 것일 수가 있고, 자신
이 수련자의 상황에 맞추어 창조적으로 변형한 것이 대부분일 것이라
고 짐작할 수 있다. 이명숙 교사의 경우는 자신이 다른 수련자에게 뇌
호흡 수련을 지도하는 과정을 뇌호흡 수련 과정의 일부, 즉 '공부'로 파
악하고 있다.

〈9〉
[면담 내용. 푸른반 5차 뇌호흡 시간 참여관찰 후 이명숙 교사와 면
담하는 중]

이명숙: 애들이, 뇌호흡 하기 전에 워낙에 좀 방치한 아이들이잖
        아요. 인제 부모가 직장인이고 이러니까……누구 간섭을
        받지 않는 아이들이었기 때문에……인제……제가 고민을
        했었어요. 과연 제가 정말로 아이들한테 자유를 주는가,
        제 수업에서……그 생각을 했거든요? 그래서 애들을 통
        해서 정말 진정 자유를 줄 수 있는 수업이 어떤 것인가
        를 공부를 할 수 있을 것 같애요.

이명숙 교사가 뇌호흡 수련 과정을 자신의 공부로 파악한다는 점
은 수련자와 가르치고 배우는 관계를 맺고 공식적인 상호 작용을 하
는 수준에 머무르지 않고 공환적인 상호 작용을 할 수 있는 단계까
지 올라갈 수 있도록 여러 가지 구체적인 노력을 시도하는 중요한
원인이라고 판단할 수 있다. 이를 확대하면, 가르치는 입장에 서는
사람들이 교직을 어떻게 인식하는가에 따라 배우는 입장에 서는 사
람들과 상호 작용하는 방식도 다르다고 추측해 볼 수 있다.

2) 방법: '참여'와 '협동'

수련자는 지도자와 여러 가지 복잡한 상호 작용을 거치는 과정에
서 단계적으로 뇌호흡 수련 활동의 주체가 된다. 수련자와 지도자의
상호 작용은 입문기에서 체득기로 전이되는 과정에서 초점이 달라진
다. 수련 초기인 입문기에는 지도자가 주도하는 의사소통 활동에 수
련자가 자발적으로 참여하는 것이 핵심이다. 그러나 체득기에는 수련
자의 자발적인 의사소통 참여를 토대로 원활한 협동을 통해 체험을
향상하는 것이 핵심이 된다. 지도자는 수련자의 참여와 협동을 이끌
어내기 위하여 단계 별로 여러 가지 전략을 구사한다.

(1) '참여' 전략

입문기에는 수련자가 의사소통 활동에 참여하게 만드는 것이 핵심
이다. 이를 위하여 지도자는 '준비도 점검하기', '동기유발', '활동계획
안의 변경' 같은 전략을 활용한다.[63]

---

63) 군사용어인 '전략(strategy)'은 뇌호흡 수련 현상을 가리키기에 의미

첫 번째로, 입문기 수련자는 의사소통 활동에 참여하기 위한 준비도가 낮을 수 있다. 나이가 어린 수련자는 문법적인 언어 능력이 덜 발달하여 지도자가 하는 말의 사전적 의미를 이해하지 못하기도 한다. 다음으로, 수련자가 불안한 마음을 가진 경우에는 말소리를 잘못 알아듣거나 제대로 듣는다 해도 말뜻을 해석할 만한 여유를 갖지 못할 수도 있다. 한편, 수련자가 지도자에게 집중하려는 의지를 내지 않을 때는 지도자의 행동이나 말소리에 주목하지 않아서 의사소통 활동 자체가 성립되지 않는다. 따라서 지도자는 수련자가 가진 언어적, 심리적 문제를 해결하고 의사소통 활동에 참여하려는 동기를 낼 수 있도록 먼저 준비도를 점검한다.

지도자가 수련자의 준비도를 점검하기 위해 쓰는 방법에는 대표적으로 '기운점검'과 '기운읽기'가 있다. 기운점검은 수련자의 몸을 직접 누르거나 특정 자세와 동작을 취하게 하는 능동적인 방법이다.[64] 기운읽기는 "리딩(reading)"으로 불리기도 하는데 수련자의 표정이나 행동의 특징을 관찰하는 수동적인 방법이다.

지도자는 기운점검을 하기 위해 수련자의 하단전, 중단전, 상단전

적으로 부조화를 이루는 면이 있다. 그러나 수련자나 지도자가 일정한 격식에 따라 제한적인 상호 작용을 하지 않고 복잡하고 다양한 상호 작용 과정을 거쳐 공동의 목표를 추구한다는 면을 드러내는 데는 전략이라는 용어가 적합한 면이 있다. 따라서 부득이하게 이 용어를 차용하였다.

64) 뇌호흡 지도자가 몸의 움직임을 통해 수련자의 심리 상태나 건강 상태를 임상적으로 진단하는 결과는 최근 발달하고 있는 새로운 학문의 연구 결과와 거의 일치한다. 신경언어 프로그래밍(Neuro- Linguistic Programming: NLP)이라는 이 학문 분야에서는 눈농자의 움식임이나 어깨 움츠림 등과 같은 미묘한 신체언어가 어떤 내면 상태를 가리키는가를 실험적인 증거를 통해 제시하고 있다.

부위의 중요한 혈을 손으로 만져 상태를 확인하는 동시에 몇 가지 특정한 동작을 취하게 하여 유연성과 근력 등을 점검하는 '조신측정'을 한다. 기운점검 전에 지도자는 수련자의 부모가 하는 말이나 수련을 시작하기 전에 작성하는 간단한 서류를 통해 수련자에 관한 신상 정보를 입수한다. 그러나 지도자는 간접적인 정보에 의존하는 방법보다 수련자와 직접 만나 기운점검을 함으로써 몸과 마음과 정신 상태에 관한 입체적인 정보를 얻는 방법을 더 좋아하고 신뢰한다. 지도자가 수련자의 상태를 정확하게 파악하고자 노력한다는 사실은 뇌호흡 수련 과정에서 수련자가 지도자를 신뢰할 수 있는 중요한 원인으로 작용한다.

수련자는 지도자가 기운점검을 할 때 서로 얼굴을 마주 볼 만큼 가까운 거리에서 짧은 신체 접촉을 할 기회를 가진다. 신체적 거리 변화와 신체 접촉은 친밀 관계 형성에 중대한 영향을 미친다. 따라서 기운점검은 수련자와 지도자가 빠르게 친밀 관계를 형성하도록 돕는 부수적인 기능을 수행하기도 한다.

기운점검을 하는 능력의 향상은 지도자가 수련 지도 능력과 관련하여 매우 중요하게 여기는 것이다. 지도자는 기운점검을 하는 방법적 지식을 알기 위해 노력하고, 구체적인 임상 체험을 통해 몸으로 익힌다. 기운점검 능력이 발달한 지도자는 그렇지 못한 지도자에 비해 감각 능력이 더 예민하다. 예컨대, 수련자의 몸과 직접적인 접촉을 하지 않고 걷는 자세나 피부를 관찰하는 것과 같은 간접적인 방법만으로도 수련자의 몸은 물론 마음 상태와 성장 배경까지 거의 정확하게 파악하는 경우가 많다. 이러한 능력은 지도자가 향상의 의지를 가지고 있고 기운점검 임상을 자주 할수록 커진다.

기운읽기란 자기소개, 노래, 게임이나 놀이와 같이 수련자가 능동적으로 말을 하거나 몸을 움직이는 활동을 하는 과정을 지도자가 관찰하는 방법이다. 지도자는 수련자가 하는 동작의 크기, 수련 공간을 활용하는 태도, 다른 수련자들과 신체가 닿을 때 하는 말이나 행동 등을 통해 건강 상태나 심리적인 억압과 같은 여러 가지 측면에 관한 통찰을 얻는다. 정확한 통찰을 할 수 있는 능력은 기운점검과 마찬가지로 능력을 얻고자 하는 의지와 임상 체험을 통해 발달한다.

지도자는 수련자에게 맞는 처방을 내리기 위해 기운읽기 능력을 전문적으로 발달시키고자 노력한다. 그러나 지도자의 기운읽기 대상인 수련자도 초보적인 수준에서 지도자를 대상으로 기운읽기를 한다. 즉, 수련자는 지도자와 의사소통을 하는 과정에서 지도자의 행동 방식, 마음씨, 습관과 같은 여러 가지 특징을 파악한다. 그 결과로 수련자는 어떤 지도자는 어떤 종류의 행동을 어느 수위까지 허용하는가를 암묵적으로 파악하고 지도자에 따라 행동 방식을 바꾸기도 한다. 이 지식은 뇌호흡 수련과 직접적인 관계가 없지만 수련자가 뇌호흡 수련 과정에서 지도자와 원활한 상호 작용을 하는 데 영향을 미친다.[65]

지도자는 수련자의 준비도를 점검하는 과정에서 현재의 상태를 과거의 원인과 연관하여 파악한다.

〈10〉
[면담 내용. 푸른반 뇌호흡 시간 참여관찰을 마친 후 이명숙 교사의 집으로 함께 이동하여 면담하는 중]

---

65) 수련자가 이러한 암묵적 지식을 파악하는 과정은 지도자의 에너지 장을 파악하는 과정과 밀접한 관련이 있다.

이명숙: (……)저는 아이들한테 수업할 때도 항상 무슨 생각을
        하느냐면, 그 생각을……그 아이들을 바꾸겠다는 생각보
        다 속에 있는 걸 꺼내야 되겠다는 생각을 하지 그걸 어
        떻게 바꿔주겠다는 생각은 안 하거든요? 나도 그러하
        고……내 속에 너무나 많은걸 가지고 있는데 그걸 내가
        못 발견했을 뿐이라고 생각하거든요

이처럼 수련자를 미성숙한 사람으로 보지 않고 "무엇인가에 갇혀 아직 꽃을 피우지 못하는 사람"으로 보는 관점은 이명숙 교사 개인에게서만 발견할 수 있는 관점이 아니라 동료 뇌호흡 교사나 홍익연구원에서 특별수련을 지도하는 지도자들에게서도 공통적으로 확인할 수 있다. 즉, 지도자들은 뇌호흡 수련 공동체의 일원으로서 흔히 수행과 관련하여 병아리가 알을 깨고 밖으로 나오려는 노력을 할 때 밖에서 알을 쪼는 어미닭의 입장에서 수련자를 바라보는 관점을 공유하고 있다.

두 번째로, 동기유발을 살펴보기로 한다. 기운점검과 기운읽기를 통해 수련자의 준비도를 진단한 후에, 지도자는 수련자의 주체 의식을 높이기 위해 먼저 뇌호흡 수련을 위한 의사소통 과정에 참여하도록 동기유발을 한다. 여기에는 내적 동기유발과 외적 동기유발이 있다. 내적 동기유발의 방법으로는 '기운섞기', '기운몰이'가 있고, 외적 동기유발의 방법으로는 '물건주기', '칭찬과 꾸중', '기 살리기'가 있다.

내적 동기유발은 공동 활동을 함께하는 과정에서 수련자가 몸과 마음과 정신을 망라하는 심미적 체험을 겪음으로써 그 체험을 다시 겪고자 자발적인 의지를 낼 수 있도록 이끌어주는 것을 가리키는 것이다. 구체적으로 기운섞기는 구성원이 서로 힘과 마음을 합하여 집단 활동을 함으로써 친밀 관계를 쉽게 형성하도록 돕는 방법이다. 주로

게임이나 놀이와 같이 선의의 경쟁 활동을 통해 구체적으로 펼쳐진다. 수련자는 기운섞기를 하는 과정에서 지도자나 다른 수련자의 기본적인 성향을 파악할 기회를 얻을 수 있다. 지도자와 달리, 수련자는 지도자나 다른 수련자에 관한 사전 지식을 거의 얻을 수 없다. 따라서 기운섞기 과정에서 지도자와 다른 수련자가 어떻게 움직이는지, 또 수련자가 격식을 갖춘 말씨체를 쓰지 않을 때 지도자나 다른 수련자가 어떻게 대응하는지 등을 관찰하는 것은 수련자가 구성원에 관한 구체적인 지식을 얻을 수 있는 좋은 기회이다. 수련자와 지도자는 형식적인 역할 관계를 토대로 친밀한 인간관계를 새롭게 형성한다.

한편, 기운섞기는 수련자가 지도자와 의사소통을 원활하게 할 수 있는 능력을 갖는 데 도움을 준다. 수련자가 지도자와 친밀 관계를 형성하는 과정은 수련자가 지도자에게 마음을 열고 심리적으로 가깝게 다가가는 과정이기도 하다. 의사소통은 구성원들이 나이, 성장 배경, 성격, 습관과 같은 '배경적 지식(background knowledge)'을 파악하는 수준이 높을 때 더 원활할 수 있다(J. J. Gumperz, 1982). 수련자는 점차 지도자와 의사소통을 하는 활동에 자발적으로 참여한다. 이 과정에서 수련자는 뇌호흡 수련에 관한 여러 가지 지식들을 배우고 익힘으로써 의미 해석을 위한 개념틀인 '언어목록(linguistic repertoire)'을 확장한다. 따라서 지도자가 보내는 메시지를 지각하고 해석하는 능력도 점차 높아진다.

기운몰이는 수련자가 자발적인 참여 의지를 낼 수 있도록 점진적으로 활동을 조직하는 내적 동기유발 방법이다. 예컨대, 뇌호흡 시간을 시작하려 할 때 수련자들이 수련장 안에서 공놀이를 하고 있으면, 지도자는 멈추게 하지 않고 잠시 같이한다. 그러다가 수련자들이 지도자에게 주목을 하면 서서히 공놀이를 멈추고 공식적인 뇌호흡 수련 활동을 시작한다. 이와 같이 기운몰이를 통해 수련자는 상황의 변화를 지각하고 개인행동을 자제하거나 스스로 마음을 내어 집단활동에 참여한다.

기운섞기와 기운몰이는 수련자가 강제적으로 지도자를 따르게 하는 대신 자발적으로 의사소통 상황에 참여할 수 있게 만드는 방법이다. 지도자는 수련자가 의미도 모르는 채 이끄는 대로 특정한 행위를 하도록 내몰지 않는다. 왜냐하면 수련자가 "마음을 내는" 것은 실질적으로 뇌호흡 명상을 통해 체험 향상을 이루기 위한 기초적인 조건인 동시에 홍익인간·이화세계를 실현하는 실천 행동의 전제이기 때문이다.

나이가 어린 수련자들에게 외적 동기유발은 내적 동기유발보다 더 효과적인 경우가 많다. 지도자는 뇌호흡 수련 활동과 직접적인 관계가 없는 사탕이나 작은 물건을 수련자에게 나누어주는 경우가 많다. 푸른반을 예로 들면, 이명숙 교사는 뇌호흡 수련을 시작하기 전에 미리 사탕이나 스티커를 수련자에게 보여주면서 "잘 하면 나중에 준다"는 말로 수련자가 적극적이고 협동적으로 참여하도록 유인한다. 보상이 있을 때는 의사소통 과정에서 수련자가 적극성을 나타내는 정도가 확연하게 높아진다.

다음으로, 기 살리기는 수련자의 자신감을 높여줌으로써 의사소통 과정에 적극적으로 참여하고자 하는 의지를 낼 수 있도록 도와주는 방법이다. 칭찬과 같은 명시적인 방법과 분위기를 변화시키는 암시적인 방법이 있다.[66] 지도자는 수련자가 기대와 일치하는 답을 말하는

---

[66] '칭찬'이 진위나 미를 기준으로 삼는다면, '기 살리기'는 적극성과 긍정적 경향을 기준으로 삼는다. 따라서 서로 비슷해 보이기는 하지만 다른 방법으로 구분하였다.

경우뿐만 아니라 기대와 어긋나는 답을 하는 경우에도 적극적으로 참여하였다는 점 자체를 인정한다. 따라서 "잘했다"는 칭찬을 해 줄 뿐만 아니라 다른 수련자까지도 함께 인정을 하도록 유도한다. 지도자는 주로 수련자에게 칭찬을 자주 하지만 앞서 〈표 Ⅲ-2〉에서 제시한 기본 규칙을 어길 때는 꾸중을 하거나 벌을 서게 하는 경우도 있다.

수련자는 기 살리기를 통해 옳고 그름뿐만 아니라 적극성 여부도 뇌호흡 수련의 중요한 평가 기준이라는 사실을 지각한다. 따라서 시간이 지날수록 수련자는 소극적인 태도에서 적극적인 태도로 점차 바뀐다.

이와 함께 지도자는 수련자가 목소리를 크게 낼 수 있는 상황을 의도적으로 만든다. 뇌호흡 체조를 하거나 뇌호흡 선서 같이 일정한 틀을 가진 문장을 말할 때, 수련자가 목소리를 작게 하면 지도자가 시범을 하면서 큰 목소리로 따라 하게 한다. 그리고 큰 목소리로 힘차게 구령을 부르면서 여러 가지 종류의 뇌호흡 체조를 활기차게 하는 시범을 한다. 수련자는 지도자의 시범 동작을 따라 하는 것에 재미를 느끼는 단계에서 스스로 동작을 하는 재미를 발견하는 단계에 이른다. 가슴 부근을 지나는 중요한 경락인 "임맥이 막혀" 목소리 자체가 크게 나지 않거나 조금만 소리를 크게 내면 기침을 하는 수련자도 있다.67) 지도자는 목소리를 크게 내는 상황을 제시함으로써 수련자에게 자신감을 키울 계기를 마련하는 동시에 몸 상태를 호전시키는 활동을 하도록 만드는 이중적인 효과를 거둔다.

세 번째로, 지도자가 수련자의 참여를 유인하는 방법에는 활동계획

67) '임맥'은 몸 앞쪽 중앙을 흐르는 경락으로, 등 뒤쪽을 흐르는 '독맥'과 함께 인체의 중요한 두 경락이다.

안을 변경하는 방법이 있다. 수련자의 준비도에 따라 지도자는 먼저 하기로 계획한 활동을 다른 활동을 하고 난 후에 하는 것으로 순서를 바꾸거나 사전에 계획하지 않은 활동을 상황에 따라 갑자기 하기도 한다. 따라서 지도자는 활동계획안을 수련자와 구체적인 상호 작용을 하기 전에 미리 조직하기도 하지만 직접 상호 작용을 하는 도중에 계속 바꾼다.

뇌호흡 수련 과정에서 지도자가 교육과정의 형태를 갖춘 뇌호흡 수련의 교범에서 완전히 벗어나지는 않지만 학교 교사에 비해 자율적으로 수련 활동을 조직할 수 있다는 점은 장점인 동시에 단점으로 작용한다. 수련자의 준비도에 따라 지도자가 수련 단계를 조절할 수 있다는 점은 대단히 큰 장점이다. 그러나 수련자 부모에게 신뢰감을 주기 어렵다는 점이 단점으로 작용하는 경우가 많다. 푸른반이나 기쁜반의 경우를 살펴볼 때, 수련자 부모 중에는 수련 진도를 확인하고 지도자에게 교재대로 수련 지도를 해 줄 것을 요청하는 부모가 있었다. 면담을 하는 과정에서 지도자가 자율성을 발휘하는 것이 수련자에게 도움이 된다는 사실을 납득하는 부모도 있지만 그렇지 못할 경우에는 부모의 요구에 따라 조정을 해야 한다. 이러한 사실에 비추어 볼 때, 수련 과정에서 지도자의 자율성의 문제는 배우고 가르치는 상호 작용의 직접적인 구성원인 수련자와의 관계에 그치는 것이 아니라 수련자의 부모와도 밀접한 관계가 있다.

(2) '협동' 전략

체득기에는 수련자가 의식수준을 향상함으로써 자신이 활동의 주체라는 사실을 자각하는 데 초점이 모아진다. 수련자가 지도자와 협동하기 위해서는 자발성이 필요하기 때문이다. 지도자는 '고정관념 깨기', '상호 작용 방식 변화', '동기유발' 같은 전략을 주로 사용한다.

　첫 번째로, 고정관념 깨기는 수련자가 자신이 주로 어떤 감정과 심리 상태에 있는가를 객관화하여 바라봄으로써 그 상태에서 벗어날 수 있게 하는 것이다. 고정관념이란 어린 시절부터 어른들과 함께 상호 작용을 하는 과정이나 각종 교육 활동에 참여하는 과정에서 의식하지 못하는 가운데 습득한 규범의 체계를 가리킨다. 지도자는 수련자에게 의도적으로 일상적인 행위 규칙에서 벗어난 행위를 하게 함으로써 수련자가 자신의 고정관념이 무엇인가를 지각할 수 있는 상황을 만든다. 예컨대, 지도자는 수련자에게 양말을 벗게 한다. 이와 같은 행위는 단순하지만 효과가 크다. 수련 초기에 지도자가 수련자에게 양말을 벗으라고 할 때, 수련자는 선뜻 벗으려 하지 않는다. 왜냐하면 유교적 규범을 따르는 가정에서 자라난 수련자는 어른 앞에 맨발을 보이지 않는 습관을 가지고 있기 때문이다. 남녀를 구별하지 않고 동일한 동작을 하는 활동도 성역할과 관련이 있는 고정관념을 깨는 대표적인 방법이다. 한편, 지도자는 수련자에게 "안 된다"는 말보다 "이렇게 해도 된다"는 말을 하는 상황을 의도적으로 만든다. 수련자는 틈틈이 "선생님, 이렇게 해도 돼요?" 하고 자주 묻는다. 이러한 질문에 관하여 지도자는 '수련 상황을 자유롭고 자연스럽고 재미있게 한다'는 원칙을 세우고 상황에 따라 처방을 달리한다. 그러므로 수련자는 '지금, 여기에서 누구와, 무엇을, 어떻게 하는 것이 적합하다'를 파악하는 수준을 넘어 '지금, 여기에서 누구와, 무엇을, 어떻게 하는 것은 어떤 이유 때문에 적합하다'를 파악하는 수준까지 점차 이르게 된다.

고정관념 깨기는 수련자가 스스로 선택적인 행동을 할 수 있는 계기를 마련해 준다. 이는 자신의 행동을 조직하기 위해 참조하는 거의 의식하지 않을 정도로 습관화된 규범들을 비판적으로 성찰하는 계기를 만들어주는 방식으로 이루어진다. 수련자는 지도자와 함께 활동을 하는 과정에서 평소에 아무 생각도 하지 않고 습관적으로 따르던 일상적인 행위 규칙들을 다시 주목하는 기회를 얻는다. 또 반성적 사고를 통해 행위 규칙의 맥락을 이해하는 기회를 얻는다. 메지로우(J. Mezirow, 1990)가 말하는 '변형학습(transformative learning)'의 구체적인 사례라고 할 수 있다.

그러나 고정관념 깨기의 의미는 수련자 자신과 수련자의 부모와 같은 중요한 타자들의 경우에 서로 다를 수 있다. 푸른반의 수련자 부모를 예로 들면, 뇌호흡 수련을 하는 과정에서 예전에는 부모 말에 무조건적으로 복종하다가 점차 수련자가 자신의 견해를 피력하자 "착하고 얌전한 아이였는데 요즘 부쩍 고집이 세졌다"고 걱정하면서 지도자에게 면담을 요청한 경우가 있었다. 뇌호흡 수련 프로그램을 특별활동으로 다루는 유치원에서도 초기에 이와 유사한 일이 자주 있었다는 보고에 비추어 볼 때, 이 사례는 우리나라 사회에서 부모들이 이상적으로 생각하는 자녀상을 일부 반영하는 것으로 판단할 수 있다. 수련자의 주체 의식 발달의 문제는 수련자 부모가 뇌호흡 수련 결과로 기대하는 바와 일치하지 않을 경우, 뇌호흡 수련을 도중에 그만두는 계기로 작용하는 경우도 있다. 따라서 지도자는 자신이 뇌호흡 수련 지도를 통해 추구하는 바와 수련자의 부모가 추구하는 바를 가능하면 일치시키기 위해 노력을 한다.

두 번째로, 상호 작용 방식의 변화란 수련자가 자신이 활동의 주체임을 인식할 수 있도록 상황을 조성하는 방법이다. Ⅲ장에서 살펴본 바와 같이, 입문기 수련자와 지도자는 피권력자와 권력자의 관계에 비유할 수 있을 만큼 위계적인 상호 작용을 한다. 즉, 수련자는 지도자가 일방적으로 제시하는 규칙을 따르는 방식으로 상호 작용을 한다. 그러나 수련자가 지도자와 원활하게 의사소통을 할 수 있는 체득기 이후에는 수련자와 지도자 관계도 달라진다. 지도자는 상호 작용 방식을 변화시켜 수요자와 공급자의 관계처럼 동등한 위치에서 규칙을 함께 지키고 심지어 뇌호흡 시간에 하는 활동도 수련자와 협의하기 시작한다. 이러한 변화를 통하여 수련자는 뇌호흡 시간의 주체가 되어 적극적으로 활동한다. 수련자가 적극성을 보이는 것과 비례하여 뇌호흡 수련 체험도 깊어진다. 따라서 수련자는 스스로 내적 보상을 받는다.

세 번째로, 동기유발이란 입문기와 마찬가지로 내적 동기유발과 외적 동기유발을 포함하는 방법이다. 체득기에 자주 쓰이는 내적 동기유발의 방법으로는 '마음 살리기'가 있다. 마음 살리기는 수련자가 공동 활동을 할 때 "몸 따로 마음 따로"라는 말로 지도자가 흔히 표현하는 바와 같이, 분리된 체험을 겪지 않도록 몸과 마음과 정신을 활동에 몰입하는 것을 가리키는 것이다. 지도자는 수련자의 태도를 지속적으로 관찰하면서 분리 상태에 있는 것으로 판단할 수 있을 때 수련자가 몰입을 할 수 있도록 즉각적으로 피드백을 하는 경향이 있다.

〈11〉

[푸른반 뇌호흡 시간 참여관찰 중. 거울을 바라보는 수련을 하던 중 지도자가 "거울 속의 자신의 모습을 보면서 '거울아 거울아, 세상에서 가장 멋진 사람이 누구냐'고 묻고 자신의 이름을 크게 말하라"고 하

자 영진이가 쑥스러워하며 머뭇거림]

지도자: (영진이를 보며) 해.
영　진: (쑥스러운 듯이) 박영진입니다.
지도자: 아니야, 더 크게 해, 너.
영　진: 박영진입니다.
지도자: 영진아, 영진아.
영　진: 네?
지도자: 영진이가 가슴이 (우렁찬 목소리로) "박영진"이러면 가
　　　　슴이 두근거려야 돼[
영　진: [(크고 힘 있는 목소리로 바꾸면서) 네.
지도자: 그렇게 해야 돼. 지금 영진이는 가슴이 안 두근거리고 선
　　　　생님이 시키니까 하는 거야.
영　진: 네.
지도자: 영진이가 기뻐하게, 영진이 가슴이 두근거리게 한번 해 보
　　　　자. 시이, (구령을 하다말고) 뇌가 딱 들어가지고 뇌가 딱
　　　　대답을 해 준단 말이야. 다시 한번 더 해보자. 시이작!
영　진: (조금 목소리를 크게 하면서) 거울아, 거울아 이 세상에
　　　　서 누가 제일 최고지? 박영진입니다.
지도자: 우와, 그렇지!

이 사례를 살펴보면, 지도자가 언어적 대비를 통하여 수련자에게
활동의 내적 기준을 제시하는 것을 알 수 있다. 즉 "선생님이 시키니
까" 마지못해서 하는 형식적인 활동에서 벗어나 다른 사람과 무관한
자신만의 기쁨을 느낄 수 있는 활동을 하라는 것을 "가슴이 두근거
리게 하라"는 말로 제시하는 것이다. 수련자는 지도자가 하는 말을

들어도 "가슴이 두근거리게 하는" 것이 어떻게 하는 것인지 모른다. 그러나 지도자가 다른 활동을 할 때 어떤 태도를 취하는가를 관찰하는 과정에서 점차 말의 의미를 이해할 수 있는 능력을 얻는다. 수련자는 지도자를 모방하는 행위를 하는 과정을 통해 활동 자체에 내재하는 기쁨을 체득한다. 내재적 기쁨을 체험한 수련자는 지도자를 따르는 수동적인 존재에서 스스로 활동을 주도하는 능동적인 존재로 변한다.

체득기에 자주 쓰이는 외적 동기유발 방법으로는 '재미있는 상황 만들기'가 있다. 수련 초기에 기운섞기를 할 때도 놀이와 게임을 통해서 수련자가 긴장을 풀고 웃을 수 있는 기회가 많았다. 그러나 체득기에는 입문기와 비교할 수조차 없을 정도로 웃는 활동이 많다. 지도자는 '웃음수련'이라는 뇌호흡 수련의 고유한 수련 프로그램을 통해 수련자가 웃을 수 있는 상황을 만든다. 이와 함께 '똥'이나 '코딱지' 같은 단어를 말하거나 말씨체를 변화시킴으로써 평범한 상황을 재미있는 상황으로 변하게 만든다. 이명숙 교사의 경우, 입문기에는 이러한 말놀이를 하지 않는다. 입문기에 지도자가 위엄 있는 모습을 보여주지 않으면 수련자가 의사소통 과정에 참여하지 않을 때 견제와 통제를 하기가 힘들기 때문이다. 그러나 수련자가 점차 규칙을 자율적으로 지키려고 노력하면 지도자도 수련자를 견제하거나 통제할 필요를 덜 느끼므로 말놀이를 통해 수련자가 의사소통 과정에 자연스럽게 집중할 수 있게 만든다.

지도자는 수련자의 수련 단계가 올라갈수록 뇌호흡 수련 자체에 몰입할 수 있는 상태에 들어선다. 수련자가 검증기에 도달하면 새로운 유인 전략을 세울 필요가 없다. 뇌호흡 수련 체험을 제대로 겪을 수 있도록 도와주면 수련자가 뇌호흡 수련 체험을 통해 스스로 주체의식의 발달을 이루기 때문이다. 수련자가 활동에 몰입함으로써 뇌호흡 수련 체험을 향상할 수 있는 적합한 환경을 최대한 조성하고 활동의 수준과 종류를 수련자의 단계에 맞추어 조직하는 등, 지도자는 수련자를 위해 환경을 마련하는 부수적인 위치에 선다.68) 이와 함께 수련자와 지도자는 내면세계를 탐색하는 사람과 그 과정을 안내하는 사람으로서 총체적인 상호 작용을 할 수 있는 단계에 이른다.

지도자는 수련자가 체험을 하는 과정의 바깥에서 수련자를 지켜보면서 안내와 보호 역할을 담당한다. 이 단계에서 수련자와 지도자는 Ⅲ장에서 기술한 바와 같이, 운동선수와 코치에 비유할 수 있는 관계를 발달시킨다. 수련자는 수련의 주체로서 지도자의 도움을 받아 자신의 체험을 극대화한다. 이 단계에 이르면 지도자가 있든 없든 수련자 스스로 뇌호흡 수련 체험에 이를 수 있다. 그러나 다른 사람의 도움을 받을 때, 수련자는 비약적인 뇌호흡 수련 체험에 이를 수 있다.

수련자는 자발적인 의지를 내어 내면세계를 탐험하는 과정에서 스스로 내적 보상을 받는다. 수련자는 내면세계를 자신이 스스로 바라보는 과정에서 자기 자신을 계속 새롭게 아는 체험을 한다. 이러한 체험은 뇌를 발달시키는 뇌호흡 프로그램에 내재하는 것이다. 지도자는 수련자가 뇌호흡 수련의 과정에 본격적으로 진입할 때까지 수련자가 자기 자신을 알아가는 과정에 참여할 수 있도록 수련자를 계속 일깨워준다. 수련자 자신은 자신을 알고자 원하지도 않고 자신 안에

---

68) 식스젠트미하이(M. Csikszentmihalyi)의 말을 인용하면, "몰입을 낳는 활동은 대부분 명확한 목표, 정확한 규칙, 신속한 피드백이라는 공통점을 갖는다. 바로 이런 외적 조건들이 갖추어졌을 때 비로소 우리는 집중하고 긴장한다(이희재 역, 1999: 90)."

어떤 자신이 있는가를 알지도 못한다. 그러나 뇌호흡 수련 체험을 반복하는 과정에서 수련자는 점차 자기 자신의 내면을 바라보는 것이 어떤 의미인가를 이해하게 된다.

뇌호흡 수련자는 외부의식 상태에서 내부의식 상태로 전환하는 과정에서 마음과 정신을 생활세계로부터 분리한다. 분리를 통해 수련자는 뇌호흡 수련을 배우고 가르치는 과정에 쉽고 빠르게 몰입하는 것으로 보인다. 뇌호흡 수련을 통해 뇌의 잠재 능력을 발현한 아동과 청소년들의 사례에서 이러한 효과는 뚜렷이 드러난다.[69] 아울러 뇌호흡 교사나 홍익연구원의 실무자에 따르면, 몸과 의식을 분리하는 연습의 효과는 뇌호흡 수련 상황에 쉽게 몰입하는 것으로 그치는 정도에서 머무르지 않고 학교교육의 상황에도 전이효과를 낳는다고 한다.

수련자는 지도자와 함께 상호 작용을 하는 과정에서 뇌호흡 수련 상황을 "객관적으로" 분리하여 바라볼 수 있는 의식수준에 이른다. 수련자가 의사소통 상황에 몰입하는 자신과 의사소통 상황을 바라보는 객관적인 자신을 분리하여 지각할 수 있는 능력을 얻는다는 것은 주체 의식의 발달과 관련하여 매우 중요한 의미를 가진다. 수련자는 성장 과정에서 여러 가지 사회적 역할과 기대에 부응하는 여러 가지 자아개념을 가지고 있다. 이러한 자아개념의 형성 과정은 개인의 사회적 조건과 무관할 수 없다.

---

69) 뇌호흡 수련을 통해 뇌의 잠재 능력을 발현한 수련자들의 사례는 여러 종류의 잡지와 학술 논문을 통하여 구체적으로 확인할 수 있다. 자료 수집 당시 잠재 능력을 발현한 수련자들은 인터넷을 통하여 '뉴휴먼클럽'이라는 이름으로 동아리 활동을 하고 있었고, 이 연구의 부 제보자인 이진주 씨가 운영을 맡고 있었다.

〈12〉

인간은 세계를 인식함으로써 그리고 그 인식을 사용해 세계를 조작함
으로써 주체가 된다. 그러나 결국 그렇게 객체화된 세계는 인간에게 복
수하며 인간 자신이 객체화된다. 이제 오늘날의 인간은 자신이 만들어
낸 기계적, 자본주의적, 훈육 사회적 환경에 꼼짝없이 갇힌 고기가 되
었다. 그러나 이런 변화를 모든 주체들이 원한 것은 아니다. 특정한
주체들이 그렇게 만들었을 뿐이다. (중략) 객체화된 주체들이 고개
를 들고 다시 주체화되려면, 다양한 '우리'들 사이의 대화와 협의가
이루어져야 한다(이정우, 2001).

역사적, 문화적 규범은 자아개념의 형성에 중요한 영향을 미친다.
그러나 개인은 자신이 어떠한 규범의 틀을 따라 행위를 하는가를 지
각하지는 못하는 경우가 많다. 수련자는 자신이 무의식적으로 따르는
행위의 규범을 객관적으로 자각하는 계기를 뇌호흡 수련 과정에서
자주 맞이함으로써 특정한 정치적 이데올로기나 특정 기득권을 가진
집단이 강제하는 규범으로부터 개인을 해방하는 통로를 마련한다.

그러나 뇌호흡 수련을 통해 주체 의식이 성장한다는 것은 또한 뇌
호흡 수련의 규범 체계를 습득한다는 의미를 가진다. 보통수련 단계
인 푸른반이나 기쁜반의 경우에는 이 문제를 중요하게 다루지 않는
다. 그러나 특급반인 사랑반이나 행복반의 경우에는 "틀을 가지지 말
라"는 말을 지도자로부터 자주 듣게 된다. 틀이란 수련자가 무의식적
으로 지키고 따르는 규범을 가리키는 것이다. 지도자는 수련자가 취
하는 태도에서 일종의 틀을 발견하는 경우에 이를 무조건 따르지 않
도록 조언을 한다. 뇌호흡 수련은 "틀을 가지지 말 것"을 요구하는
'틀'을 지니고 있고, 수련자의 비판적인 성찰을 강조하기 때문이다.

초급반 수련자들이 지도자와 상호 작용을 함으로써 '나에 대하여 아는' 체험을 주로 겪는다면 특급반 수련자들은 그 수준을 넘어 '나를 아는' 체험을 단계적으로 겪는다고 할 수 있다. 특급반 수련자는 자신이 전혀 자각하지 못한 새로운 자신의 모습을 발견한다. 특히 규칙적으로 수련을 하는 수련자들은 점차 체험의 깊이가 깊어지게 되면서 각자 다른 여러 가지 특이한 현상들을 겪는다. 수련자는 자신의 뇌에 기 에너지를 모으고 키우는 과정에서 합일체험을 통해 언어도단의 경지라 불리는 매우 특별한 세계를 체험하는 능력을 얻는다.

수련자는 합일체험을 통해 나를 아는 체험을 단계적으로 겪음으로써 외부에서 오는 정보에 따라 감정의 기복을 겪지 않고 평안한 상태를 유지하는 자신이 내면에 존재하고 있다는 사실을 알게 된다. 동시에 잠재 능력이 발현하여 수련을 하기 전보다 풍부한 감각적 정보를 지각하거나 의지를 내면 목적한 바를 쉽게 이룰 수 있는 강인한 정신력을 발현하기에 이른다. 수련자는 이러한 체험을 통해 자기 자신을 철저히 믿고 사랑하며 자신이 소유하는 능력이나 조건과 무관한 자신감을 갖는다. 따라서 수련자는 자신의 삶을 객관적으로 바라보고 어떤 목표를 추구할 것인지 결정하고 그 목표를 구체적으로 추구하는 주체 의식을 확립한다.

수련자가 의식의 지향을 자신의 내면세계로 돌려 외부의식의 상태에서 내부의식의 상태로 전환할 수 있을 때, 수련자와 지도자는 점차 공환적인 상호 작용의 단계로 나아간다. 수련자가 주체 의식을 확립하고 의식수준의 발달을 이루는 것을 지켜보는 일은 수련자에게 뇌호흡 수련을 지도하는 사람이 누릴 수 있는 본연의 기쁨이다. 지도자는 자신이 뇌호흡 수련을 하는 과정에서 수련자에 앞서 나를 아는 체험을 단계적으로 겪는다. 지도자는 자신이 체험을 통해 얻은 기쁨을 수련자와 기꺼이 공유하고자 한다. 따라서 수련자가 주체 의식의 발달을 제대로 이룰 때는 지도자도 함께 기뻐하고 그렇지 못할 때는 무엇이 문제였는가를 심각하게 고민하기도 한다. 수련자의 주체 의식 발달을 주제로 상호 작용을 하는 과정에서 수련자와 지도자는 공환의 기쁨을 누리는 단계로 점차 나아간다.

2. 통합성

뇌호흡 수련자는 기 에너지를 매개로 하는 활동을 통해 주로 자신의 몸과 마음과 정신에 관련된 여러 가지 내향적인 체험들을 겪는다. 수련자는 자신에게 일어나는 변화를 대부분 즉각적으로 알아차린다. 이에 따라 지도자가 제시하는 여러 가지 수련 활동에 더 적극적으로 참여한다. 지도자는 수련자가 같은 활동을 반복하게 함으로써 더 깊은 내향적인 체험을 겪게 만들고, 나아가 몸과 마음과 정신의 통합에 이르게 만든다. 이러한 과정을 거쳐 뇌호흡 수련자는 "뇌호흡을 배운다"는 말이 무엇을 뜻하는가를 체험적으로 이해하게 된다.

1) 내용: 내향적인 체험

뇌호흡 수련 과정에서 수련자는 뇌 기능 발달을 목표로 여러 가지 활동을 한다. 일차적으로 수련자는 뇌호흡의 교과언어에 해당하는 기 에너지를 터득하는 활동을 한다. 수련자는 숨을 들이쉬고 내쉬면서 자신의 아랫배에서 어떤 느낌이 일어나는지 계속 관찰을 하기도 하고, 몸과 정신은 편안한 상태로 안정을 취하되 집중력과 상상력을 최대한으로 발휘하여 영상을 떠올리기도 하며, 사랑하는 마음을 가득 담아서 다른 사람의 눈을 지그시 바라보는 활동을 하는 과정에서 자신에게 일어나는 변화를 지각하기도 한다. 이러한 활동을 통해 수련자는 자신의 몸과 마음과 정신의 단계적인 능력 향상을 직접 느낄 수 있다.

기 에너지는 수련 활동과 수련 과정을 하나로 통합하는 이를테면 '언어 이전의 언어'이다. 기 에너지는 언어 매체와 달리, 기호와 의미가 분리되어 있지 않은 매체이다. 따라서 기 에너지는 '일러주는' 방법이 아니라 '느끼는' 방법에 의해 터득되고, 기 에너지를 느끼는 활동은 수련자의 몸 바깥에서 일어나는 활동이 아니라 몸 안에서 일어나는 활동일 수밖에 없다. 또 문해능력은 한 번 깨치고 나면 거의 언제나 그 능력이 변하지 않지만, 기 에너지를 느끼는 능력은 수련자의 신체 또는 심리 상태에 따라 커지기도 하고 약해지기도 한다. 그러나 기 에너지라는 수단은 일단 내향적인 체험을 통해 얻고 나면 공통된 체험을 겪은 사람들 사이에서 의사소통이 가능하다는 점에서 매체로서의 속성을 충분히 지니고 있다고 할 수 있다. 따라서 뇌호흡 수련자가 하는 활동은 모두 기 에너지와 직접 또는 간접으로 관련을 맺고 있다.

지도자는 계열성, 계통성, 통합성을 고려한 구체적인 활동들을 수련자에게 제시한다. 이러한 활동들을 통해 수련자는 자신의 신체와 정서와 사고를 지각하고 나아가 '마음'이라는 말로 대표할 수 있는 인간 주체의 본연에 도달한다. 따라서 수련자는 기 에너지라는 새로운 언어를 통해 "자유인" 또는 "교육받은 사람"이라는 말로 흔히 대표할 수 있는 인격적 발달을 이룬다고 할 수 있다. 결과에 이르는 매체가 다르기는 하지만 뇌호흡 수련과 기존의 자유교육 이념은 추구하는 목적이 일치한다.

구체적으로, 뇌호흡 수련의 기본 단위인 뇌호흡 시간은 [에너지 느끼기]-[에너지 키우기]-[에너지 조절하기] 단계로 흘러간다. 이 흐름은 뇌호흡 수련 과정 전체에서도 공통적으로 드러난다. 이 흐름에서 중요한 것은 순서이다. 수련자가 기 에너지를 느끼고 모을 수 있을 때라야 기 에너지를 키우는 활동을 실제로 할 수 있다. 마찬가지로, 수련자가 기 에너지를 키우는 활동을 하고 난 후에 다시 뇌 안팎으로 기 에너지를 분산하는 활동을 할 수 있어야 신체의 기 에너지 평형을 유지할 수 있다. 따라서 뇌호흡 수련 프로그램은 이 세 단계에 의해 유기적으로 조직되고 있다고 할 수 있다.

수련자는 전 단계에서 겪은 체험과 그 결과로 얻은 능력을 발판으로 삼아 기 에너지에 관한 능력을 키워간다. 수련자는 먼저 기 에너지를 느끼는 감각 능력을 회복함으로써 교과언어를 도구로 사용할 수 있는 단계에 이른다. 다음으로, 기 에너지를 뇌 안에서 모으고 키우는 활동을 함으로써 뇌 기능의 본격적인 향상 단계에 이른다. 이 후에는 다른 사람과 기 에너지를 원활하게 교류하는 능력을 향상해 나간다. 지도자는 수련자에게 단계적인 활동을 제시한다. 이를 비고츠키가 제시한 '비계(scaffolding)'의 의미로 해석할 수 있을 것이다. 지도자의 노력에 의해 수련자와 지도자의 수준 차이는 점차 좁혀진다. 처음 시작할 당시는 아무것도 알지 못하고 체험도 하지 못하던 수련자가 나중에는 지도자에게서 발현되지 않은 잠재 능력을 발현하기에 이르는 경우도 자주 나타난다. 즉, 특정한 능력을 전경으로 할 때 수련자의 배움이 지도자의 배움을 추월하는 시점이 있다.

수련자가 뇌호흡 수련을 통해 성장하는 과정을 안내하면서, 지도자는 수련자와 종류가 다른 기쁨을 누린다. 따라서 지도하는 사람으로서 누릴 수 있는 기쁨을 맛본 지도자는 현실적인 장애가 나타나더라도 쉽게 지도자 역할을 포기하지 않으려 한다.

수련자는 수련 체험과 관계 체험을 통합해가는 과정에서 기 에너지를 느끼고 모으고 조절하는 내향적인 능력을 발달시킨다. 이 과정에서 수련자는 뇌 기능의 향상을 이룸으로써 자신의 내면세계에서 겪는 체험은 물론이고 다른 사람이나 사물과 기 에너지를 원활하게 교류하는 체험을 겪는다. 수련자는 자신과 세상이 기 에너지를 통해 유기적으로 연결되어 있음을 이해하는 단계에 이른다. 뇌호흡 수련의 지식과 방법을 체험을 통해 구체적으로 배우고 익히는 과정을 폴라니의 '인격적 지식'의 개념에 유추한다면 '내면화(interiorization)'에 해당한다고 볼 수 있다.[70] 이러한 일은 뇌호흡 수련 사례에만 국한되는 것은 아니다. 예컨대, 최근 다시 부각되고 있는 '학습자 중심주의'는 학습자와 학습 체험이 유기적인 통합을 이루는 데 그 핵심이 있다고 하겠다.

2) 방법: '반복'과 '몸을 통한 통합'

수련자는 기 에너지와 관련하여 명제적 지식과 방법적 지식을 동시에 배우고 익힌다. 이 과정에서 드러나는 두 가지 특징이 있다. 하

---

70) 장상호(2000)는 폴라니의 개념을 '체득'으로 번역한 바 있다. 그러나 뇌호흡 수련의 주요 용어 중에 "체율체득"이라는 것이 있기 때문에 구별하기 위해 여기서는 '내면화'라고 번역하였다.

나는 체험하는 활동의 종류가 달라지는 것이라기보다는 동일한 동작이나 활동을 통해 겪는 체험의 수준이 달라진다는 것이다. 다른 하나는 어떤 활동이든 반드시 수련자 자신을 대상으로 삼는다는 것이다. 지도자는 수련자가 반복적인 실행과 몸을 통한 통합을 이루어낼 수 있도록 돕는다.

(1) '반복' 전략

수련자는 뇌호흡 시간마다 기 에너지를 터득하는 활동을 반복적으로 한다. 뇌호흡 시간은 [에너지 느끼기]-[에너지 키우기]-[에너지 조절하기]의 흐름을 따라 진행된다. 따라서 뇌호흡 수련자는 기 에너지와 관련하여 매 뇌호흡 시간마다 하나의 완결적인 체험을 겪는다. 이러한 흐름은 뇌호흡 수련의 단계 전체에서도 공통적으로 나타난다. 즉, 한 단위의 뇌호흡 시간에서 나타나는 흐름이 전체적인 뇌호흡 수련 과정에서도 같은 유형으로 나타난다.

Ⅲ장에서 살펴본 바와 같이, 수련자는 수련 단계에 따라 수련 체험과 관계 체험을 다르게 겪는다. 그러나 수련 단계의 변화도 뇌호흡 시간의 흐름과 마찬가지로 [에너지 느끼기]-[에너지 키우기]-[에너지 조절하기]이라는 큰 흐름을 따라 진행된다. 수련 초기인 입문기에는 기 에너지를 느끼는 데 초점을 맞추어 뇌 느끼기와 탐색 체험을 겪는다. 체득기에는 에너지를 키우는 데 초점을 맞추어 뇌와 통하기와 신뢰 체험을 주로 겪는다. 검증기에 이르면 에너지를 조절하는 데 초점을 맞추어 다른 뇌와 통하기와 공명 체험을 주로 겪는다.

지도자는 수련자가 반복적인 활동을 통해 뇌호흡 수련 체험의 향상을 이룰 수 있도록 적극적으로 돕는다. 이를 위해 지도자가 자주 쓰는 방법은 '흥미유발'과 '동기유발'이다. 흥미유발은 수련자가 싫증을 느끼지 않고 동일한 자세나 동작을 반복적으로 연습하도록 돕는 방법이다. 주체성을 키우기 위한 참여 전략에서도 그러했듯이, 동기유발 방법으로는 내적 동기유발과 외적 동기유발이 고루 쓰인다.

지도자는 상황에 따라 수련자의 흥미를 유발하는 방법을 달리 쓴다. 입문기에 호기심을 가지고 따라 하던 수련자도 특정한 자세나 동작에 익숙해지면 서서히 재미를 잃기 시작한다. 따라서 지도자는 수련자가 계속 재미있게 참여하도록 여러 가지 변형된 동작을 알려준다. 장운동을 예로 들면, 수련자는 선 자세로 하는 기본형을 먼저 익힌다. 이후 서서히 싫증을 느낄 때쯤 되면 앉고, 눕고, 엎드려서 하는 변형된 장운동 방법을 익히게 된다. 이처럼 자유롭게 동작을 변형할 수 있음을 알게 됨으로써 수련자 대다수는 장운동에 관한 흥미를 유지하면서 연습을 반복한다.

다음으로, 지도자는 활동의 속도를 빠르게 변화시키거나 능동성을 높이는 방법을 써서 수련자의 흥미를 지속시킨다. 수련자는 여러 가지 뇌호흡 체조 동작들을 따로 자세하게 배우고 익힌다. 그러다가 나중에는 이러한 동작들을 함께 연결한 춤을 배우고 익힌다. 이는 수련자의 자세가 정확하지는 않더라도 각각의 동작을 흉내 낼 수는 있는 수준에 이를 때 가능하다. 지도자는 빠른 음악을 크게 틀면서 그 동작들을 연결한 춤을 시범한다. 그리고 뇌호흡 체조를 할 때 수련자에게 차례로 큰 목소리를 내어 구령을 하게 함으로써 잠시나마 가르치는 사람의 위치에 서게 하는 경우도 있다. 춤을 따라 추거나 구령을 하는 경우에 수련자는 웃거나 구령을 할 때 틀리지 않으려고 적극적으로 수련 활동에 참여한다.

수련자는 동일한 자세나 동작을 반복적으로 연습함으로써 주의를 기울이는 활동에 쉽고 깊게 몰입하는 능력을 키운다. 따라서 동일한 동작을 취하고 있는 경우라 할지라도 수련자마다 겪는 체험은 수련자의 수련 단계에 따라 질적으로 다를 수 있다. 예컨대, 특별수련 단계에 있는 특급반 수련자들은 간단하고 짧은 뇌호흡 체조를 하는 것만으로도 푸른반 수련자가 뇌호흡 시간 전체에 걸쳐 몰입하는 정도보다 더 깊게 몰입한다. 이는 수련자의 해석틀이 달라짐에 따라 동일한 활동을 더 복합적으로 이해할 수 있는 능력이 생기기 때문이라고 볼 수 있다.

다음으로, 동기유발 방법도 수련자가 반복적인 활동을 할 수 있도록 이끄는 방법이다. 지도자는 수련자가 뇌호흡 수련 체험을 겪을 수 있도록 외적 동기유발을 하고, 뇌호흡 수련의 목표를 제시함으로써 내적 동기유발을 시도하는 방법을 주로 쓴다. 참여 전략과 마찬가지로, 외적 동기유발 방법으로는 보상과 벌을 수련자에게 제시하는 방법이 주로 쓰인다.

내적 동기유발은 수련자에게 뇌호흡 수련을 하는 목표를 상기시킴으로써 뇌호흡 수련 활동을 자발적으로 하고자 하는 의지를 내는 방법이다. 특히 내적 동기유발은 잠재 능력을 발현한 수련자의 경우에 더욱 중요하다.

내적 동기유발에 관하여 더 자세히 살펴보면, 입문기 이후의 수련자는 뇌에 기 에너지를 모으고 키우는 활동을 반복적으로 한다. 이러한 활동을 반복적으로 함으로써 수련자가 특정한 능력을 발현할 가능성은 더욱 커진다.

뇌에서 발현하는 특정한 능력은 수련자 자신에게 긍정적일 수도 있지만 거꾸로 부정적일 수도 있다. 부정적인 경우의 대표적인 예는 이른바 '주화입마(走火入魔)'가 있다. 주화입마란 수승화강과 반대되는 상태로 여러 가지 의미를 가지고 있다.

뇌호흡 수련 체계에서는 크게 두 가지 뜻으로 주화입마를 쓴다. 먼저, 주화입마는 수련 과정에서 나타나는 신체적인 상태를 가리킨다. 수련자는 연단, 단전호흡과 같은 활동을 통해 기 에너지가 몸 안을 원활하게 순환하는 상태를 유지한다. 그러나 수련자가 자신의 몸 상태를 고려하지 않고 들이마시고 내쉬는 호흡의 길이를 억지로 조절하거나 기 에너지가 몸 안에서 순환하는 방향과 거슬러 억지로 순환시키면 뜨거운 화 기운이 상단전 부위로 올라가고 하단전은 차가운 수 기운이 계속 머무르는 상태가 된다. 따라서 내장 기능이 약화되고 면역력은 낮아지며, 반대로 머리는 단편적인 잡생각이 끊이지 않는 상태에 이른다. 이러한 상태가 지속될 때, 심인성 질환이나 여러 가지 심리적 질병에 걸리는 경우가 많다.

다음으로, 주화입마는 뇌를 개발하는 수련자가 전체를 위한 공익이라는 기준에서 벗어나 자신을 위한 사익을 추구하는 경우를 가리키키도 한다. 수련자의 수련 단계가 올라가고 잠재 능력이 발현하기라도 하면 그 능력을 사익과 관련하여 더 키우고자 노력하는 경우가 흔하다. 특급반에게 뇌호흡 수련 지도를 하고 있는 홍익연구원에서는 이러한 문제를 예방하기 위해 두 가지 장치를 사용한다. 하나는 수련자의 수련 단계에 맞추어 의식수준의 향상을 이룰 수 있도록 홍익인간·이화세계라는 뇌호흡 수련의 목적을 수련자의 삶의 목표와 연관시키는 것이다. 다른 하나는 제도적인 선별 장치를 통해 수련의 목표를 집단적인 기준에 맞추는 수련자에 한하여 특별수련을 이수할 자격을 부여하고 그렇지 못한 수련자는 탈락시키는 것이다.

뇌를 개발하는 수련을 하는 사람이 기 에너지를 조절하는 능력을 키우지 않으면 처음부터 수련을 시작하지 않은 것만도 못한 결과를 초래할 수도 있다. 따라서 지도자는 수련자가 반복적인 실행을 통해 기 에너지를 터득해 나가는 과정을 함께하면서 동작이나 자세와 같은 활동을 교정하는 역할과 더불어 수련자에게 마음을 쓰고 생각을 하는 방식을 시범하는 역할을 한다.

(2) '몸을 통한 통합' 전략

뇌호흡 시간에 하는 모든 활동은 몸과 연관을 맺는다. 시간상으로 볼 때, 몸을 통한 체험의 방식은 두 가지이다. 하나는 먼저 지도자의 설명을 통해 개념적인 이해를 한 후 구체적인 실행을 하는 '선이해 후실행(先理解 後實行)' 방식이다. 다른 하나는 먼저 실행을 하여 체험을 겪고 난 다음에 지도자의 설명을 듣고 수련자가 겪은 체험의 의미를 이해하는 '선실행 후이해(先實行 後理解)' 방식이다. 지도자는 수련자가 몸을 통한 체험을 할 수 있는 시간을 마련하고 수련 도구와 음악을 써서 체험 향상을 돕는다.

먼저 선이해 후실행 방식을 살펴보겠다. 뇌호흡 수련을 하려면 여러 가지 전문 지식들을 수련자가 새로 알아야 한다. 지도자는 먼저 수련자가 알아야 할 전문 지식들을 개념적으로 설명하고 나서 그 지식을 수련자가 자신의 몸과 연관시키는 활동을 한다. 수련자는 뇌호흡 수련을 시작하는 초기에 뇌와 관련한 여러 가지 명제적 지식과 방법적 지식을 배우고 익힌다. 명제적 지식에는 '대뇌(cerebrum)', '소뇌(cerebellum)', '해마(hippocampus)' 같이 특정한 뇌 부위를 가리

키는 해부학적 용어가 있는가 하면, '백회(百會)', '인당(印堂)', '천시경
(天視鏡)', '후천경(後天鏡)', '조화경(造化鏡)' 같은 수행학적 용어도
있다.

지도자는 뇌 그림이나 뇌 모형과 같은 시청각 자료를 먼저 수련자
에게 제시하고, 대뇌 부위나 백회 위치를 일러준다. 다음 단계로 수
련자의 눈을 감게 한 후, 자신이 차례로 소리 내어 이름을 부르면 수
련자가 그 이름에 해당하는 부위나 위치를 자신의 손으로 짚어보게
한다. 나아가 그 부위를 기 에너지로 느끼는 활동을 하는 경우도 있
다. 뇌호흡 수련을 하는 동안 대다수 수련자가 이러한 이름을 암기하
려고 시도하지 않으며, 지도자도 마찬가지로 암기할 것을 강조하지
않는다. 그러나 수련자들은 개념을 배운 후 뇌 부위를 직접 느끼는
체험을 겪는 과정에서 의도적으로 노력하지 않아도 쉽게 회상할 수
있는 능력을 얻는 경우가 많다.

선이해 후실행은 상태나 추상화된 원리를 가리키는 복합적인 개념을
배우고 가르치는 데에도 쓰인다. 예컨대, '이완된 집중'이나 '지감'과 같
은 개념은 몸과 마음과 정신의 특정한 상태를 가리키는 것이고, '수승화
강'이나 '축기' 같은 개념은 매우 추상도가 높은 원리를 가리키는 것이다.
수련자는 장운동이나 단전치기 같은 기초적인 뇌호흡 체조를 몸으로 배
우고 익히는 과정을 거쳐 이러한 개념을 사전적으로 이해하는 수준에
머무르지 않고 몸으로 직접 실현할 수 있는 수준으로 나아간다. 몸으로
직접 실현할 수 있는 능력을 가진 수련자는 체험을 통해 개념의 의미를
다각적으로 이해할 수 있다.

의식수준의 향상과 관련이 있는 규범적 지식을 배우고 익히는 활
동도 선이해 후실행의 절차를 밟아 이루어지는 경우가 많다. 앞서 말

한 바 있듯이, 지도자는 "서로 사랑해야 한다"거나 "개인적인 이익보다 전체의 이익을 먼저 생각해야 한다"거나 "우리는 모두 하나이다"와 같이, 학교의 도덕교과에서도 다루고 있는 규범적인 지식들을 수련자에게 자주 전달한다. 유아를 제외한 아동이나 청소년 수련자는 가정교육과 학교교육을 통하여 지도자가 전달하는 규범적 지식들을 사전에 미리 알고 있는 경우가 많다. 그러나 가정이나 학교에서와 달리 수련자는 뇌호흡 수련을 하는 과정에서 규범적 지식의 의미를 전신체적(全身體的)으로 이해하는 계기를 갖는 것으로 보인다. 푸른반의 경우, 초등학교 1학년 수련자 중에 여러 명이 함께 움직이는 지네게임을 시작하자 "하나가 되어 움직여야 한다"는 규범적 규칙을 알고 있음에도 불구하고 다른 수련자와 몸을 가까이 대기를 꺼려하는 수련자가 나타났다. 이명숙 교사가 가까이 다가가 그 수련자의 몸을 다른 수련자의 몸에 대주자, 그 후부터 다른 수련자와 몸을 가까이 대기 시작하는 것을 볼 수 있었다.

다음으로 선실행 후이해 방식을 살펴보면, 지도자는 수련자에게 함께할 활동을 제시한다. 수련자는 활동을 하는 과정에서 자신의 몸과 마음과 정신의 변화를 자각하고 지도자에게 직접 말하기도 하지만 얼굴 표정이나 자세를 통하여 간접적으로 표현하기도 한다. 지도자는 수련자가 하는 말을 듣거나 행동을 관찰한 후에 수련자가 이해할 수 있도록 조처를 취한다. 어떤 경우에는 뇌호흡 수련과 관련된 특정한 방법적 지식을 알려주기 위해 설명을 한다. 다른 경우에는 수련자가 자신의 말이나 행동을 돌이켜 생각할 수 있는 계기를 가질 수 있도록 관련된 규범적 규칙을 언급한다. 푸른반의 경우를 살펴보면, 수련자가 실행을 한 후 지도자가 말하는 절차를 따를 때가 많다.

〈13〉

[푸른반 뇌호흡 시간 참여관찰 중. 모두 선 자세로 '장운동'을 하는 도중]

세 현: (배를 만지면서 작은 소리로) 아, 배 아퍼.
선생님: 배 아프지? 왜 그럴까?
세 현: (생각을 하는 얼굴로 지도자를 바라본다.)
선생님: 똥이 많이 들은 거야, 딱딱한 똥이. 선생님이 장운동을
        오늘 많이많이 한 거는 배가 말랑말랑하면 뇌도 똑같이
        말랑말랑해져. 근데 배가 딱딱하면 뇌도 딱딱하게 굳어
        요……그래서 뇌가 말랑말랑해지게 하기 위해서 장운동
        이랑 단전치기를 하는 거예요.

이 사례에서 나타나는 바와 같이, 수련자는 지도자의 설명을 듣는 과정에서 자신의 지식수준에서는 이해할 수 없는 여러 가지 증세와 체험을 이해할 수 있는 틀을 새롭게 접한다. 수련자는 자신이 겪는 일의 의미를 이해할 수 있을 때, 뇌호흡 수련 과정에서 지도자와 협동하는 수준도 높아지는 경향이 있다. 예컨대, 특별수련 단계의 수련자를 관찰하면 수련자의 성격이나 나이에 따라 뇌호흡 수련을 배우고자 하는 노력 정도가 다르다는 점이 나타난다. 유아기나 아동기의 수련자들은 몸을 활발하게 움직이는 활동을 좋아하는 편이다. 이와 달리, 청소년기의 수련자들은 상황에 따라 다르기는 하지만 몸을 움직이기를 꺼려하는 편이고 지도자와 같은 성인과 능동적으로 대화하려고 하지 않는 경우가 많다. 그러나 지도자가 특정한 동작의 효과나 능동적인 태도와 기 에너지를 모으는 활동의 관계와 같은 과학적인

설명을 해 주면, 신체 동작이 커지고 점차 능동적으로 상호 작용을 하기 시작한다.

지도자는 이처럼 이해와 실행을 달리하기도 하지만 수련자가 몸을 통한 체험을 향상할 수 있도록 여러 가지 수련 도구를 직접 활용하기도 한다. 수련 과정에서 자주 쓰이는 도구들은 수련자가 특히 하단전에 의식을 집중하는 효과가 있는 것이다. 지도자는 따끈하게 덥힌 '팩'을 수련자의 아랫배에 올려놓는 경우, 수련자는 아랫배에 퍼지는 따뜻한 느낌과 "장이 풀어지는" 감각을 통하여 수승화강 상태를 간접적으로 느낀다. 지도자는 때때로 수련장 안에 있는 물건들을 수련 도구로 활용하기도 한다. 단전호흡을 배우고 익힐 때, 지도자는 수련자의 배 위에 물을 담은 컵을 올려놓고 숨을 쉴 때마다 물 컵이 올라갔다 내려갔다 하는 모양을 관찰하라고 지시하기도 한다. 또 뇌호흡 체조의 특정 동작을 배우고 익힐 때, 수련자의 손바닥 위에 책이나 납작한 물건을 올려놓음으로써 떨어뜨리지 않게 주의하도록 만든다. 이처럼 지도자가 한 가지 물건을 여러 가지 용도로 활용하면서 창의력을 발휘하는 것은 수련의 효과를 거둠과 더불어 수련자의 모방에 의한 창의력 향상을 돕는 효과가 있다.

수련자의 몸을 통한 체험을 향상하기 위해 지도자가 가장 흔하게 사용하는 것은 여러 가지 음악 자료이다. 지도자는 상황에 따라 다양한 선곡을 한다. 예컨대, 뇌호흡 체조를 할 때는 경쾌하고 빠른 음악을 튼다. 에어로빅 수련장이 떠오를 만큼 수련장 전체가 쿵쿵 울릴 정도로 큰 음악 소리가 나오는 가운데, 수련자와 지도자는 큰 소리로 말하거나 웃으면서 동작을 한다. 그러나 눈을 감고 뇌호흡 명상을 할 때는 언제 그랬냐는 듯이 조용하고 한적한 음악을 튼다. 가끔 지도자는 '단트렁'이나 '타포' 같은 타악기를 직접 연주하기도 한다. 직접적인 연주는 수련자에게 더 다양한 느낌을 주는 경우가 많다.[71]

수련 초기에는 수련자가 음악만 듣고도 감명을 받는 경우가 많다. 따라서 뇌호흡 시간이 끝난 후 지도자에게 다가와 작곡가와 곡의 이름을 묻기도 한다. 그러나 나중에는 무감각해지거나 오히려 음악 때문에 방해를 받기도 한다. 지도자는 수련자의 반응에 따라 새로운 곡을 준비하기도 하고 선곡을 다르게 하기도 한다. 경우에 따라 음악을 전혀 쓰지 않고 뇌호흡 수련을 하기도 한다. 지도자가 뇌호흡 수련 경력과 지도 경력을 쌓음에 따라 어떤 활동을 할 때 어떤 종류의 음악을 사용하는 것이 적절한가에 관한 명시적, 암묵적 지식도 늘어난다. 경력이 짧은 지도자는 기초적으로 사용하는 음악이 담긴 교구를 가질 뿐이다. 그러나 시간이 지날수록 음악에 관한 관심도 커지고 동료 뇌호흡 교사들과 뇌호흡 수련 지도에 관한 이야기를 나눌 기회가 늘어난다. 즉, 지도자들은 틈나는 대로 어떤 활동을 할 때 어떤 음악을 사용하는 것이 효과적인가에 관한 정보를 서로 주고받는다. 따라서 자비를 들여 더 다채로운 음악을 준비하는 지도자가 늘어난다. 수련 과정에서 쓰는 음악은 시중에서 쉽게 구하기 어려운 자연의 소리나 명상용 음악이 대부분이다. 그러므로 지도자는 이러한 음악을 구하기 위해 적극적인 노력을 하는 경향이 있다.

뇌호흡 수련 과정에서도 배우는 사람이 여러 가지 명제적 지식과 방법적 지식을 체험한다는 점은 일반적인 지식교육의 사태와 크게

---

71) 단트렁은 대나무로 만든 베트남의 민속 타악기이고, 타포는 나무통에 구멍을 내어 공명을 일으키는 아메리카 인디언들의 민속 타악기이다. 뇌호흡 수련 과정에서 지도자는 이러한 외국 악기와 더불어 사물놀이에 쓰이는 전통 타악기를 자주 이용한다.

다를 바가 없다. 그러나 수련자가 자신의 몸을 매개로 어떠한 지식이
든 간에 자신의 것으로 만들어 나간다는 점은 뇌호흡을 비롯한 수련
활동의 가장 큰 특징이다. 이러한 특징은 뇌호흡 수련이 수련자 자신
을 대상으로 삼는다는 점과 밀접한 관련이 있는 것으로 보인다. 수련
활동은 수련자의 신체와 정서와 사고의 변화 및 통합을 목표로 한다.
이는 통합교육과 관련하여 학습자 자신과 배움을 연계하는 내향적인
활동이 매우 효과적일 수 있다는 점을 암시한다.

3. 전환성

수련자는 내향적인 기 에너지 교류 체험을 통해 새로운 지식을 몸으
로 체득하는 과정에서 자신과 세상을 기 에너지의 관점에서 해석하는
새로운 참조틀을 얻는다. 이러한 참조틀을 통해 수련자는 자신과 세상
에 관한 질적으로 다른 차원의 이해에 도달한다. 그리고 이해의 변화에
따라 삶의 방식도 점차 변화한다. 수련자는 지도자와 함께 있을 때에
한하여 뇌호흡 수련을 하는 단계에서 점차 자신의 일상 속에서 뇌호흡
수련을 하는 단계로 나아간다.

1) 내용: 배움을 통한 인식의 전환

기 에너지를 전경으로 할 때, 수련자가 뇌호흡을 배우는 과정은 지도
자를 통해 접한 새로운 지식들을 몸으로 체득하여 새로운 습관을 형성
하는 과정이다. 수련 초기에는 주로 뇌호흡 시간에만 배우고 익히는 활
동을 한다. 그러나 시간이 지날수록 수련자는 뇌호흡 시간이 아니어도

스스로 배우는 활동을 반복한다. 나아가 수련자가 기 에너지 교류라는 관점으로 자신과 세상을 이해하는 새로운 해석틀을 형성하면 수련과 생활을 분리하는 인식의 경계가 없어진다. 수련자는 일상생활 속에서 예전에 미처 알지 못한 자신을 발견하는 체험을 반복하면서 앎과 삶을 변화시킨다.

수련자는 뇌호흡 수련 과정에서 종래의 습관에서 벗어나 새로운 습관을 형성하고, 다시 그 습관에서 벗어나 새로운 습관을 형성하는 일을 반복한다. 뇌호흡 시간을 통해 수련자는 자신을 대상으로 하는 여러 가지 활동을 단계적으로 한다. 뇌 기능을 향상하는 기법을 배우고 익히는 활동에서부터 뇌호흡 수련의 목표와 관련된 도덕적 규범을 배우고 익히는 활동에 이르기까지, 수련자는 수준과 종류가 다양한 활동을 한다. 그러나 수련자라는 주체의 몸과 마음과 정신을 "닦기" 위한 활동이라는 점에서는 모두 같다.

수련 단계에 따라 수련자가 뇌호흡 수련 체험을 겪는 맥락은 질적인 전환을 한다. 입문기에는 주로 지도자와 함께 상호 작용하는 뇌호흡 시간에 국한하여 뇌호흡을 배우는 체험을 한다. 그러나 수련 단계가 올라가면, 뇌호흡 시간이 아닌 다른 시간과 공간에서도 스스로 뇌호흡 시간에 접한 새로운 활동을 반복하기 시작한다. 수련자가 합일체험에 이르면 맥락의 의미 자체가 다르게 변한다. 수련자는 관점의 전환을 통해 수련과 일상생활을 구분하는 인식의 경계를 없애고 삶의 과정을 자신을 끊임없이 변화시키는 뇌호흡 수련의 과정으로 만든다. 따라서 수련자는 뇌호흡 수련 체험을 겪는 맥락을 점차 확대하여 인식의 비약적 전환을 통해 자신의 삶 자체를 뇌호흡 수련 맥락으로 만든다.

지도자는 수련자가 체험 향상을 통해 단계적으로 수련 맥락의 전환을 이룰 수 있도록 세부적인 활동을 수련자의 수준에 맞추어 조율한다. 지도자는 수련자가 몸과 마음과 정신을 능동적으로 활용하는 상황과 활동을 제시한다. 지도자가 수련자에게 적합한 뇌호흡 수련 체험을 겪게 하려는 계획과 수련자가 자신의 뇌호흡 수련 체험을 향상하고자 하는 의지가 서로 상승 작용을 일으킬 때, 수련자는 점차 뇌호흡 수련의 목표와 관련하여 바람직한 새로운 습관을 형성하고 바람직하지 않은 종래의 습관에서 벗어난다. 이 과정에서 지도자는 수련자의 중요한 타자들과 유기적인 연대를 맺음으로써 수련자의 습관 형성을 촉진하고자 한다.

가정에서 지도자 없이 나이가 어린 수련자가 스스로 뇌호흡 활동을 연습한다는 것은 거의 힘들다. 그러므로 지도자는 수련자의 중요한 타자들로부터 도움을 받음으로써 스스로 뇌호흡 수련을 하는 습관을 형성하도록 만든다. 학령기의 자녀를 둔 부모들은 뇌호흡을 통해 일상적으로 접하는 교육 프로그램의 숙제와 상당히 다른 숙제를 접한다. 이는 과제의 종류뿐 아니라 내용도 그러하다. 수련자의 부모가 뇌호흡 수련의 특징을 피상적으로나마 이해하는 경우에는 지도자의 협조 요청에 따라 적극적으로 돕는다. 그러나 그렇지 않은 경우에는 지도자에게 책임을 전가하고 부모가 전혀 개입하려 하지 않는 경우도 있다. 보통수련 단계인 푸른반이나 기쁜반에 비하여 특별수련 단계인 사랑반이나 행복반에서는 지도자와 부모의 유기적인 연대 정도가 대단히 높았다. 이는 수련 단계가 높아질수록 수련자의 변화가 실질적으로 나타나기 때문이다.

입문기 때, 수련자는 주로 독립적인 활동을 하는 과정에서 뇌호흡 수련 체험을 향상한다. 수련자는 지도자로부터 여러 가지 뇌호흡 체조나 단전호흡 같이 특정한 자세와 동작을 취하는 활동들을 배우고 익힌다. 이러한 자세와 동작을 연습하는 것은 거의 뇌호흡 시간에 국한되어 있다. 그러나 뇌호흡 시간에 배우고 익히는 것만으로도 점차 기본적인 자세와 동작을 스스로 취하고 기 에너지를 느낄 수 있는 습관을 형성하는 수준에 이른다. 수련자는 독립적으로 활동하는 수련 습관을 통해 자신의 내면세계를 발견하고 이해를 향상하는 체험을 거듭해 나간다.

시간이 지날수록 수련자는 다른 사람과 함께해야 하는 집단적인 활동에 참여하게 된다. 수련자는 자신의 마음을 행위로 표현하는 활동을 한다. 첫 단계에는 심리적으로나 신체적으로 수련자와 가까운 거리에 있는 부모를 대상으로 마음을 표현하는 활동을 한다. 다음 단계에는 부모나 중요한 타자만큼 가깝지는 않으나 수련자에게 직접적인 영향을 미치는 거주 지역이나 국가와 관련한 활동을 한다. 나아가 수련자는 자신이 살고 있는 지구와 우주 차원의 활동을 한다. 이와 같이 수련자는 지도자와 상호 작용을 하는 동안에 먼저 자기 자신을 이해하고 다음으로는 자신을 둘러싼 가까운 사람들과 자신의 관계를 이해하며, 점점 범위를 확대하여 사회, 국가, 우주, 인생과 자신의 관계를 이해할 수 있는 계기를 만난다. 뇌호흡 수련 공동체에서는 이를 [효(孝)]-[충(忠)]-[도(道)]의 단계로 개념화하고 있다.

수련자가 [효]-[충]-[도]의 습관을 형성하도록 도와주기 위해, 지도자는 여러 가지 수련 형식을 주제나 상황에 맞추어 이용하는 동시에 이미지적 사고 능력을 발달시키려는 노력을 기울인다. 지도자는 뇌호흡 시간에 수련자와 직접 상호 작용을 하는 과정과 수련자에게 집에서 해야 하는 과제를 제시하거나 면담을 하는 과정을 통해 수준이 다른 여러 가지 활동을 배우고 익힐 수 있는 계기를 만든다. 이와 더불어 지도자는 수련자가 상상이나 연상과 같은 이미지적 사고 활동을 적극적으로 할 수 있는 계기를 만든다. 분석이나 판단과 같은 논리적인 사고 활동은 주로 대뇌피질 좌반구에서 관할한다. 이와 달리 이미지적 사고 활동은 대뇌피질과 대뇌변연계에서 관할한다. 따라서 수련자가 이미지적 사고 활동을 한다는 것은 뇌 기능을 위주로 할 때는 대뇌피질과 대뇌변연계가 통합적으로 기능하는 계기를 마련하는 것이고, 사고 능력의 향상을 위주로 할 때는 좌뇌를 주로 쓰는 사고 과정에서 발달시키기 어려운 감정이입(empathy)이나 공감(sympathy) 같은 정서와 관련된 능력을 향상한다는 것을 의미하는 것이다.

입문기에는 수련자가 주로 '효' 측면의 습관 형성과 관련이 있는 활동들을 한다. 뇌호흡 수련 프로그램을 통해 수련자는 자신을 낳아서 기르고 한 핏줄로 이어진 부모의 사랑을 상상 활동을 통해 감각적으로 체험하는 시간을 갖는다. 수련자는 다른 수련자들과 상호 작용을 하지 않는 자신만의 내부의식 상태에서 자신이 아프거나 즐겁거나 괴로울 때 부모가 자신에게 어떻게 해 주었는가를 회상하는 시간을 가진다. 그리고 입장을 바꾸어 부모가 되었다고 상상하면서 자신에게 어떠한 마음을 가지고 있었을 것인가를 추측하는 시간을 가진다.

수련자는 지도자의 멘트를 통해 단지 부모가 자신에게 무언가 도움이 되는 일을 해 주기 때문에 고맙다는 느낌을 느끼는 수준을 넘어 부모도 자신과 마찬가지로 아프기도 하고 즐겁기도 하지만 괴로운 일도 있는 동등한 인격체라는 사실을 지각할 수 있는 새로운 관점을 접한다. 상상을 통해 자신이 아닌 타인의 입장을 공감하는 체험을 겪음으로써 수련자는 부모를 핏줄로 이어진 관계 이상의 관점에서 바라보는 능력을 얻는다. 지도자는 수련자에게 부모와 친구와 이웃에게 수련 과정에서 체험한 마음을 구체적인 행위로써 표현하는 과제를 제시한다. 이러한 반복을 통해 수련자는 점차 효를 실천하는 능력을 키운다.

〈14〉
[면담 내용. 행복반 정민(고1) 어머니와 면담을 하는 중]

연구자: 정민이가 변했다고 할 만한 행동이 있다든지, 아니면 어떤 말이 변했다든지 하는 게 있어요?

어머니: 가는 평소에, 옛날에 이걸 하기 전에는 아까도 얘기했지만, 부정적이었거든요. 지가 한번 싫다, 이러면 죽어도 안 하는 그런 스타일이었어요. 그런데 요즘은 안 그래요. (……)보통 뭐, 지감 뭐 하고, 글을 정리한 거를……마음속에 정리해둔 걸 잘 안 보여주잖아요? 그런데 뇌호흡 수련하고 나더니 지가 쓴 거를 그걸 꼭 한번 엄마 보라고 갖다 주고……

지도자는 수련자에게 과제를 제시함으로써 내부의식에서 체험한 사랑을 행위로 옮기는 계기를 만들어준다. 지도자는 부모의 손발을 씻어주거나 굳은 어깨를 만져주는 것과 같이 몸으로 직접 움직여야 하는 숙제를 수련자에게 제시한다. 숙제를 하면서 수련자는 뇌호흡 시간에 겪은 체험을 일상적인 생활세계의 맥락에서 적용하는 연습을 한다. 뇌호흡 시간과 과제를 이행하는 과정에서 수련자는 이와 유사한 활동을 반복한다. 따라서 점차 지행일치(知行一致) 습관이 몸에 배는 수준에 이른다.

'효'는 수련자가 마음을 표현할 수 있는 대상과 활동이 명확하다. 그러나 사회 차원에서 국가로 범위를 확대한 '충'과 삶의 근원과 목적이라는 궁극적인 문제를 다루는 '도'의 수준에 이르면 수련자가 누구에게 어떻게 마음을 표현해야 할 것인지 그 대상이 불명확하다. 지도자는 수련자에게 두 가지 방향을 제시한다. 한 방향은 수련자가 자신의 몸과 마음과 정신의 발달을 통해 홍익인간 그 자체가 되는 것이다. 다른 한 방향은 국산품을 애용한다든가 자연보호를 위해 세제를 최소한으로 줄여 쓰는 것처럼 국지적인 실천을 하는 것이다.

수련자는 '충'과 관련하여 구체적인 인물에 관한 새로운 관점의 해석을 지도자를 통해 접하는 경우가 많다. 지도자는 수련자가 학교의 도덕 시간에도 자주 접하는 여러 인물들에 관한 이야기를 자주 한다. 예컨대 안중근 의사 같이 국가를 위해 개인의 삶을 포기한 애국자에 관한 이야기를 하는 경우, 지도자는 개인의 위대한 행동에 초점을 맞추는 대신 국가를 위해 목숨을 바치는 차원에서 벗어나 인류 전체의 의식 변화를 위해 목숨을 바치는 차원까지 생각을 확대할 수 있는 인간의 의식수준 발달에 초점을 맞추어 설명을 하는 경우가 많다. 또, '도'와 관련하여, 지도자는 수련자가 평소에 지각하지 못하는 땅과 하늘, 나아가 지구와 우주에 눈을 돌려 수련자 자신과 지구나 우주가 어떤 관계인가를 느끼는 시간을 제시한다. 이러한 과정을 거쳐 수련자는 우물 속의 개구리가 주관적인 관점에서 자신의 개인적인 삶만 바라보다가 우물 밖에 나와 세상을 바라보듯이, 개인과 전체를 전지적인 시점에서 바라볼 수 있는 능력을 키워 나간다.

⟨15⟩

[기쁜반 뇌호흡 시간 참여관찰 중. 기쁜반 수련자들이 뇌호흡 체조를 한 후 뇌호흡 명상을 갓 시작한 상황. 수련자 모두 눈을 감은 채 안정된 자세를 취하고 있음]

지도자: (……)오늘은 지구를 느껴보는 시간입니다. (동화책을 읽듯이 낮고 느리게) 나는 지구랍니다. 나는 지구랍니다. 지구의 아픔이 나의 아픔이에요. 공장에서 나오는 나쁜 연기로 공기가 나빠져서 눈이 아파요. 지금 내 눈이 충혈이 되어서 피가 맺혔습니다. 그 지구가 나입니다. 공장은 폐수와 음식물 쓰레기로 강물이 더러워져서 맑은 물을 마실 수가 없어요. 그 물이 나의 목을 타고 들어가면서, 내 목이 지금 새카맣게 타 들어가고 있습니다. 누가 이 지구를 이렇게 만들었습니까? 목에서 가래가 끓고 기침이 나올 지경입니다. 아스팔트가 푸른 초원을 몰아내서 지구의 피부가 푸석푸석 해졌습니다. 내 몸 구석구석 간지럽고, 버짐이 일어나서 옆구리도 간지럽고, 다리도 간지럽습니다. 느껴보세요. 내 몸 구석구석을 느껴보세요. 지금 누가 이 지구를 이렇게 만들었나요? 그것은 바로 우리들입니다. 자동차가 내뿜는 나쁜 연기로 숨쉬기가 힘들어요. 목구멍이 너무너무 막혀 가지고 숨을 쉴 수가 없어요. 쓰레기 더미 속에서도 가슴이 답답해요. 여러분들 몸에는 지금 쓰레기가 덕지덕지 붙었다고 상상을 해 보

세요. 여러분들이 쓰레기, 쓰레기 더미 속에서 지금 몸이 썩어들어 가고 있습니다. 그것이 지구입니다. 여기저기에 서 많은 나무가 마구 잘라져서 지구의 머리카락이 빠졌 어요. 내 머리카락 곳곳이 듬성듬성 빠져서 구멍이 뻥 뚫 렸어요. 나의 뼈가 썩어 들어가고 있습니다. 산성비로 인 해서 나의 머리가 툭툭 끊기면서 떨어져 나가고 있습니 다……

수련자는 내부의식 상태에서 지도자의 멘트에 따라 자기 자신을 지구라고 상상하면서 막연하고 피상적으로 느꼈던 지구오염 문제를 자신의 몸과 관련시켜 파악하는 시간을 갖는다. 연상 능력이 뛰어난 수련자에게서는 생각을 하는 것만으로도 몸에서 좁쌀 같은 두드러기 가 일어나기도 한다. 이러한 연상 활동을 통해 수련자는 지구를 느끼 는 구체적인 체험을 한다.

지도자는 이와 비슷한 연상 활동을 통해 수련자에게 자신의 입장 에서는 구체적으로 어떤 활동을 선택할 것인가를 묻는다. 이러한 물 음은 수련자가 상상이나 연상 결과를 자신의 평소 행동 습관과 관련 하여 파악하는 기회를 제시한다. 이와 더불어 지도자는 수련자에게 삶의 목표가 무엇인지, 또 그 목표를 달성하기 위해 어떤 실천 행위 를 하고 있는가를 지속적으로 점검한다. 이러한 과정에서 수련자는 배움을 자신의 생활과 통합하는 체험을 향상해간다.

수련자가 어떤 지도자와 만나게 되는가에 따라 향후 수련 여부가 거의 결정된다. 특히 전체와 자신의 관계를 고려해 볼 의사가 거의 없는 수련자인 경우, 뇌호흡 수련 습관을 바르게 형성하기는커녕 중 도에 탈락하거나 포기하는 경우가 많다. 그러므로 지도자의 능력 여부가 매우 중요하다. 뇌호흡 수련 공동체의 관점에서 평가하든 배우고 가르치는 활동의 관점에서 평가하든, 수련자가 뇌호흡 수련 체험을 지속적으로 향상함으로써 새로운 경지에 도달하고자 하는 자발적인 의지를 내도록 이끄는 지도자의 능력은 핵심적으로 평가할 항목임에 틀림이 없다. 그러나 이러한 능력을 한 가지 잣대만으로 재기는 어렵다. 왜냐하면 수련자는 지도자와 함께 공환을 누리는 과정에서 자발적인 의지를 내는 경향이 있기 때문이다.

수련자가 뇌호흡 수련 습관의 단계적인 변화를 통해 새로운 해석 틀을 형성하고 그 틀로써 자신과 세상을 다르게 해석해 나가는 과정을 가리켜, 뇌호흡 수련 공동체에서는 관용적으로 '환골탈태'라는 말로 표현한다. 이는 애벌레 모습으로 땅을 기어 다닐 때와 변태 과정을 밟아 나비가 되어 하늘을 날아다닐 때의 차이에 비추어 인식의 질적 변화를 파악하고자 하는 것으로 볼 수 있다. 뇌 과학에 비추어 해석한다면, 인식의 변화 과정은 뇌세포가 반복적인 체험 과정을 통해 가소성(plasticity)을 발현함으로써 뇌세포 회로망을 발달시키는 구조적인 변화의 과정이다(Kotulak, 1996). 그리고 배움을 통한 발달이라는 교육적인 면에 초점을 맞추면, 배움을 통해 습관이 지속적으로 바뀐다는 사실은 배움의 향상 속에 존재의 변형을 통해 삶을 변화하는 자기 변혁의 과정이 이미 내재한다는 점을 가리키는 것이다. 이는 파편화된 지식을 다루는 일반적인 학교교육의 한계를 극복하기 위한 하나의 대안이라 하겠다.

2) 방법: '분리'와 '연계'

수련자는 뇌호흡 수련 체험 향상을 통해 삶 자체를 변화시키는 궤도에 진입한다. 수련자는 분리 체험과 연계 체험을 단계적으로 겪는 과정에서 뇌호흡 수련을 통하여 얻은 배움을 자신의 삶에 활용한다. 분리를 통해 수련자는 일상적인 생활세계의 번잡함으로부터 잠시 벗어나 자신의 내면세계를 고요한 눈으로 바라볼 수 있는 여유를 얻는다. 연계를 통해 수련자는 몸과 마음과 정신을 다시 뇌호흡 수련의 세계에서 생활세계로 되돌린다. 분리와 연계는 수련자 개인의 차원에서도 일어나지만 시간이 지날수록 수련자 집단의 차원에서도 일어난다.

(1) '분리' 전략

뇌호흡 수련을 시작한 수련자는 뇌호흡 시간을 통하여 생활세계의 맥락과 분리된 새로운 시공간을 체험한다. Ⅱ장에서 살펴보았듯이, 수련자는 뇌호흡 수련을 하기 위해 매주 약속한 장소에 약속한 시각까지 가야 한다. 이곳에서 수련자는 지도자와 다른 수련자들을 만나서 뇌호흡 수련을 배우고 익히기 위한 활동을 한다. 뇌호흡 시간을 마친 후에는 모두 헤어지고 다시 집으로 돌아와야 한다. 이처럼 수련자는 뇌호흡 시간을 전후하여 자신이 주로 주거하는 공간에서 벗어나 뇌호흡 수련을 하는 공간으로 몸을 옮겨야 한다. 따라서 수련자의 몸과 마음은 생활세계의 맥락으로부터 자연스럽게 분리될 수밖에 없다.

수련자의 몸이 비록 생활세계로부터 분리되었다 할지라도 마음은 여전히 생활세계로부터 분리되지 못하는 경우가 있다. 지도자는 뇌호흡 시간 동안 수련자가 생활세계의 맥락에서 몸과 마음과 정신을 철저히 분리할 수 있도록 명시적으로 또는 암시적으로 처방을 한다. 지도자는 수련자가 자신의 내면을 향해 의식의 지향을 전환하게 하는 방법을 주로 쓴다. 구체적으로는 수련의 종류를 수련자 상태에 맞게 조절하여 수련자가 자신의 몸에 마음을 모으게 하거나 '자신에게 집중하기' 같은 기본 규칙을 수련자에게 말로 제시하는 방법이 있다.

뇌호흡 수련 활동을 시작하는 도입 단계에서 수련자는 뇌호흡 체조처럼 몸을 역동적으로 움직이는 활동을 주로 한다. 몸을 역동적으로 움직이는 활동은 사고 활동과 달라서 어떤 상황에서든지 누구나 순간적으로 집중을 쉽게 할 수 있다. 그렇게 때문에 수련자가 집에서 수련장까지 이동한 직후라 할지라도 지도자의 시범에 따라 뇌호흡 체조를 함께하는 데 큰 어려움을 느끼지 못한다. 뇌호흡 체조를 하는 과정에서 수련자는 단계적으로 자신의 마음과 정신을 몸으로 이동시킨다. 즉, 수련자는 생활세계의 맥락에서 자신의 몸은 물론 마음과 정신까지 분리시키기 위한 채비를 갖춘다.

지도자는 '기운짜기'를 이용하여 수련자가 최대한 집중할 수 있는 상태까지 몸을 역동적으로 움직이게 만든다. 기운짜기는 숨을 참거나 한 가지 동작과 자세를 계속하거나 역동적인 활동을 하는 등 몸이 부들부들 떨리거나 땀이 나고 숨이 가쁜 것과 같은 여러 가지 몸의 반응이 일어나게 함으로써 몸에 저절로 마음과 정신이 쏠리도록 만드는 방법이다. 몸을 움직이기를 좋아하지 않는 수련자는 뇌호흡 체조를 할 때 지도자의 반응을 살피면서 건성으로 하는 경우도 있다. 그러나 자신이 건성으로 하면 할수록 지도자가 뇌호흡 체조를 더 길게 하거나 몸을 더 많이 움직이게 한다는 사실을 점차 발견한다. 그러므로 뇌호흡 수련을 일정 기간 이상 한 수련자들은 아프거나 심리적으로 안정을 할 수 없는 사유가 있는 경우를 제외하면 모두 적극적으로 몸을 움직이는 활동에 임하는 경향이 있다.

수련자가 몸을 움직이면서 마음과 정신을 활동 자체에 집중할 수 있는 상태에 도달하면, 이어서 지감이나 뇌호흡 명상을 주로 하게 된다. 이러한 활동은 일상적인 사회생활을 향한 외부의식의 상태에서 자신만의 내면세계를 향한 내부의식으로 의식을 전환하는 활동이다.[72] 언어를 사용하는 상황에 이를 비추어 본다면, 모국어와 외국어를 같이 구사할 수 있는 능력을 가진 사람이 상황에 따라 적합한 말을 골라 쓰는 능력(code switching)을 가지는 것과 같다. 수련자는 의식 전환을 통해 풍부한 체험을 겪을 수 있는 능력을 단계적으로 얻는다.

수련자가 외부의식에서 내부의식으로 전환함으로써 자신의 몸과 마음과 정신을 일상생활의 세계로부터 분리하는 과정은 지도자와 함께 총체적인 상호 작용을 체험하는 과정이기도 하다. 수련 초기에는 수련자가 내부의식으로 전환하는 데 시간은 오래 걸리면서도 수준은 얕은 경우가 많다. 내부의식으로 깊게 내려가지 못한 상태에서는 수련자의 눈까풀이 자주 움직인다. 나이가 어린 수련자는 불안감 때문에 자주 실눈을 뜨고 주변을 살피는 경우가 많다. 지도자는 수련자가 의식의 지향을 외부의식에서 내부의식으로 전환할 수 있도록 단계적으로 다른 방법을 쓴다. 수련자가 지도자의 도움을 받아 내부의식으로 내려가는 체험을 반복하면 할수록 점차 짧은 시간 안에 외부의식에서 내부의식으로 전환하게 된다. 그리고 수련자는 편안한 표정으로

---

72) 외부의식과 내부의식의 '분리'란 경계를 명확하게 수치화할 수 있는 양적인 개념이 아니라 연속적인 질적인 개념이다. 뇌파의 빠르고 낮음을 기준으로 하여 외부의식과 내부의식의 경계를 객관적으로 어느 정도 구분할 수는 있다. 그러나 뇌파가 얼마만큼 낮아질 때 수련자가 외부의식에서 내부의식으로 들어갔다고 명확하게 말하기는 어렵다.

눈을 감은 채 3분 이상을 견딜 수 있는 힘을 갖는다.

수련자가 내부의식의 상태에 있을 때, 수련자는 다른 수련자나 지도자와 같은 공간에 있지만 심리적으로 완전하게 분리된 상태에 있게 된다. 뇌의 기능을 전경으로 할 때, 수련자가 내부의식의 상태에 머문다는 것은 수련자의 뇌가 다른 사람들과 언제라도 의사소통을 할 준비를 하고 있는 상태에서 전환하여 자기 자신을 향하여 모든 기능을 사용하는 상태에 들어간 것으로 이해할 수 있다. 수련자의 뇌가 자신의 외부를 향하는 대신 자신의 내부를 향해 기능할 때, 수련자는 외부의식 상태에서 체험할 수 없는 새로운 기 에너지 체험을 내부의식 상태에서 단계적으로 겪게 된다.

(2) '연계' 전략

수련자는 뇌호흡 시간을 통해 도입 단계에서는 서서히 몸과 마음과 정신을 생활세계와 분리하고 정리 단계에서는 다시 의식의 전환을 통해 다른 사람들과 의사소통을 할 수 있는 생활세계로 되돌아오는 과정을 반복한다. 수련자는 다른 수련자들과 수련 나눔을 하거나 여러 가지 게임을 하면서 내부의식의 상태에서 외부의식의 상태로 완전하게 전환한다. 수련자는 말을 하거나 몸을 활발하게 움직이면서 마음과 정신을 자신의 뇌 부위에서 몸 전체로 골고루 이동시킨다. 뇌호흡 시간에 '분리'를 통해 겪은 체험은 수련자의 몸과 마음과 정신에 구체적인 변화를 일으킨다. 따라서 뇌호흡 시간을 반복하는 과정에서 수련자의 생활세계도 점차 변화하기 시작한다.

수련자가 외부의식과 내부의식의 분리와 연계를 원활하게 할 수 있는 능력이 커지면 다음 단계로 넘어간다. 지도자는 수련자 개인과 수련자 집단을 나누고 다시 뭉치게 만든다.

먼저, 지도자는 수련자가 자신을 집단으로부터 분리시키는 활동을 제시한다. 수련자가 외부의식과 내부의식의 분리를 제대로 하면 할수록 깊은 기 에너지 체험을 할 수 있다. 명확하게 분리를 하지 못하는 경우에는 기 에너지 체험도 상대적으로 약할 수밖에 없다. 따라서 지도자는 수련자에게 '자신에게 집중하기' 규칙을 지속적으로 강조하고 실천을 할 수 있게끔 이끌어준다. 지도자는 뇌호흡 체조를 하거나 여러 가지 다른 활동을 하는 동안 반복적으로 "자신에게만 집중하라"는 말을 한다. 그리고 수련자가 이 규칙을 제대로 준수하지 못할 경우에는 꾸중을 하거나 제재를 하는 등 행동을 통제한다. 어떤 수련자는 자신에게 집중을 해야 하는 이유를 이해하지만 내부의식으로 전환하는 능력이 아직 부족하여 알면서도 자꾸 규칙을 어긴다. 그러나 어떤 수련자는 지도자의 통제를 피하기 위해서 규칙을 잘 지키기도 한다.

'자신에게 집중하기'는 수련자가 뇌호흡 수련 체험을 통해 자신의 내면세계를 깊이 있게 체험하기 위해 반드시 몸으로 터득해야만 하는 개인주의적인 원리이다. 그러나 이 원리는 세상 만물이 기 에너지로 하나로 연결되어 있다고 보는 뇌호흡 수련의 내재적 관점과 완전히 배치하는 것이기도 하다. 이러한 관점상의 모순은 뇌호흡 수련 과정에서 자연스럽게 해결된다.

뇌호흡 수련 상황에서 지도자는 수련자에게 '자신에게 집중하기'와 더불어 '하나로 움직이기'를 수련 규칙으로 제시하고 구체적인 활동을 통해 이 규칙을 몸으로 익히게 만든다. 푸른반 활동 사례를 살펴보기로 한다.

〈16〉
[푸른반 뇌호흡 시간 참여관찰. 수련자들이 앞사람의 허리를 잡고 몸
을 바짝 붙인 후 지도자가 "지네"하고 말하면 수련자 전체가 같은
동작으로 한 번 움직이는 지네 게임을 하는 도중]

선생님: (운율을 살려) 지네, 지네, 지네, 끝까지 오세요. 단전에
　　　　힘을 주고……지네, 지네, 지네. 자, 그대로 멈추고! 허리
　　　　를 딱 잡으세요. 정말 단합이 잘되나 안 되나 볼 꺼야~
　　　　자, 보자~
아이들: (이명숙 교사의 말을 듣자마자 앞사람 허리를 바짝 잡는다.)
선생님: 응, 꽉 잡아. 손을 놓는 사람은 지네 조직에서, 지네 조직
　　　　에서 탈락이야. (앞사람과 몸을 약간 멀리 떼는 현웅이를
　　　　향해) 현웅아 꽉 잡아! 자, 갑니다~(구령을 부르려다가
　　　　현웅이에게 다가와 얼굴을 앞사람에게 가까이 붙이면서)
　　　　머리를 딱 대야지.

이 사례와 같이, 지도자는 가벼운 농담을 던지듯이 "지네 조직에서
탈락이야" 하고 말하거나 "조직의 쓴맛을 보여줍니다" 같이 텔레비
전에서 자주 들을 수 있는 유행어를 써서 수련자에게 '하나로 움직이
기' 규칙을 지속적으로 전달한다. 수련자는 뇌호흡 수련 상황에 참여
하는 과정에서 점차 어떤 상황에서 어떤 규칙을 따라야 할 것인가를
간파할 수 있는 능력을 얻는다. 즉, 수련자는 뇌호흡 체조나 뇌호흡
명상과 같이 독립적인 활동을 할 때는 '자신에게 집중하기' 규칙을
따라야 하고 집단적인 활동을 할 때는 '하나로 움직이기' 규칙을 따
라야 한다는 사실을 점차 깨닫는다.

수련자는 일상적인 생활세계와 뇌호흡 수련의 세계를 오가는 맥락 전환 체험을 통해 기존의 습관에서 벗어나 새로운 습관을 형성하는 자기 변화의 과정에 합류한다. 수련자가 자신을 변화시키는 습관을 형성하는 단계에 이를 때까지 지도자는 지속적으로 수련자를 점검한다. 일반적으로 많이 쓰는 방법은 숙제점검표와 같은 점검 자료를 수련자에게 주고 매일 일정한 시간에 수련자가 스스로 과제를 이수한 후 표시를 하도록 하는 것이다. 지도자 중에는 자신이 뇌호흡 수련을 하는 동안에 수련 지도를 맡고 있는 수련자의 얼굴과 이름을 하나씩 떠올리면서 뇌호흡 수련을 잘 하고 홍익인간으로 성장할 수 있도록 기 에너지를 보내는 지도자도 있다.

지도자의 성향에 따라 수련자의 뇌호흡 수련 습관을 형성하기 위해 점검하는 방식이 다르다. 어떤 지도자는 뇌호흡 시간에 직접 만나는 것뿐 아니라 틈틈이 전화나 전자우편과 같은 이용할 수 있는 여러 가지 수단을 모두 이용하여 수련자의 습관 형성을 돕기 위해 지속적으로 점검한다. 그러나 뇌호흡 시간을 통해 어떤 과제를 하도록 제시하기는 하지만 이수 여부를 다음 뇌호흡 시간에 점검하는 정도로 그치는 지도자도 있다.

수련자가 지도자로부터 영향을 받는 정도도 지도자에 따라 다르다. 수련자는 어떤 지도자가 제시하는 과제에 관해서는 한 번만 제시해도 철저하게 이수한다. 그러나 다른 지도자가 제시하는 과제에 관해서는 몇 번이든 점검을 하더라도 제대로 이수하지 않는 경우가 있다. 이러한 차이는 지도자가 수련자와 초기에 정한 약속을 어떻게 이행하는가의 여부에 따라 나타나는 것으로 보인다. 수련자가 뇌호흡 수련 습관을 통하여 자신을 바꾸어나가는 궤도에 진입하기까지는 지도자의 노력과 수련자의 의지가 복잡한 상호 작용을 통해 서로 상승 작용을 일으키는 것으로 판단할 수 있다.

　요약하면, 뇌호흡을 배우고 가르치는 활동에서는 수련자의 주체 의식의 발달, 직접적인 체험을 통한 몸과 마음과 정신의 통합, 배움을 통한 인식의 전환이라는 세 가지 특질이 반복적으로 드러난다. 수련자는 지도자와 함께하는 상호 작용에 '참여'하고 '협동'하는 과정에서 주체 의식의 단계적 향상을 이룬다. 또 '반복'과 '몸을 통한 통합'을 바탕으로 뇌 기능 향상을 직접 체험한다. 그리고 몸의 분리와 배움을 삶과 '연계'하는 과정에서 인식의 질적인 전환을 이루어간다. 수련자는 뇌호흡 수련 활동을 통해 이 활동에 내재하는 특질을 체험하고, 이를 바탕으로 지도자와 함께 총체적이고 공환적인 상호 작용에 이르며, 기존의 체험을 토대로 새로운 체험을 향해 자발적으로 의지를 내어 앞으로 나아간다.

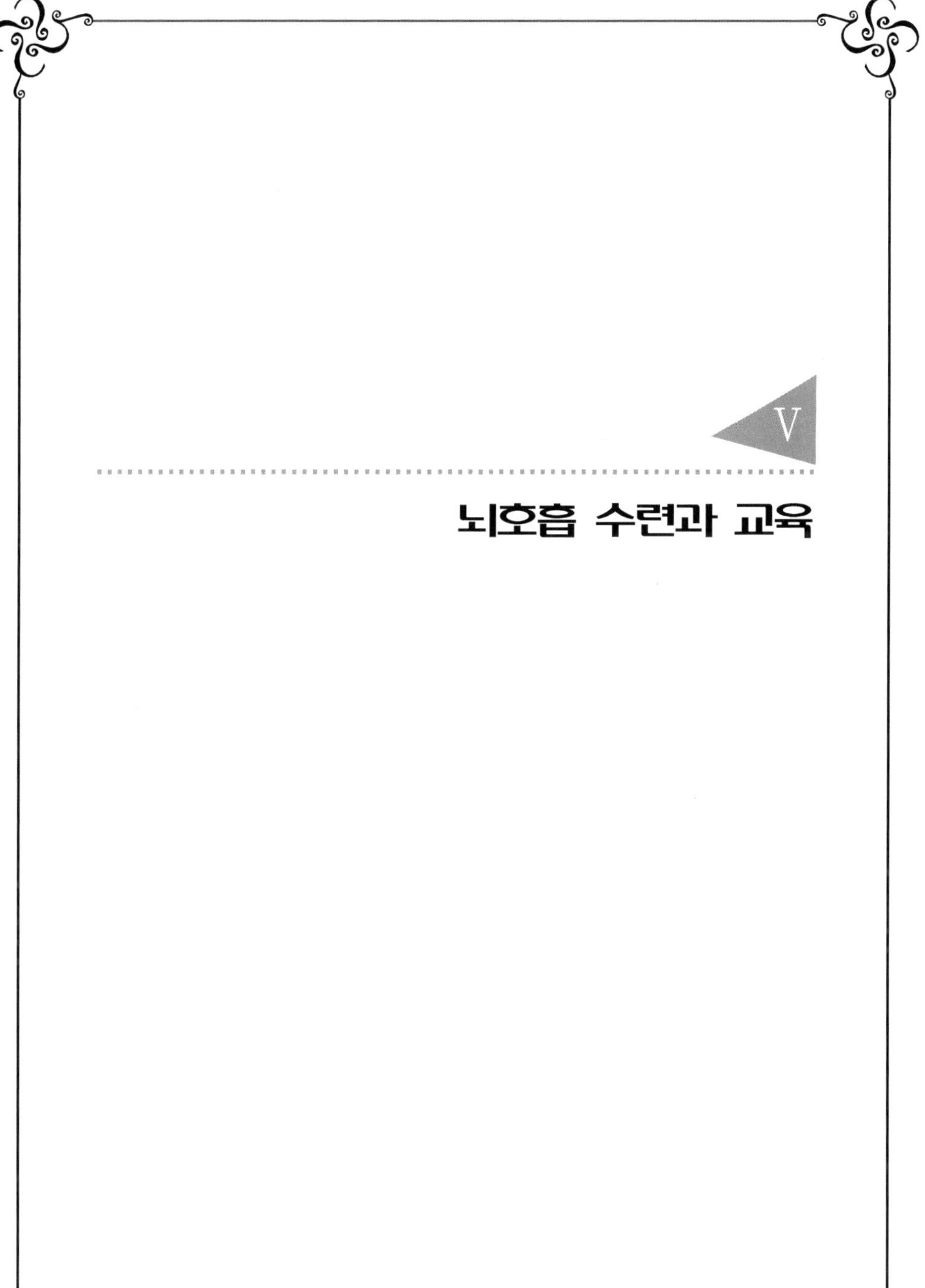

뇌호흡 수련과 교육

"뇌호흡을 배우고 가르친다"는 것은 어떤 의미인가? 실제로 뇌호흡을 배우는 수련자와 가르치는 지도자는 이 의미를 어떻게 이해하고 실현하는가? 지금까지 이러한 질문의 답을 구하기 위하여 뇌호흡 수련 과정을 들여다보았다.

먼저, Ⅱ장에서는 수련자와 지도자의 관계가 어떻게 형성되는지, 또 그들은 어떤 활동을 주로 하는지를 살펴보았다. 이 과정에서 뇌호흡을 배우고 가르치는 활동은 수련자와 지도자의 교육적 관계를 바탕으로 구성된다는 점을 확인하였다. 이들은 뇌호흡 수련의 세계에서 통하는 간주관적인 지식과 규범을 참조하되 자신들의 독특한 상호 작용 방식을 창출해간다. 이에 따라 점차 원활하게 협동하는 단계를 거쳐 배우는 활동과 가르치는 활동이 혼연일체가 되어 총체적으로 상호 작용을 하는 단계에 이른다.

이어, Ⅲ장에서는 이러한 만남을 통해 수련자가 겪는 고유한 체험이 무엇인가를 살펴보았다. 이 과정에서 수련자와 지도자가 함께하는 활동이 수련 단계에 따라 그 수준과 종류가 변한다는 사실과 배우고 가르치는 관계도 변한다는 사실을 발견하였다. 수련자는 [입문기]-[체득기]-[검증기]로 크게 구분되는 수련 단계를 거치며, 각 단계 별로 고유한 수련 체험과 배우고 가르치는 관계에 관한 체험을 겪는다. 이러한 체험을 바탕으로 수련자와 지도자는 말과 행동의 의미를 더 적합하게 이해하고, 배우는 활동과 가르치는 활동의 조화를 이룬다. 그 결과로 이들은 서로 '배우는 기쁨'과 '가르치는 기쁨'을 맛보는 공환에 이른다.

Ⅳ장에서는 "뇌호흡을 배우고 가르친다"는 것의 의미를 이해하기 위하여 수련자와 지도자가 인간관계를 맺기 시작할 때부터 총체적이고 공환적인 활동을 하기에 이르기까지, 전 과정에서 드러나는 고유한 특질을 찾아보았다. 수련자는 지도자와 함께 상호 작용을 하는 과정에서 주체 의식의 발달과 더불어 수련 단계의 향상을 통해 몸과 마음과 정신의 발달을 직접 체험한다. 또, 뇌호흡 수련 체험을 통해 자신과 세상을 새로운 관점에서 해석할 수 있는 틀을 형성함으로써 배움을 통해 인식의 전환을 이루고 나아가 존재 자체의 변형을 이룬다. 이러한 세 가지 특질과 수련자가 어떤 수련 단계에 있는가에 따라 "뇌호흡을 배우고 가르친다"는 것의 의미가 달라진다는 것을 확인할 수 있었다.

이제 뇌호흡 수련에서 발견한 세 가지 교육적 특질을 바탕으로, 교육의 문제를 비추어 볼 차례가 되었다. 활동의 구성원과 관련이 있는 '주체성'으로는 교육적 관계에 초점을 맞추고, 배우고 가르치는 활동의 방법과 관련이 있는 '통합성'으로는 몸의 학습에 초점을 맞추며, 교육 활동에 내재하는 구조와 관련된 '전환성'으로는 배움을 통한 마음의 발달과 실천에 초점을 맞추어 비추어 보기로 하겠다.

1. 주체 의식 발달과 교육적 관계

앞에서 자세히 살펴보았듯이, 뇌호흡 수련 과정에서 수련자는 지도자와 함께 상호 작용을 통하여 기 에너지를 교류하고 서로 협동하는 과정을 거쳐 공환에 이름으로써 단계적으로 주체 의식의 발달을 이룬다. 이 과정에서 수련자는 물론 지도자도 자신의 '배움'을 실천에 옮기는 능력을 발달시킨다. 그러므로 지도자는 수련자와 차원이 다르기는 하지만 고유한 주체 의식을 발달시킨다.

수련자와 지도자는 뇌호흡을 배우고 가르치기 위한 공식적인 관계를 맺는다. Ⅲ장과 Ⅳ장을 통해 살펴본 바와 같이, 수련자는 지도자와 상호 작용을 함께하는 과정에서 뇌호흡 수련 체험을 단계적으로 향상하는 동시에 인간관계도 단계적으로 향상하는 체험을 겪는다. 이를 통하여 수련자와 지도자는 공식적인 역할 관계에 머무르지 않고 공환적인 상호 작용을 통해 뇌호흡 수련을 통해 서로 도움을 주고받으면서 성장하는 관계로 나아간다.

수련자와 지도자는 공환적인 상호 작용을 통해 서로 상이한 배우는 체험을 겪음으로써 새로운 형태의 교육적 관계를 실현한다. 수련자는 지도자와 함께 활동하는 가운데 뇌호흡의 이론과 방법을 '배우고 익히는' 체험을 한다. 지도자는 수련자가 뇌호흡의 이론과 방법을 제대로 배울 수 있도록 지도하는 과정에서 '가르치는 것을 배우는 체험'을 한다. 수련자와 지도자는 각자 다른 배움의 주체가 되고, 동시에 상호 작용을 통해 배우는 활동과 가르치는 활동을 하나로 조화시켜간다. 즉, 수련자와 지도자는 공동의 활동을 통하여 구성원 전체가 개인적으로 유익을 추구하는 동시에 집단 전체 차원에서도 유익을 추구하는 방향으로 협동한다. 이러한 결과는 수련자나 지도자가 독립적으로 활동을 하는 경우라면 현실적으로 나타날 수 없는 것이다.

수련자와 지도자 중에서 공동의 활동을 통해 공환적 관계를 실현하기까지 결정적인 역할을 수행하는 쪽은 일차적으로 지도자이다. Ⅳ장에서 살펴본 바와 같이, 배우는 사람에 해당하는 수련자는 자신의 의사보다 부모의 권유 때문에 뇌호흡 수련을 시작하는 경우가 많다. 이들은 자신이 원하든 원하지 않든 뇌호흡 시간에 참여한 이상 뇌호흡 시간이라는 시공간 속에 자신의 몸을 그대로 둘 수밖에 없는 입장이다. 이들은 자신이 스스로 선택하지 않은 활동을 해야 한다는 사실에 대한 반발을 주로 활동을 주도하는 지도자의 기대에 부응하지 않는 방식으로 표현하는 경우가 많다.

수련자가 주로 자신의 선택보다 부모의 선택에 의해 뇌호흡을 배우기 시작한다는 점은 공동의 활동에 자발적으로 참여하려는 의지를 내기 어려운 실질적인 조건임에 틀림이 없다. 지도자는 배움의 주체가 되어야 할 수련자가 자발적인 의지를 내기 어려운 상태에 있다는 현실적인 장애에 대하여 매우 구체적이고 적극적인 방식으로 대처하고 극복해간다. Ⅳ장에서 살펴보았듯이, 지도자는 뇌호흡 시간 전 과정에 걸쳐 수련자와 지속적인 상호 작용을 한다. 검도 수련의 과정을 구체적으로 기술한 차성현의 연구(2000)에 따르면, 검도 수련은 수련자가 단독으로 연습을 하고 가르치는 사람에 해당하는 '사범'이 말이나 동작 교정을 통해서 지도를 하는 독립적인 방식을 취한다. 일상적인 생활 사태에서 접할 수 있는 태권도 수련이나 그 밖의 다른 수련의 경우도 검도 수련과 거의 유사한 형태를 취하는 것으로 판단할 수 있다. 이와 달리 뇌호흡 수련은 수련자가 단독으로 특정한 동작이나 자세를 연습하는 경우는 전혀 없고, 거의 언제나 수련자와 지도자가 공동으로 상호 작용을 하는 형태를 취하고 있다.

뇌호흡을 배우고 가르치는 상호 작용 과정에서 수련자는 지도자를 통해 단계적으로 수련 활동의 주체로 성장한다. 수련자는 먼저 지도자가 주도하는 의사소통 활동에 참여하고 다음에는 지도자와 함께 능동적인 주체로서 협동을 하는 단계에 이른다. 이 과정에서 수련자는 뇌호흡 수련에 내재하는 체험을 겪음으로써 뇌호흡 수련의 고유한 재미를 발견하고 자발적으로 수련 활동을 구성하는 뇌호흡 수련의 주체로 성장한다. 수련자는 스스로 뇌호흡 수련 체험을 겪기 위한 활동을 구성해 나감으로써 뇌 기능의 단계적인 향상이라는 결과를 얻는다. 이를 Ⅲ장에서 말한 바 있는 인간 본연의 '마음'의 발달을 향해 수련자가 노력을 기울이는 궤도에 본격적으로 진입하는 의미로 이해할 수 있을 것이다.

수련자가 '마음'의 발달 궤도에 진입하기까지 지도자는 수련자를 단계적으로 이끌어준다. 이 과정은 몇 계단이나 위에 있던 지도자가 계단 아래 낮은 곳에 있는 수련자를 향해 다시 내려와 다시 한 단계씩 같이 올라가는 것에 비유할 수 있다. 배우는 사람이 제대로 체험을 겪을 수 있도록 가르치는 사람이 조력한다는 것은 간단한 일이 아니다. 그렇기 때문에 많은 학자들이 도제관계에서 교육적 관계의 전형을 찾고자 노력해 왔다. 일리치는 "가르친다"는 것을 자주 '성직'에 비유한 바 있고, 폴라니는 '헌신'으로 표현하였다. 최근 조용환은 교육적 존재론을 제시하면서 이렇게 말하고 있다.

〈17〉

교육은 가르침과 배움을 통한 인간 형성의 과정이요, 사람이 되고자 하는 에너지와 사람을 만들고자 하는 에너지의 조화로운 만남이요, 그 '만남(communication)'을 통해 최선의 공존방식을 더불어 모색하는 공동체 형성(communization)의 과정이다. 교육이 지향하는 인간은 부단한 반성을 통해 능력과 품성의 향상을 추구하는 인간이며, 다른 사람들과 단순히 '함께 있는(竝存, being together)' 존재가 아닌 '어울려 나아가는(相生, becoming together)' 존재이다(조용환, 2001: 2~3).

공적 제도인 학교교육의 사태에 비추어 보면, 이러한 이상적인 교육의 과정이란 '프로그램 학습법'처럼 교과지식을 단계적으로 제시하거나 '이해식 수업(이인효, 1992)'처럼 학교 교사가 학생에게 교과 지식을 쉽게 이해할 수 있도록 설명함으로써 가르치는 사람이 가진 지식을 배우는 사람에게 효과적으로 전달하는 활동과는 원천적으로 다르다는 사실을 알 수 있다. 프로그램 학습법이나 이해식 수업은 '배우는 사람이 어떤 체험을 하는가'에 초점을 맞추기 보다는 '어떻게 하면 효율적으로 전달할 것인가'에 초점을 맞추고 있다. 즉, 가르치고 배우는 상호 작용에 앞서 '무엇을 배우고 익히는 것이 가치 있는가'하는 것이 결정되어 있는 것이라 하겠다. 김신일(1994)은 이를 가리켜 '학습주의'와 대비하여 '교육주의'라고 개념화하고 있다. 교육주의의 패러다임에 따를 때, 가르치고 배우는 상호 작용 과정이란 소재를 적당한 단위로 쪼개고 순서를 조정함으로써 효율성을 높일 대상에 불과할 뿐이다. 마찬가지로 가르치고 배우는 관계도 공식적인 차원에 머무를 뿐 조용환이 말하는 "단순히 '함께 있는(竝存, being together)' 존재에서 '어울려 나아가는(相生, becoming together)' 존재"가 되기 위한 차원으로 발달하지는 못한다.

수련자의 주체 의식 발달이라는 측면과 관련하여 수련자와 지도자가 상호 작용 과정에서 발달시켜 나가는 관계의 특질을 주목할 필요가 있다. Ⅲ장에서 살펴본 바와 같이, 뇌호흡을 배우고 가르치는 상호 작용 과정에서 수련자는 '수련 체험'과 더불어 지도자와 함께 인간관계를 맺는 '관계 체험'을 통하여 뇌호흡 수련 체험을 단계적으로 향상한다. 이러한 특징은 오우크쇼트(M. Oakeshott, 1967)가 말하는 '정보(information)'와 '판단(judgement)'의 개념으로 충분히 해석할 수 있을 것으로 보인다.

먼저, 정보에 해당하는 수련 체험을 살펴보면, 뇌호흡 시간의 흐름은 기본적으로 수련자가 한 단위의 완결적인 기 에너지 교류 체험을 할 수 있도록 [에너지 느끼기] - [에너지 모으기] - [에너지 조절하기]의 패턴을 이루고 있다. Ⅱ장에서 살펴본 바와 같이, 수련자는 먼저 기 에너지를 느끼는 활동을 하고, 다음으로 기 에너지를 자신의 뇌 안으로 모으고 키우는 활동을 하며, 끝으로 몸 전체로 의식을 분산하고 다른 사람과 기 에너지를 교류함으로써 기 에너지를 조절하는 활동을 한다. [에너지 느끼기] - [에너지 모으기] - [에너지 조절하기]의 흐름을 이루는 이러한 뇌호흡 시간의 패턴은 뇌호흡 수련 전체 과정에서도 다시 반복하여 나타난다. 즉, 수련자는 단위 뇌호흡 시간과 연속적인 뇌호흡 수련 과정을 통하여 자신의 뇌를 중심으로 기 에너지를 교류하는 능력을 단계적으로 향상하는 체험을 한다.

다음으로 판단에 해당하는 관계 체험을 살펴보면, 수련자는 지도자와 함께 수련 체험을 겪기 위한 활동을 하는 과정에서 인간관계를 통해 기 에너지를 교류하는 체험을 단계적으로 향상한다. Ⅲ

장에서 살펴본 바와 같이, 수련자는 상멸형이나 단절형에서 벗어나 상생형의 인간관계를 맺는 능력을 키우고, 이를 통해 기 에너지를 교류하는 체험을 겪는 구체적인 계기를 마련한다. 즉, 수련자는 수련 체험을 통해 얻은 '배움'을 관계 체험을 통해 '실천'에 옮기는 연습을 하는 셈이다. 수련자는 지도자와 함께 배우고 가르치는 맥락 속에서 배움을 실천하는 연습을 함으로써 자신의 일상을 이루는 여러 가지 다른 맥락에서도 그 배움을 실천할 수 있는 힘을 내는 것으로 보인다.

수련자는 뇌호흡에 관한 이론과 방법만을 배우고 익히는 것이 아니다. 수련자는 지도자를 통해 뇌호흡 수련을 하는 사람의 변별적 특질(distinctive features)이라고 할 수 있는 기 에너지 교류 방식을 배우고 익힌다. 이러한 새로운 배움을 토대로, 수련자와 지도자는 총체적이고 공환적인 관계를 형성함으로써 배우고 가르친다는 의미를 함께 구성해간다. 이러한 현상이 오로지 뇌호흡 수련자나 지도자의 상호 작용에서만 나타나는 것은 분명 아니다. 문제는 '무엇을 소재로 하는 상호 작용인가'가 아니라 '배우고 가르치는 상호 작용의 구성원들이 그 활동의 본질을 어떻게 규정하며, 그 실현을 위하여 어떻게 노력하는가'에 달려 있는 것으로 보인다.

배우고 가르치는 활동에서 가르치는 사람이 수행하는 역할은 막중하다. 예컨대, 뇌호흡 수련 상황에서 수련자가 이른바 "좋은 지도자"를 만나는 경우를 살펴보자. 지도자는 뇌호흡 수련 과정에서 수련자가 부딪치는 여러 가지 문제들의 의미를 해석을 해 줌으로써 수련자가 아직 이해할 수는 없더라도 어려움을 참고 뇌호흡 수련을 계속할 수 있는 상황을 만들어준다. 이에 따라 수련자는 어느 시점에서 그 해석을 이해할 수 있는 단계에 이른다. 그러나 만약 "좋은 지도자"를 만나지 못한다면, 아무리 뇌호흡 수련 준비도가 높다 할지라도 어려움을 이기지 못하여 중도에 탈락하는 경우가 생길 것이다. 따라서 가르치는 사람이 배우는 사람을 위해 자신의 배움을 향상시키고 구체적인 상호 작용 과정에서 능동적으로 배우는 사람의 배움을 도우려는 노력을 기울이도록 동기를 유발하는 일은 이론적으로나 실천적으로 모두 중요하다.

가르치는 사람의 동기와 관련하여 장상호(1994)는 폴라니에 관한 연구를 통해 하나의 해답을 제시한다. 그의 설명에 따르면, 폴라니는 인간의 정신계가 배우는 사람의 '발견적 열정(heuristic passion)'과 가르치는 사람의 '설득적 열정(persuasive passion)'이 상승 작용을 일으킴으로써 지식의 각 수준 사이에 개재하는 논리적 간극을 뛰어넘어 발전할 수 있는 것으로 보았다. 폴라니는 가르치는 사람이 설득적 열정을 가지는 것은 인간으로서의 책임이라는 당위적 주장을 하였다.

⟨18⟩

정신계의 발전에는 인간의 노력이 개입되어야 하기 때문에 실패와 성공의 두 가지 가능성이 모두 존재한다. 그 노력 여부에 따라 정신계는 쇠락하거나 번창할 수 있다. 여기서 폴라니는 그 진화의 유지가 인간에게 주어진 우주적인 책임임을 강조한다. 정신계는 우주의 최첨단에서 성취한 진화의 형태이고, 그것을 유지하고 발전시키는 것은 인간이기 때문에, 만인은 그것에 관한 소명감을 가지고 있어야 한다. 여기에는 상호 의존의 정신이 필요하다(p. 57. 각주 표기는 생략함).

그러나 현실을 고려할 때, 가르치는 사람과 관련하여 빠뜨리지 말아야 할 사실이 있다. 그것은 모든 지식이 전문화되는 현대사회에서는 배우는 사람과 가르치는 사람의 구분이 명확해지기 때문에 배움보다 가르침에 치중하는 전문 교사 집단이 사회적 집단으로서 존재한다는 점이다.

배움의 소재와 가르침의 소재가 일치하는 학자의 경우에는 내재적 가치를 체험하는 한 설득적 열정을 가지는 것이 당연할 것이다. 그러나 입시를 위한 학원에서 전문적으로 "가르치는" 강사의 경우라면, 배움의 소재와 가르침의 소재가 반드시 일치한다고 보기는 어려울 것이다. 그리고 공부에 전념하는 학자가 가지는 소재 자체에 관한 설득적 열정보다는 배우는 사람에게서 나타나야 할 변화에 더 큰 관심을 가질 수 있을 것이다.

가르치는 활동을 전문으로 하는 사람은 가르침의 소재보다는 가르치는 활동을 통해 새로운 배움을 얻을 가능성이 크다. 대표적인 예를 들면, 이론적인 체험에 치중하는 지식교육의 경우이든 몸을 통한 사실적인 체험에 치중하는 수련의 경우이든 가르치는 사람의 입장에서는 사람들은 배우는 사람에게 지행일치 정도의 시범을 보이는 역할을 한다. 이러한 시범을 한두 번 보이는 경우는 어렵지 않지만 늘 모범적인 태도로 일관해야 하는 일을 직업으로 삼는다는 것은 쉬운 선택이 아니다.

뇌호흡 수련 지도를 하는 지도자의 경우를 살펴보면, 지도자는 수련자에게 자신의 말과 행위를 일치시키는 시범을 끊임없이 보여야 하는 상황을 '공부'라고 생각하면서 피하지 않는 사람이 있는가 하면 지도자로서 활동하기를 스스로 포기하고 곧바로 부딪치기를 회피하는 사람도 있다. 자신이 한 말과 행동을 일치시켜야 하는 문제는 경우에 따라 극단적인 선택을 하는 상황으로 지도자를 몰기도 한다.

〈19〉
[2000년 7월 20일자 현지노트]

BR학습센터 일러스트레이터인 김미연 씨가 5박 6일간의 백두산 명상여행을 마치고 다시 출근하였다. 함께 여행한 24명 중에 뇌호흡 교사가 5명이나 되었다고 한다. 김미연 씨는 같이 여행한 뇌호흡 교사로부터 "자기는 그렇게 잘 할 수 없어서 다른 사람들이라도 잘 하라고 양보하려고 사직을 하는 뇌호흡 교사들이 많다"는 말을 들었다고 한다(일부 생략함).

지도자가 지행일치의 시범을 보이는 과정은 자신의 모름과 모자람과 자기모순을 발견하는 과정이고 동시에 "가르치는 사람이 된다"는 의미를 구체적으로 체험하는 과정이기도 하다. 현대 도덕교육 분과에서는 '가치명료화' 방법을 써야 할 것이냐 말 것이냐에 관하여 지속적인 논쟁을 하고 있다. 이 논쟁에서는 현대사회에서 도덕적인 사람이 되도록 가르치려면 가치명료화 방법을 써야만 한다는 주장(D. Carr, 1991)과 "가치문제에 관한 한 하나의 정확한 대답이 없기" 때문에 가치명료화 방법을 쓸 수 없다는 주장(K. Kohlberg, 1976)이 계속 경합하고 있다 (오만석, 1997).

뇌호흡 수련 과정은 수련자와 지도자가 상호 작용을 하는 가운데 끊임없이 가치의 선택을 해야 하는 도덕적 상황으로 파악할 수 있다. 예전에는 마땅히 진술의 진리성을 의심하지 않았던 지식들의 존립

기반이 더 이상 존재하지 않는다(장상호, 1997). 가치판단에 관한 문제는 규범적 지식과 관련되는 문제이다(이돈희, 1983). 가치와 관련된 문제를 배우고 가르치는 활동에서 중요한 것은 배우고 가르치는 소재의 문제라기보다 그 소재를 맥락과 관련하여 배우고 가르쳐야 하는 문제(홍은숙, 1999)라는 것이다. 이 과정에서 수련자와 지도자는 구체적인 선택을 하는 상황에 직면하고, 개인에게 이익이 되기보다 전체에게 이익이 되는 선택을 해야 한다는 기준을 터득하는 동시에 실천 행위를 통해 실현을 시켜야 한다. 수련자와 지도자는 뇌호흡 수련을 위해 상호 작용을 하는 상황에서 상대의 행동을 통해 자신의 행동을 돌이켜 반성하는 계기를 만난다.

'가르치는 것을 배우는 활동'은 내재적인 가치를 가지는 활동이다. 그동안 교육계에서는 너무나 당연시되는 이 가치를 이론적으로 탐구하는 일에 대하여 큰 비중을 두지 않거나 교과 자체의 내재적 가치를 탐구하는 과제와 동일한 것으로 축소시켜 왔다. 이러한 문제와 관련하여, 최성욱(1996)은 교과교육학에 관한 반성적 성찰을 통해 '교사교육론'이라는 대안적 논의를 제시한 바 있다. 그는 교사교육에서 "교과학적 지식 및 능력"을 강조하는 동시에, "교육이란 무엇인가에 관한 체계적인 이해와 실천 능력의 함양을 목적으로 하는 교육(혹은 메타교육)을 아울러 중시해야 한다"고 주장한다. 이러한 논의는 가르치는 사람의 '설득적 열정'을 유발하기 위한 교육이론을 정립하기 위한 하나의 시작이라고 할 수 있을 것이다.

2. 몸의 학습과 교육적 수단

뇌호흡 수련자는 뇌호흡을 배우고 익히는 과정에서 자신의 몸을
통해 명제적 지식과 방법적 지식을 망라하는 여러 가지 지식들을 직
접 체험한다. 수련자는 몸으로 배우고 익히는 과정을 거쳐 사실적인
체험을 향상한다. 이러한 지식의 내면화 과정에서 두드러지는 것은
수련자에게 일어나는 구체적인 변화이다. 수련자는 뇌호흡 수련의 이
론과 방법을 "아는" 상태로 그치는 대신 자신과 "일체화시켜" 몸과
마음과 정신의 변화를 구체적으로 겪는다. 이처럼 자신의 몸을 대상
으로 삼는 수련 방법은 교육적으로 매우 중요한 방법이라 할 수 있
다. 이를 '몸의 분리'와 '통합교과'라는 두 측면에 초점을 맞추어 살펴
보겠다.

언어 매체를 통해 이론적인 체험을 향상하는 지식교육 활동이든
기 에너지를 통해 사실적인 체험을 향상하는 수련 활동이든, 배우고
가르치는 활동을 하기 전에 먼저 고려해야 하는 조건은 배우는 사람
의 학습의지이다. 배우고 가르치는 시공간을 일상적인 생활세계로부
터 분리해 온 관행은 이러한 학습의지와 밀접한 관련을 맺는 것으로
보인다.

동서고금을 망라하고 인간의 사회에는 일터와 분리되어 있는 곳에
서 체계적이고 집중적인 방식으로 지식과 방법을 전달하고 전달받는
학교가 있었다. 이는 복합사회뿐만 아니라 자급자족으로 살아가는 단
순사회(primitive society)에서도 마찬가지이다. 단순사회에 관한 문화
기술적 연구들을 살펴보면, 오늘날의 학교처럼 제도화된 형태의 학교
가 따로 존재하는 것은 아니지만 주거와 숙식 장소에서 떨어진 곳에

서 집중적으로 부족의 역사, 의례와 같은 동일한 규범을 사회화하는 사회가 많다는 사실을 알 수 있다.[73] 마찬가지로, Ⅱ장에서 살펴보았듯이 아동과 청소년을 대상으로 하는 뇌호흡 수련은 비형식적 교육과 비슷한 방식을 취한다. 뇌호흡 수련은 '수도계적'인 활동의 하나이기 때문에 수련자가 여러 가지 이론과 방법을 단계적으로 익혀야 혼자 수련을 할 수 있는 단계에 이를 수 있다. 수련자와 지도자는 뇌호흡 시간에 수련장에서 주로 만나서 배우고 가르치는 활동을 한다. 어느 사회에서나 가정과 일터에서 떨어진 곳에서 학교나 학교의 기능을 수행하는 활동이 존재한다는 점에 비추어 볼 때, 배우고 가르치는 활동은 현실적으로 실생활의 시급한 요구에서 격리되어 이루어져야만 할 이유가 있는 것으로 보인다.

김안중(1994)은 배우고 가르치는 시공간과 몸을 분리시키는 문제에 관하여 고유한 해석을 제시한 바 있다. 그는 학교라는 제도가 수행하는 여러 가지 기능을 고려하는 대신 배우고 가르치는 활동 그 자체에 치중하여 이상화하고 있다. 그는 "학교는 원래 유용성의 기준에 의해서 세상과 인간과 문명을 재단(裁斷)하려는 인간의 자연적 성향으로부터 인간과 그 문명을 보호하기 위해 생긴 장소"로서 "격리(隔離)라는 의미를 필연적으로 포함하고 있는 개념"임을 분명히 하였다. 그가 말하는 '격리'는 근본적으로 피이퍼가 말하는 '여가(餘暇)'라는 개념과 밀접한 관련을 맺는 것이다.

---

73) 단순사회의 문화화 과정에 관한 구체적인 내용은 김영찬의 저술(1995)에 자세히 실려 있다. 그 밖에도 교육인류학 관련 서적에서 단순사회의 문화화에 관한 내용을 찾을 수 있다.

<20>

    피이퍼에 의하면, 고대적 여가의 개념은 다음의 세 가지 특징에 의해서 규정된다. 첫째, 여가는 비활동의 태도요, 내적 평온과 침묵의 태도이다. 둘째, 여가는 '관조적 축제'의 태도, 곧 인간의 본성과 우주의 의미를 관조하고 이를 긍정하고 수용하는 태도이다. 셋째, 비활동의 태도로서의 여가는 지식의 관조적 양상이 추론적 양상보다 상위의 것이듯이, 능동적 삶보다 상위에 있는 삶의 태도를 말한다(김안중, 1994: 56~57).

피이퍼가 말하는 여가란 몸을 바쁘게 움직이지는 않지만 정신적으로 고차원적인 사고 활동에 몰입하는 상태에 해당한다. 이러한 의미의 여가 개념은 비록 추상적인 차원이기는 하지만 배우고 가르치는 활동을 '제대로' 하기 위하여 배우는 사람이 갖추어야 할 것이 무엇인가를 적확하게 드러내고 있다. 즉, 추상적인 개념으로서의 학교는 학습자가 분주한 일상으로부터 몸을 격리함으로써 여가를 갖고 자신의 내면세계를 바라볼 수 있는 곳으로서, 배우고 가르치는 활동을 위한 이상적인 장소라고 하겠다.

피이퍼의 여가 개념에 빗대어 뇌호흡 수련을 보면, 학교 수업은 수련자가 자신의 바깥에 있는 사람이나 사물을 향해 끊임없이 감각 기능을 작동시켜야 하는 외부의식의 상태에서 자신의 내면세계를 조용히 바라보는 내부의식의 상태로 의식을 전환하고, 내부의식을 계속 유지하는 상황에 해당된다고 할 수 있다. 수련자는 이완된 집중과 지감 체험을 통해 다른 사람들과 의사소통을 하는 외부의식에서부터 자신의 내면세계에 집중하는 내부의식으로 의식을 전환하는 연습을 한다. 수련자는 수많은 감각적 정보가 난무하는 외부세계에서 아무

것도 보이지 않고 들리지 않으며 느껴지는 것도 없는 낯선 자신의 내면세계로 의식을 집중함으로써 분주한 정신 상태를 조용한 상태로 점차 가라앉힐 수 있다.[74] 의식을 분리하는 문제는 이러한 의식을 전환하는 능력과 직접 관련이 있다. 따라서 뇌호흡 수련 과정뿐만 아니라 모든 배우고 가르치는 활동 과정에서도 교육 방법적 측면에서 그 중요성이 크다고 하겠다.

조용환(2001)은 자신의 뇌호흡 수련 체험에 기초하여 수련을 시작하기 전에 하는 여러 가지 활동을 반 겐넵(Van Gennep, 1960)이 말하는 '분리(separation)' 의례에 해당하는 것으로 해석하고 있다. 청장년의 뇌호흡 수련 체험을 다룬 조용환의 해석을 아동과 청소년의 뇌호흡 수련 과정에 그대로 적용하기에는 무리가 따른다. 왜냐하면 아동과 청소년은 청장년의 뇌호흡 수련 활동과 달리, 상호 작용을 시작하기 전에 고유한 관행적인 활동을 수행하지 않기 때문이다. 그럼에도 불구하고 아동과 청소년들의 활동에서도 '분리' 의례의 의미로 해석할 만한 특질이 나타나는 것을 관찰할 수 있다.

수련자가 자신의 몸을 생활세계로부터 분리시키는 활동은 뇌호흡 시간에 장소를 이동하는 과정에서도 자연스럽게 일어난다. 집을 떠나 뇌호흡 수련을 하기 위해 다른 장소로 이동하는 동안, 수련자는 집에서 평소에 하던 활동으로부터 관심을 뇌호흡 수련 활동으로 옮긴다. 이 과정은 수련자가 집 밖으로 자신의 몸을 분리시키는 과정이기도 하다. 수련자가 몸을 분리한다는 것은 단지 물리적 환경을 변화시키

---

74) 이러한 내면세계에 관한 체험은 수련자의 수준에 따라 점차 바뀐다. 주로 수련 초기에는 감각과 단절된 체험을 겪지만 나중에는 몰입 정도에 따라 섬세하고 풍부하고 아름다운 감각적 체험을 겪는 수련자가 많다.

는 정도에 그치는 것이 아니라 몸과 관련된 의식의 지향을 바꾸는 것이다. 그렇기 때문에 수련자가 집 바깥으로 나와 수련장까지 가는 과정은 수련자의 몸과 마음과 정신이 뇌호흡 수련 활동에 집중하기 위한 채비를 갖추는 과정이기도 하다.

배우고 가르치는 시공간의 문제에만 국한시켜 보더라도 학교가 수행하는 기능에 대하여 서로 다른 관점을 지닌 두 진영이 대립하고 있는 실정이다. 학교 제도가 지니는 이상적인 측면에 주목하는 진영에서는 시공간의 분리 문제를 긍정적으로 해석한다. 이와 달리, 현실의 학교 제도가 배우고 가르치는 활동의 본래적 의미를 드러내기에 적합하지 못하다는 측면에 주목하는 진영에서는 이를 부정적으로 해석하고 있다. 일리치(I. Illich, 1971)는 배우고 가르치는 시공간의 억압적인 측면을 부각시켜 탈학교논쟁으로 발전시킨 대표적인 교육학자이다. 그에 따르면, 제도에는 강제적이고 구획화된 '조작적 제도'와 자율적인 사용을 보장하는 '공환적 제도'가 있으며, 이 중에서 학교 제도는 조작적 제도에 속한다. 일리치는 학교가 학습자의 몸을 강제적으로 격리시키는 공간으로서 배우고 가르치는 활동을 하기에는 부적합한 강제성을 지니고 있다는 사실을 드러내었다. 김신일(1985: 213)은 학교교육의 역사적 팽창 과정을 고찰하면서 "학교의 확대와 고학력화는 그 자체로서 문제될 것이 없다. 다만 학교가 교육의 본질적 가치를 엄정하게 수호하고 실현시키고 있느냐의 여부가 문제"라고 지적한다.

이념적인 학교는 학습자의 몸과 마음과 정신의 분리를 보장함으로써 배우고 가르치는 활동을 하기에 적합한 곳임에 틀림이 없다. 그러나 현실의 학교에서 나타나는 여러 가지 구체적인 사례들을 살펴보면, 학교가 배우고 가르치는 본연의 목적과 거리가 먼 활동을 하고 있는 장소로 전락하고 있다는 결론에 어렵지 않게 도달할 수 있다.[75]

이상적인 제도인 학교가 본연의 목적에서 멀어지는 원인은 여러 가지일 것이다. 그 원인 중의 하나로 배우고 가르치는 활동 자체에 내재하는 속성을 들 수 있다. Ⅳ장에서 살펴본 바와 같이, 배우고 가르치는 활동은 지식의 위계 관계에 따른 의사소통 방식의 특성상 가르치는 사람이 주로 말사용의 주도권을 행사하는 위치에 설 수밖에 없다. 배우고 가르치는 활동에 내재한 가치가 아무리 크고 깊다 할지라도 학습자가 배우려는 의지를 내지 않는 상태에서 활동 과정에 참여할 경우에는 당연히 자율성을 침해하는 상태에 진입하게 된다. 즉, 배우고자 하는 의지가 없는 사람은 배우고 가르치는 상호 작용이 일어나는 특정한 시공간에 몸을 두고 있어야 한다는 사실 자체에 의해 자유를 구속받는 것이다. 이러한 측면에서 볼 때, 배우고 가르치는 활동을 통하여 학습자가 체험 향상을 이루는 것은 비단 교육 방법적 측면에서 효율성을 높이는 문제에 그치는 것이 아니라 도덕적으로 매우 중요한 가치를 선택하는 문제라고 하겠다.

지금까지 살펴본 '몸'은 주로 신체를 가리키는 것이다. 그러나 몸은 신체는 물론 '마음'으로 개념화되는 인간의 모든 정신 작용을 가리키는 의미로도 쓰인다. 넓은 의미의 몸 개념은 기존의 교육학에서 쟁점이 되어 온 통합교과 논의를 더 발전시키는데 중요한 기여를 할 수

---

75) 조선일보를 비롯한 국내의 여러 언론사들은 공교육의 붕괴 현상을 특집 기사로 계속 다루고 있다. 뿐만 아니라 유네스코 교육분과회에서는 2000년 10월에 우리나라의 공교육 문제에 관한 권고를 내린 바 있다. 이는 우리나라의 공교육 문제가 심각한 수위에 이르고 있음을 가리키는 하나의 지표라고 하겠다.

있을 것이다. 뇌호흡 수련 과정에서 수련자는 자기 자신을 대상으로 구체적인 활동을 함으로써 자신의 뇌 기능이 향상하는 체험을 단계적으로 겪는다. 배우는 사람의 위치에 있는 수련자는 가르치는 사람인 지도자의 도움을 받아 뇌호흡의 이론과 방법 체계를 배우고 익히는 과정에서 몸과 마음과 정신의 통합적인 발달 체험을 겪는다. 이러한 통합적인 발달 체험을 통해 수련자는 자신과 세상을 새로운 관점에서 해석하는 틀을 발달시킨다. 즉, 몸을 대상으로 한 배움을 통해 인간 본연의 마음의 발달을 이루어간다.

뇌호흡 수련은 이념적으로 마음의 발달을 지향하는 것에 그치지 않고 실질적으로 이룰 수 있는 교육적 방법을 제공한다. Ⅳ장에서 살펴본 바와 같이, 뇌호흡 수련 과정에서 수련자는 자신을 대상으로 하는 활동을 통하여 구체적인 변화를 직접 겪는다. 이를 다르게 표현하면, 뇌호흡 수련자는 배우고 익히는 활동을 통해 자신의 내부에서 통합 체험을 겪는 것이라고 하겠다.

통합의 방법은 통합의 의미를 어떻게 이해하는가에 따라 달라진다. 그러므로 통합교과 논의에서 가장 중요한 것은 통합의 주체인 배우는 사람일 것이다. 그러나 지금까지 교육계에서는 배우는 사람을 거의 고려하지 않은 채, 어떤 교과를 통합할 것인가, 또 어떻게 통합할 것인가를 주로 논의해 왔다. 이 점에서 마음을 주축으로 한 새로운 통합교과 논의는 결코 놓칠 수 없는 중요한 시사를 하고 있다.

통합의 문제는 무엇이 교육다운 교육인가를 묻는 교육학적 논의의 핵심에 언제나 위치해 왔다. 유한구와 김승호(1998)에 따르면, 통합은 미국의 '진보주의 교육(Progressive Education)' 운동을 계기로 나타난 이후 지금까지도 논쟁이 끊이지 않는 분야이다. 이들은 통합에 관한 교육적 논의가 "교과서 수준에서의 통합", "구체적인 교육내용, 즉 개념수준의 통합", "실제 수업에서의 교수과정의 통합", "수업을 받는 학습자 마음에서의 통합", "학습자의 인격의 통합"의 차원으로 점차 이동하고 있다고 요약하였다. 그리고 최근의 통합교과 논의는 "마음과 도덕이 일치한 상태에 관한 관심을 나타내는 것"으로서 "전인적 통합"에 주목한다고 소개하고 있다.[76]

이들은 동양적인 마음의 발달에 관한 논의에서 통합의 새로운 해답을 찾고 있다. 두 사람의 논지에 따르면, 마음을 중심으로 할 때 세계는 '사실의 세계'와 '논리의 세계'로 개념적으로 구분 가능하며, "학습자 내부의 마음의 통합"은 단순히 사회적 필요의 충족을 가리키는 것이 아니라 이러한 "중층적 세계(重層的 世界)에로의 입문"으로 이해될 수 있다. 이러한 논의의 시발점으로서 이홍우(2000)는 "마음 그 자체의 신비는 마음의 영향을 주려는 교육의 신비로 곧장 이어지는" 것이고, 이는 "바깥의 사물을 마주 대하고 있는 경험적 마음을 출발점으로 해서 그것으로 시공간을 가득 채우고 있는 마음 또는 바깥을 알지 못하는 마음을 파악하려는" 것임을 밝힌 바 있다.

통합의 의미를 "학습자 내부의 마음의 통합"으로 규정하는 새로운 통합교과 논의는 커다란 학문적 기여를 하였다고 평가할 수 있다. 그것은 서양적인 교육학의 논의에서 제대로 다루지 못한 학습 주체의 마음이라는 측면을 부각시켰고, 마음의 구조가 어떠한가 하는 문제와 마음의 발달과 교육이 어떤 관계인가 하는 문제에 관하여 설명을 시

---

76) 유한구와 김승호(1998)는 기존의 '통합된 교과(integrated curriculum)' 나 '교과를 통합하는 것(integrating curriculum)'과 문제의식을 달리하는 새로운 논의를 '통합교과(curriculum integration)'로 부를 것을 제안한 바 있다.

도하였기 때문이다. 그러나 마음 그 자체에 도달하기 위한 방법과 관련해서는, 어불성설(語不成說)임을 인정하면서도 언어 매체를 사용한 이론적 사고 활동을 통하는 방법을 제시할 수밖에 없다는 점을 여전히 해결하지 못하고 있다.

그렇다면 통합교과 논의가 여전히 이론적인 사고 활동에만 초점을 맞추고 있는 이유는 무엇일까. 이는 기성의 학문적 방법이 인간의 마음이 몸집과 분리될 수 없는 상관성이 있다는 사실을 일부러 바라보지 않으려 애쓰고 있다는 사실과 무관하지 않을 것이다. 심신을 개념적으로 분리하여 바라보는 객관주의적 관점은 데카르트에서 출발한 심신이원적 서양 철학의 전통에서부터 그 뿌리가 이어져 내려오고 있다. 그러므로 최근 들어 몸에 관한 담론이 학문 세계에서 주목을 받기 시작하기 전까지만 해도 심신상관의 문제를 다룬 학자들은 학문적인 주목을 받지 못하거나 심지어 오해를 받는 경우가 흔했다. 그러한 학자 중에서 교육학자로는 대표적으로 듀이를 들 수 있다.

듀이는 몸과 마음의 상관 문제를 일찍부터 간파하고, 교육 활동을 통해 배우고 가르칠 교과는 '지식'이 아니라 '체험'이고 발달의 결과는 '이성'이 아니라 '지력'이라는 점을 천명한 바 있다. 듀이는 '인간의 마음은 그 원천이 어디에 있는가' 하는 마음의 기원 문제에서 눈을 돌려 '인간의 마음은 어떻게 작용하는가' 하는 마음의 기능 문제에 관한 해답을 얻는 과정에서 새로운 교육이론을 정립하였다(이돈희, 1993).[77] 듀이는 자아의 기원과 본질을 밝히려 한 미드(J. Mead)

---

77) 듀이의 개념이 인간 본연의 마음을 가리키는 것인지, 아니면 사고 작용을 가리키는 것인가는 불분명하다. 그러나 그의 저술과 경력을 살펴보면 그가 비록 명확한 구분을 하지 않았을지라도 이성적인 사고 작용만을 가리켜 마음으로 가리키지는 않았으리라고 충분히 짐작할 수 있다.

의 사회심리학 이론으로부터 영향을 받아 마음이라는 것은 이미 기본적인 능력을 가지고 있고 "지적 습관의 체제를 다시 재조직하는 과정"을 통해 성장한다는 점을 밝혔다.

듀이에 따르면, 의식의 주체가 외부 상황으로부터 영향을 받거나 가치나 욕구, 이상들을 실현하고자 하는 잠재적인 충동을 가질 때, 자신의 상황적 조건에 관하여 지력을 동원하여 숙고해 보는 '반성적 사고(reflective thinking)'를 거친다. 그 결과로 주체는 자신이 예견하는 어떤 결과를 겨냥하기 위한 구체적인 수단들을 조직하고 통제할 수 있는 능력을 얻는다.

한 단위의 사고 경험은 이러한 반성적 사고의 과정과 결과로 출현한다. 경험은 언어나 기호를 매개로 하는 상징을 잘 다루는 능력과 더불어 언어로서 표현되지 못하는 사물의 총체적인 특성을 파악하는 미적 인식의 능력을 필요로 한다. 즉, 그가 말하는 경험이란 이론적인 경험에 국한하는 것이 아니라 사태에 편재하는 특질(pervasive quality)을 파악하는 종합적인 심미적 경험을 가리키는 것이다.

그러나 듀이의 경험 개념은 지금도 많은 교육학자들이 서로 반대 입장에 서서 논쟁을 계속할 정도로 이해하기 어려운 개념이다. 그가 말하는 경험 개념과 몸을 움직여 구체적인 산물을 낳는 동시에 전신 체적인 체험을 겪을 수 있는 실용적인 활동을 논리적으로 구분하기가 어렵다는 점도 그 원인의 하나이다. 우리나라에서도 해방 이후 '신교육과정'이라는 이름으로 실생활에 유용한 활동을 교과로 다루었던 역사가 있었다. 그만큼 경험의 개념을 이해하기가 어려웠다는 사실을 알 수 있다.[78]

---

78) 인간의 의식을 연구한 윌버(K. Wilber, 1980)에 따르면, 의식의 발

뇌호흡 수련자가 기 에너지와 관련하여 겪는 사실적인 체험을 살펴
볼 때, 체험을 통한 '마음'의 발달 문제는 자연스럽게 풀린다. Ⅳ장에서
살펴본 바 있듯이, 기 에너지는 수련 활동에서 교과언어에 해당한다.
수련자는 자신의 몸을 대상으로 기 에너지를 느끼고 모으고 키우며 조
절하는 능력을 발달시킨다. 이러한 과정은 수련자가 자신의 몸에 마음
과 정신을 집중함으로써 구체적인 변화를 겪게 만든다. 수련자는 자신
에게 일어난 변화를 토대로 수련 체험을 향상함으로써 기 에너지의 관
점으로 자신과 세상을 해석할 수 있는 경지에 도달한다.[79] 폴라니가
말하는 '내면화(interiorization)'란 이러한 상태를 가리키는 것이라 할
수 있을 것이다.

수련자는 기 에너지를 '배우고 익히는' 과정을 통하여 자신의 몸과
마음과 정신을 유기적으로 통합함으로써 뇌호흡의 고유한 체험인 합
일체험에 도달한다. 이를 교육의 관점에서 해석하면, 수련자가 기 에
너지에 관한 체험을 자신의 내부에서 통합함으로써 이른바 '깨달음'
의 의식 상태에 도달하는 것으로 볼 수 있다. 이러한 상태는 자유교
육에서 추구하는 전인(全人)의 상태에 해당하는 것이다. 따라서 수련
을 통해 학습자 주체의 체험을 구심점으로 삼아 자신은 물론 자신을

달 단계는 '전개인적 단계(prepersonal stage)', '개인적 단계
(prepersonal stage)', '초개인적 단계(prepersonal stage)'로 나눌 수
있다(정인석, 1998에서 재인용). 듀이는 이와 같은 의식의 심층 구조
를 인식하고 있었던 것으로 보이지만 구체적인 언급을 하지는 않았
다. 따라서 그의 이론은 여러 관점에서 다르게 이해되거나 심지어
오독되는 결과를 초래하였던 것으로 보인다.

79) 의식혁명의 저자인 호킨스(David Hawkins/이종수 역, 1997)는 이
러한 구체적인 변화와 관련하여 "깨달음은 관념적인 변화가 아니
라 구체적인 변화다. 개념이 아니라 경험"이라고 표현한 바 있다.

둘러싼 환경의 관련까지 파악하는 깨달음의 경지까지 나아갈 수 있다는 것은 앞에서 말한 통합교과를 이룬 상태라고 볼 수 있다.

지금까지 논의한 바를 바탕으로, 몸을 통한 수련은 언어 매체를 통한 지식교육과 비교할 수 없을 정도로 교육 방법적인 면에서 효율성이 뛰어나고, 통합의 주체인 마음의 발달을 이루게 한다는 점에서 대단히 중요한 가치를 지닌다는 결론을 내릴 수 있다.

3. 마음의 발달과 '교육계'

배우고 가르치는 활동은 사회문화 체제 속에서 인간의 실천 행위를 통하여 구체화된다. 특히 형식적 교육이나 비형식적 교육의 형태를 취하는 활동들은 구체적인 실천의 역사와 행위자와 실천의 규칙으로서의 문화를 보유한다. 김신일(2000)은 생태계의 개념을 적용하여 이를 '교육계'라는 하나의 독립적인 체계로 파악하고 있다. 교육계는 사회문화 체제와 밀접한 관련을 맺는다. 그러므로 행위자의 배움뿐만 아니라 상호 영향을 주고받는 사회문화 체제와의 관련을 이해할 때, 배우고 가르치는 활동의 구조를 적합하게 파악할 수 있다.

교육 활동이 사고 능력의 발달을 통하여 활동 자체를 객관적으로 인식하는 자율성을 내재하고 있다는 사실에 관하여, 교육학자를 비롯한 여러 학문 분야의 학자들이 여러 가지 관점에서 밝혀 왔다. 특히 비판적 사고 능력의 발달은 교육 활동의 자율성에 관한 논의에서 핵심을 차지해 왔다. 비판이론에서 기원한 '비판적 교육학'은 그 대표라고 하겠다.

<21>

종래의 교육학이 '개인적 성숙'을 목표로 하고 여기에 집착하였다면, 비판적 교육학은 '사회적 성숙'에 관심을 기울이고 있다. 이러한 비판적 교육학의 기본 입장은 성숙한 사회 안에서만 개인적 성숙이 실현될 수 있다는 것이다. 여기서 말하는 개인이란 결코 홀로 자유로울 수 있는 존재가 아니라, 자신의 사회적 제약과 조건 속에서 살아가는 존재이기 때문에 사회 분석과 사회 비판이 교육적 성찰의 중심 과제가 되고 있다. 따라서 비판적 교육학은 인간을 구속하고 있는 모든 억압으로부터 인간을 해방시키고 인간의 소외 현상을 극복하기 위하여, 교육 현상이 나타나고 있는 사회와 그 사회의 이데올로기적 조건들을 비판적으로 분석하여 밝히는 데에 관심의 초점을 집중한다(정영수, 1995: 44).

여기서 말하는 비판이란 "퍼져 가는 타율성에 관한 저항으로써 인간으로 하여금 스스로를 주관하게 하고 체념적인 적응이 비진리라는 것을 깨닫게 하려는 사상적인 시도(이규호, 1985)"이다. 비판적 교육학은 자아 성찰을 통해 "이기적 삶을 목표로 지향하지 않고 상호 이해를 가장 중요한 목표로 삼는" 의사소통적 합리성을 추구함으로써 공동체적 삶을 지향하는 합리적 이성을 도야하고자 한다(정영수, Ibid: 55~62).

비판적 교육학에서 중요하게 다루는 "인간성 회복의 교육" 또는 "인간다운 삶을 존중하는 교육"의 길은 사실상 '인간이란 무엇인가' 하는 질문을 체계적이고 지속적으로 해 온 인간의 모든 행위에 이미 내재되어 있는 것이라고 할 수 있다. 특히 언어 매체를 통해 이론적인 체험을 겪는 지식교육 활동보다는 몸을 움직이는 활동을 통해 사실적인 체험을 겪는 수련 활동에서 이러한 질문을 체계적으로 던져 왔다고 하겠다.

우리나라를 비롯한 동아시아에서는 몸을 통해 주체, 즉 인간 본연의 마음의 발달을 이루는 문제에 관하여 오래전부터 탐구를 거듭해왔다. 서양 철학이 몸과 주체의 문제를 분리시켜 탐구한 오랜 역사를 지나 최근에야 비로소 심신상관의 문제에 주목하기 시작하였다는 사실에 비추어 볼 때, 동아시아의 오랜 전통은 매우 고무적이다. 수행학적 동양학자의 한 사람인 박현에 따르면, 동양학에는 이론적 동양학의 전통과 더불어 "대상을 분석함으로써 자신을 바꾸고, 바뀐 자신의 입장에서 다시 대상을 분석함으로써, 마침내 대상과 내가 다같이 없는 곳을 찾아가는 삶의 방법론"으로서 수행적 동양학의 전통이 공존한다(박현, 1999). 그리고 "동양학다운 동양학'의 핵심은 '주체적 자아혁명'이며, 한국에서 근조선의 불교와 전통 선가(仙家) 사상과 중국에서는 진시황의 탄압을 받던 유학이 그랬듯이 '주체적 자아혁명'의 관점을 지킨 사상은 어떠한 정치적 탄압에도 불구하고 계속 사상적 비중을 높여갔다."

동양에서 발원한 각종 사상과 무술 체계를 살펴보면, 구체적인 수련 방법이나 과정의 차이가 있지만 수련이라는 구체적인 활동을 통해 깨달음을 얻음으로써 자기 자신의 존재의 근원인 마음에 도달하고자 하는 공통적인 목표를 가진다는 것을 알 수 있다. 이론적 전통에서 나온 것이든 수행학적 전통에서 나온 것이든 동양학은 마음, 즉 깨달음의 문제를 직접적으로 다루고 있다. 동양학은 "누구나 배우고 수양하면 성인이 될 수 있고 신인(神人)도 될 수 있다고 믿는(陳立夫/김신일, 1994에서 재인용)" 공통점을 가지고 있다(이승헌, 1992: 동국대 출판부, 1999). 김신일(1994: 220)에 따르면, 이러한 인간관을 가지고 있는 사람들은 "가르치는 일보다는 배우는 일에 훨씬 더 큰 가치와 비중을 두었다." 이는 배우는 사람의 체험을 강조하는 것으로, '학습주의'로 요약할 수 있을 것이다.[80]

구체적인 예로 단학과 요가를 비교해보면 인체 구조론에서 서로 비슷한 점이 많다는 사실을 발견할 수 있다(동국대 출판부, 1999). Ⅱ장에서 자세히 살펴본 바와 같이, 뇌호흡 수련의 모체인 단학은 하단전과 중단전과 상단전을 통합적으로 완성함으로써 깨달음에 이르는 구체적인 경로를 제시한다. 따라서 뇌호흡 수련도 마찬가지이다. Ⅲ장에서 살펴보았듯이, 수련자는 여러 가지 단계적인 체험 향상을 통해 합일체험에 이르고, 자기 자신에 관한 새로운 발견을 계속함으로써 자기 자신을 새롭게 알아가는 체험을 한다. 이와 유사하게 요가에서는 사람의 몸에 '차크라'라고 부르는 일곱 개의 에너지 센터가 있다고 본다. 이 차크라들은 체조와 같은 몸동작을 통해 배꼽보다 아래쪽에 있는 첫 번째 차크라부터 머리끝에 위치한 일곱 번째 차크라의 차례로 단계적인 완성을 이룬다. 그리고 일곱 번째 차크라가 완성되면 신인합일의 경지에 이른다고 한다(나종우 외 역, 1997).

몸의 수행을 강조하는 동양학에서는 이론적인 체험과 구분할 수 있는 총체적인 체험을 통해 마음의 발달을 이루는 이론과 방법 체계를 누적해 왔다. 그러나 수련 활동의 구조는 비판적 교육학에서 말하는 교육적 성찰의 단계를 넘어, 몸과 마음과 정신의 구체적 변화를

---

80) 김신일(1994)에 따르면, '학습주의'는 '교육주의'와 대비하여 그 의미를 이해할 수 있다. 짧게 말하면, 학습주의는 배우고 가르치는 활동에서 배우는 사람을 강조하는 동양적인 교육관을 가리키고, 교육주의는 국가나 제도와 같이 가르치는 사람을 강조하는 서양적인 교육관을 가리킨다.

통해 삶을 해석하는 틀 자체를 재구조화하는 과정에서 존재의 변형을 이루는 단계를 포함하고 있다.

다시 뇌호흡 수련의 경우를 살펴보기로 한다. Ⅳ장에서 살펴본 바 있듯이, 수련자는 '고정관념 깨기', '뇌호흡 명상', '사랑주기' 같은 세부적인 수련 프로그램을 통해 자신이 의식하지 못하고 따르는 규범을 지각하고 의식의 지향을 자신의 외부에서 내부로 전환함으로써 인간 본연의 마음을 지속적으로 발견하며 자신이 발견한 마음의 상태를 다른 사람들과 기 에너지로 교류하는 구체적인 실천 행위를 통해 배움과 삶을 통합하는 괘도에 단계적으로 진입한다. 이를 위해 지도자는 여러 가지 방법으로 수련자를 돕는다.

고정관념 깨기를 예로 들면, 유치원에 다니는 아동도 여러 가지 암묵적인 사회적 규칙을 지키고 있다는 사실이 관찰 과정에서 뚜렷이 드러난다. 예컨대, 수련자 집단 전체가 9세 미만의 어린 나이임에도 불구하고 여자 아동과 남자 아동이 서로 몸을 부딪치기를 꺼려할 때가 많고, 형제끼리 싸우다가도 식구가 아닌 다른 아동들과 감정적으로 대립하는 경우에는 하나로 뭉치는 것을 볼 수 있으며, 뇌호흡 시간에 어른인 지도자 앞에서는 아무리 더워도 겉옷을 벗지 않고 속옷을 보이지 않으려 하거나 양말을 벗은 맨발을 보이지 않으려 하는 성향이 나타난다. 이처럼 고정관념 중에는 성별과 나이와 혈연관계와 관련이 있는 것도 있다. 또, 지도자를 유치원이나 학교의 "선생님"처럼 대하고, 책과 학습 자료를 소중히 하여 발로 밟거나 낙서를 하거나 찢어서 더럽히지 않으려 하며, 수련장 안에서 목소리를 크게 내거나 뛰어다니지 않으려고 조심하려는 것처럼 주로 배우고 가르치는 활동에 관한 고정관념도 있다. 이 밖에도 고정관념의 원천은 다양하다.

  지도자는 수련자의 고정관점을 "깨기" 위해 수련자가 깜짝 놀랄 만한 행위를 하는 방법을 자주 쓴다. 이 방법은 수련자가 거의 지각하지 않고 지내던 고정관념을 의식하고, 이를 깨뜨리는 체험을 잠시나마 하게 하는 효과를 낳는다. 수련자가 자신도 모르는 사이에 따르고 있는 규칙을 자각한다는 것은 성찰을 위한 사고 능력을 향상시킬 수 있는 매우 중요한 기회를 얻는 것이다. 그리고 수련자가 비록 뇌호흡 시간이라는 제한된 활동의 맥락에서라도 이러한 규칙으로부터 잠시나마 벗어날 수 있다는 것은 수련자의 몸과 마음과 정신을 가두는 여러 가지 구속으로부터 사실상 해방되는 것이다.

  수련자와 지도자는 뇌호흡을 배우고 가르치는 과정에서 새로운 체험을 겪는다. 그런데 이들은 백지 상태에서 새로운 체험을 겪을 수 있는 것이 아니다. 이들은 살아오는 과정에서 명시적으로 또는 암묵적으로 알고 몸에 익힌 습관을 토대로 삼아 새로운 습관을 형성한다. 이들이 가진 기존의 습관은 사회화, 문화화 과정의 결과일 수도 있고, 뇌호흡 수련을 소재로 한 상호 작용보다 시간적으로 앞선 다른 교육 활동의 결과일 수도 있다. 그러므로 이들의 습관은 개인의 것에 그치는 것이 아니라 이들이 소속한 크고 작은 사회 집단의 관행을 직접 반영하는 경우가 많다.

  개인과 사회문화 체제의 관계에 관하여, 인류학적 전통에서 기원한 해석학적인 사회언어학자들은 의사소통 과정에 개입하는 '배경적 지식(background knowledge)'의 존재를 사실적으로 인정하고 있다(J. Gumperz, 1982). 그리고 사회심리학자인 미드(G. Mead)와 카디너(A. Kardiner)를 비롯한 인류학적 인성학자들은 사회문화 체제가 개인에게 어떻게 영향을 미치는가에 관하여 구체적으로 설명을 하려고 시도하였다.

미드는 '면경 자아(looking-glass self)'라는 개념을 통해 타인의 대응 방식이 자아정체성의 형성에 직접적으로 어떻게 영향을 미치는가를 분석하고, 어린 시절에 양육을 담당하는 중요한 타자들(significant others)의 영향력에 주목하였다. 그는 자아정체성의 발달 과정에서 '즉자적 자아(I)'와 '대자적 자아(me)'의 관계를 통하여 개인의 내부에서 사회문화 체제가 어떻게 영향을 미치는가를 밝혔다.

카디너는 개인의 인성 형성에 중요한 영향을 미치는 사회문화 체제를 '1차적 제도(primary institution)'와 '2차적 제도(secodary institution)'로 구분하고, 인성의 핵심을 차지하는 것은 1차적 제도의 영향을 받은 '조형 인성(modal personality)'이라는 점을 밝힌 바 있다 (R. LeVine, 1982). 카디너에 따르면, 1차적 제도란 유아가 경험하는 부모의 육아양식이나 남녀의 성별, 가족제도, 경제체제, 사회조직과 같이 자의대로 선택하거나 변경할 수 없는 조건들에 해당한다. 그리고 2차적 제도란 종교나 예술, 신화, 법, 정치와 같이 개인의 자유의지가 작용하는 조건에 해당한다(A. Kardiner, 1945/김영찬, 1995: 82에서 재인용). 카디너는 개인에게 영향을 미치는 환경을 1차적 제도와 2차적 제도로 구분함으로써 개인과 사회문화 체제의 관계를 구체적으로 이해할 수 있는 길을 열었다.

카디너의 인성 연구에서 주목할 바는 그의 인성 이론 자체보다 개인의 인성 형성 과정에서 1차적 제도와 2차적 제도가 영향을 미치는 상이한 방식이다. 자세히 말하면, 개인이 자의로 선택하거나 변경할 수 없는 1차적 제도의 영향은 자신이 그러한 영향을 받았는지 받지 않았는지조차 지각할 수 없는 비의식수준에 있다고 말할 수 있을 것이다. 이와 달리 2차적 제도는 개인이 선택할 수도 있고 변경할 수도 있기 때문에 개인이 제도의 영향을 지각할 수 있는 수준으로 볼 수 있을 것이다. 지각할 수 있다는 것은 바꿀 수 있다는 뜻이다. 그러나 지각하지 못한다는 것은 바꿀 수 있는 가능성조차 가질 수 없다는 뜻으로 해석할 수 있다. 이를 '배우고 가르치는' 활동에 적용하면, '소재 자체가 무엇인가'보다 '소재를 어떻게 다루는가'가 훨씬 중요하다는 뜻이다.

배움을 통해 실천 행위를 변화시키고, 몸과 마음과 정신의 변화를 통해 존재 자체의 변형을 이루는 과제는 배우고 가르치는 활동에 내재한다. 이론적인 체험을 통하든 사실적인 체험을 통하든, 배우고 가르치는 활동은 체험을 통해 배우는 사람이 변화를 일으키고, 그 변화를 토대로 다시 새로운 체험을 겪는 과정을 내포한다. 즉, 배움은 해석틀의 새로운 형성을 통한 인식과 실천의 변화 구조를 가지고 있다. 따라서 배우는 사람이 도중에 포기하지 않고 배움의 단계를 계속 밟는다는 것은 단지 배우고 가르치는 활동의 효과를 증진하는 것뿐만 아니라 '배우고 가르치는' 활동의 의미를 체득함으로써 인간의 가능성을 실현하고 자유를 확보하는 문제와 직결된다.

〈22〉

인간은 누구나 '향상의 의지를 가지고 있다. 여러 가지 불리한 여건 때문에 일시적으로 향상을 포기하거나 미룰 때조차도 향상의 의지는 인간의 내면 깊은 곳에 살아 있다. 향상의 의지는 과거─현재─미래의 시간적 흐름 속에서 과거보다 나은 현재, 현재보다 나은 미래를 소망하는 실존의 모색이다. 교육은 바로 이러한 삶에 관한 실존적 반성, 모름(無知)과 모자람(不足)의 인식, 자기모순의 발견에서 출발한다. 바꾸어 말하면, 교육은 현재에 관한 부정과 일상에 관한 반성에서 출발한다. 교육 속에는 자기부정적인 에너지가 있다(조용환, 1997: 45).

뇌호흡 수련자는 지도자와 함께 상호 작용을 하는 과정에서 몸과 마음과 정신의 구체적 변화를 통해 자신과 세상을 해석하는 새로운 틀을 형성한다. 따라서 수련자의 수련 단계가 향상함에 따라 목표도 몸을 건강하기 하기 위한 운동 습관을 형성하는 단순한 것으로부터 홍익인간·이화세계를 자신이 직접 실현하기 위한 실천을 하는 원대한 것으로 차례로 조율된다. 수련자는 뇌호흡 수련 지도를 하는 과정에서 내부의식 상태에서 체험한 감정을 외부의식에서도 다른 사람과 나누기 위해 실천 행위를 하는 기회를 가진다. 이 과정은 자신의 뇌호흡 수련 체험을 가르치는 행위를 통해 검증하는 과정으로 해석할 수 있다. 지도자의 경우도 마찬가지이다. 수련자와 지도자는 총체적이고 공환적인 상호 작용을 통해 동일한 목표를 추구하는 동반자적 위치에서 서로 실천 행위를 비추어 보는 거울 역할을 수행하는 관계로 발전한다. 수련자와 지도자는 뇌호흡을 소재로 총체적인 상호 작용을 통해 공환에 도달한다. 이러한 사실을 고려해 볼 때, 뇌호흡 수련의 과정은 교육 활동의 의미를 구체적으로 실현해가는 '살아 있는 교육'의 과정이라고 결론지을 수 있다.

지금까지 뇌호흡을 배우고 가르치는 과정에서 드러나는 교육적 특질에 기초하여 세 가지 교육의 핵심적인 문제, 즉 배우고 가르치는 교육적 관계, 몸의 학습, 배움과 실천의 관계를 다시 조망해 보았다. 먼저, 배우는 사람과 가르치는 사람은 공식적인 인간관계를 토대로 총체적이고 공환적인 상호 작용을 통해 배우고 가르치는 교육적 관계를 실현한다. 이들은 서로 종류가 다른 배우는 체험을 겪음으로써 뇌호흡이라는 공동의 소재를 중심으로 교육 공동체를 실현한다. 이러한 사실을 통해 교육 연구가 교과뿐만 아니라 교육적 관계를 주제로 이루어져야 한다는 점을 알 수 있었다. 다음으로, 뇌호흡처럼 몸의 학습을 강조하는 심신상관적인 교육 활동은 학습자가 배움의 주체가 되도록 만드는 동시에 자신과 소재를 통합함으로써 삶을 확장하도록 만든다. 이는 학습자가 스스로 배우려는 의지를 낼 수 있게 이끄는 활동이라는 점에서 이론 위주의 사고 활동에 치중해 온 기존의 교육 활동이 지니는 한계를 뛰어넘는 문제와 관련하여 새로운 시사를 준다. 마지막으로, 수련자는 수련을 통해 자신과 세상을 다른 관점에서 바라볼 수 있는 능력을 얻고, 살아가는 가운데 자신의 배움과 실천을 연계하며, 이를 통해 존재의 변형을 이루어간다. 즉, 배움은 실천을 내포한다. 그동안 기존의 교육 연구는 주로 배움 자체에 관한 논의를 발전시키는데 머물러 왔다. 그러나 앞으로는 배움과 가르침을 함께 논의하는 수준으로 발달해갈 것이다.

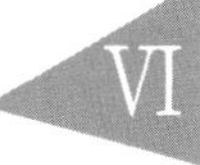

새로운 출발을 위하여

교육학 공부를 하면서 나는 '진정한 의미의 교육은 무엇인가'에 관하여 계속 질문을 던져 왔다. 이 문제에 답을 얻기 위한 방법으로 두 가지가 있었다. 하나는 '배우고 가르치는 활동이 어떤 특성을 지니는 활동인가'를 논리적으로 분석하는 방법이고, 다른 하나는 배우고 가르치는 활동이 일어나는 현장으로 들어가 그러한 활동을 하는 사람들이 '무엇을 어떻게 하는가'를 살펴보는 실증적인 방법이었다. 나는 이 두 가지 방법을 다 쓰기로 하였다. 왜냐하면 '배우고 가르친다'는 것은 단지 주어진 역할에 따른 행위를 하는 것 이상의 깊은 의미를 가지고 있다고 보았기 때문이다.

비록 수적으로 보면 아직 많지는 않지만, '배우고 가르친다'는 것은 제도가 규정하는 공식적인 역할을 수행하는 것보다 분명히 더 깊은 의미를 가지고 있다는 점을 강조해 온 교육학자들이 있다. 이들의 논지를 따라가면서, 나는 합창을 할 때 불협화음을 내는 수준에서 화음을 이루는 수준으로 옮겨가는 것처럼, 배움과 가르침이 따로 일어나는 수준도 있고 서로 조화를 이루는 수준도 있을 수 있다는 점에 주목하였다. 그리고 협동 활동에서는 독립 활동에서 출현하지 못하는 시너지 효과가 나타난다는 점에도 주목하였다. 따라서 나는 '배우고 가르친다'는 것은 협동을 통해 새로운 하나를 창출하는 '총체성'과 이에 내재하는 속성으로서 '공환성'을 지니게 될 것이라 판단하였다. 이러한 총체성과 공환성은 무엇에 의해 어떤 과정을 거쳐 어떻게 구성되는가? 나는 뇌호흡을 배우려는 사람과 지도하는 사람이 실제로 하는 활동 속에서 이 질문의 답을 얻고자 하였다. 현장에서 얻은 사실적인 자료와 그 자료를 분석하고 해석한 결과를 토대로, 나는 "뇌호흡을 배우고 가르친다"는 것의 의미는 수련자의 수련 활동과 인간관계에 관한 체험 수준에 따라 달라지며, 수련자가 자신의 배움을 실천과 통합할 때, 진정한 의미의 '배움'에 도달할 수 있다는 점을 알게 되었다.

이제 다시 처음으로 돌아가서, 교육과 인간의 발달이라는 주제에 관하여 다시 생각해 보기로 하자. 수련자와 지도자의 상호 작용 과정에는 배우고 가르치는 활동과 직접적으로 관련이 있는 요소들뿐만 아니라 배우고 가르치는 활동을 방해하거나 이 활동 자체와 무관한 요소들도 개입한다. 그러나 수련자와 지도자는 주체 의식의 발달을 도모하고 체험의 향상을 이루며 배움의 맥락을 전환해 나가는 과정에서 총체적이고 공환적인 상호 작용에 이른다. 수련자와 지도자는 각자 '뇌호흡을 배우는 체험'과 '가르치는 것을 배우는 체험'을 하는 동시에 공동으로 수련자의 체험 향상을 위해 협동해간다. 이 과정은 지도자가 수련자를 일방적으로 이끌거나 수련자가 지도자로부터 적절한 도움을 받지 못한 채 혼자 노력할 때보다 양자에게 긍정적인 변화를 더 크게 일으키는 교학상장(敎學相長)의 과정이다. 따라서 상호 작용의 총체성과 공환성은 교육의 의미를 실현하기 위한 핵심적인 기준이다.

활동 자체를 전경으로 할 때, 수련자와 지도자는 배우고 가르치는 활동을 통해 뇌호흡 수련 세계라는 고유한 의미와 가치를 지향하는 수도계를 유지·발전시킨다. 이 수도계는 뇌 기능의 향상이라는 물리적 변화를 토대로 의식수준의 발달을 꾀함으로써 개인과 생태계의 관계를 파악하고 상극의 생활 습관에서 벗어나 상생의 생활 습관을 들이는 것을 추구한다. 따라서 상생의 가치를 추구하는 수도계의 유지와 발전은 인간 존재에 잠재되어 있는 가능성을 발견하고 실현하는데 반드시 필요하다. 이와 달리 활동을 구체화하는 행위자를 전경으로 하면, 수련자와 지도자가 배우고 가르치는 활동을 한다는 것은 수련자에게는 비판적 자아 성찰을 할 수 있는 능력을 실질적으로 기를 수 있는 기회를 갖는 것이고 지도자에게는 자신이 사실적인 체험을 통해 도달한 지식을 아직 그 지식에 도달하지 못한 사람과 의사소통을 하는 과정에서 검증하는 기회를 갖는 것으로 볼 수 있다.

배우고 가르치는 활동은 수련자와 지도자가 처한 시공간적인 특수한 상황에서 사회문화 체계와 영향을 주고받으면서 펼쳐진다. 사회문화 체제는 초국적 자본이 선도하는 세계화(globalization) 추세에 따라 사이버 학교가 새로 생기는 것과 같은 구조적인 변화를 통해 교육적 실천 행위에 영향을 미치기도 한다. 그러나 배우는 사람과 가르치는 사람이 직접 상호 작용을 하는 상황에서 각자가 행위를 조직해 나가는 방식이나 다른 사람의 행위를 이해하는 방식과 같은 미묘한 변화를 통해 더 직접적으로 영향을 미친다. 수련자나 지도자가 어떤 암묵적인 규칙에 따라 자신이 행위를 하고 있는가를 의식할 수 있다는 것은 비판적 자아 성찰을 통해 사회문화 체제와 영향을 주고받되 예속되지는 않는 자율적인 인간으로 성장할 수 있는 중요한 계기를 제공하는 것이다.

만약 배우고 가르치는 활동을 통해 고유한 '정신계'와 만나고 의미를 향유하며 나아가 그 의미 세계가 발전하고 융성하도록 노력하는 세대와 세대 간의 총체적이고 공환적인 행위가 사라진다면, 그것은 교육의 의미를 실현하는 활동이라고 부를 수 없다. 그러나 배우고 가르치는 활동의 현실을 살펴보면 문제가 그렇게 간단하지 않다는 점이 드러난다. 학교와 기타 많은 교육기관에서는 배우고 가르치는 상호 작용이 끊임없이 펼쳐지고 있다. 그러나 최근에는 이른바 '공교육 붕괴'라는 말이 일상화되고 있음을 볼 때, 학교를 통해 진정한 의미의 배우고 가르치는 활동이 실현되고 있다고 하기는 어렵다.

뇌호흡 수련 과정을 돌이켜볼 때, 수련자와 지도자가 총체적이고 공환적인 상호 작용에 이르는 과정에서 두드러지게 돋보이는 것은 지도자가 자발적인 의지를 내어 수련자의 주체 의식과 체험 발달을 돕는 동시에 수련 단계에 따라 실천 습관을 계속 재구성할 수 있도록 적극적으로 이끈다는 것이다. 지도자의 가르치고자 하는 의지가 어디에서 나오는가를 규명하는 일은 매우 중요하다. 그러나 우선은 지도자 자신이 뇌호흡 수련을 하는 과정에서 겪은 몸과 마음과 정신의 변화 체험에 그 열쇠가 있다고 할 수 있을 것이다. 지식을 탐구하는 학자가 객관적인 언어 매체를 통해 체계화되어 있는 지식을 체험하는 과정에서 '설득적 열정'에 이르는 과정과는 반대로, 지도자는 자신의 몸을 대상으로 주관적인 기 에너지 매체를 통해 사실적인 체험을 향상하는 과정에서 '설득적 열정'을 키워간다는 사실을 알 수 있었다. 수련자는 지도자와 함께 상호 작용을 하는 과정에서 점차 의식 수준을 향상하는 체험을 겪는다. 수련자는 [효]-[충]-[도]의 차원으로 확대되는 실천 과정에서 뇌호흡 수련의 목표인 홍익인간·이화세계의 의미를 점차 구체적으로 터득한다. 깨달음에 이르기 전에는 개념의 의미를 피상적으로만 이해할 수 있을 뿐이다. 그러나 깨달음을 통해 본연의 마음을 발견하는 체험을 겪는 과정에서, 수련자는 구체적인 의미를 감각을 통해 확인한다. 수련자가 지도자가 추구하는 삶의 목표와 같은 목표를 추구하는 단계에까지 이르려면 지도자의 적극적이고 적절한 도움이 필요하다. 이러한 지도자의 사례를 학교교육에 적용하면, 이상적인 교사상을 강조하는 일도 중요하지만 교사가 '가르침의 기쁨'을 맛볼 수 있는 실질적인 기회를 만들어주는 것도 중요하다고 하겠다.

뇌호흡 수련 과정에서 발견한 중요한 사실을 꼽으라면, 맨 먼저 지식교육과 반대로 자신의 내면에서 교육적인 발달을 도모하는 수련의 발견을 들어야 할 것이다. 다음으로는 이러한 몸의 학습에 접근하기 위한 방편이자 교과언어인 기 에너지와 이성적인 사고 능력을 초월하는 이미지적 사고 능력의 발견을 들어야 할 것이다.

지금까지 교육과 교육학에서는 배우고 가르치는 활동의 소재로서 추상적이고 압축적인 이론적 체험을 주로 강조해 왔다. 물론 이 연구를 하는 과정에서 관찰하고 수집한 자료만으로도 이론적 체험의 중요성을 충분히 파악할 수 있었다. 그러나 동시에 이론적 체험 못지않게 사실적인 체험도 중요하다는 사실을 알 수 있었다. 수련, 또는 몸의 학습도 배우고 가르치는 활동을 위한 좋은 소재가 될 수 있다. 그러나 학교와 같은 공적 제도에서는 이를 제대로 다루지 않고 있다. 수행학적 동양학에서 제공하는 '몸을 통한 체험'은 생활에 유용한 구체적인 산물을 낳는 활동도 아니고 그렇다고 단순히 근육이나 관절을 단련시키는 활동도 아니다. 수행학적 동양학의 체계에서는 인간을 몸이나 마음이나 정신으로 따로 분리하여 탐구하는 대신 통합적인 체계로 파악해 왔다. 예컨대, 뇌호흡 수련자는 기 에너지를 교류하는 과정에서 구체적인 체험 향상을 통해 몸과 마음과 정신의 발달을 이룬다. 수행학적 동양학의 전통을 함께 고려할 때 '배우고 가르치는' 활동의 소재 폭을 넓힐 수 있는 동시에 교육과 교육학의 발달을 촉진하는 결과를 낳을 수 있을 것이다.

'배우고 가르친다'는 의미를 뇌호흡 수련의 현장에서 직접 이해한 선경험을 담고 있는 이 글은 향후 분석 단위를 배우고 가르치는 상호 작용 수준에 맞추고자 하는 연구자들에게 두 가지 도움이 될 수 있을 것이다. 하나는 배우고 가르치는 활동의 속성에 관한 이해와 관련된 것이고, 다른 하나는 배우고 가르치는 상호 작용 자체와 그 상호 작용을 통해 구성되는 맥락 간의 상보적 관계를 이해하는 문제에 관한 것이다.

나는 배우고 가르치는 활동을 하는 사람들이 자신들이 하는 활동의 의미를 어떻게 이해 또는 구성하는가를 알아보는데 관심이 있었다. 따라서 끊임없이 변화하고 서로 연관을 맺는 상호 작용 과정을 직접 들여다보고, 그 과정에 내재하는 순서, 선택, 적합성을 중심으로 유형을 발견하고자 하였다. 이 유형들에 대하여 뇌호흡 수련 공동체에서 쓰는 민속어를 그대로 쓰거나 차용하기도 하고, 수련자와 지도자가 공환을 체험하는 상황이나 지도자가 가진 고유한 영향력처럼 적합하게 가리킬 만한 단어를 어디에서도 찾을 수 없는 경우에는 '하나가 되는 장'이라든가 '에너지 장' 같은 이름을 새로 지어 부르기도 하였다. 이러한 과정을 거쳐, 나는 수련자와 지도자가 구성해 가는 교육 활동의 의미에 더 가까이 다가갈 수 있었다고 생각한다.

나는 실로 여러 가지 무늬를 지닌 천을 짜듯이, '배우고 가르친다'는 의미가 인간과 인간의 상호 작용을 바탕으로 하여 구성되고, 상호 작용의 수준과 밀도가 향상될수록 그 의미도 다르게 구성된다는 사실을 발견하였다. 또, 나는 수련자와 지도자의 활동 속에서 반복적으로 나타나는 말이나 행위의 특징을 교육학을 주축으로 하는 여러 학문 분야의 이론이나 개념과 연관시켜 이해하려는 시도를 하였다. '주체성', '통합성', '전환성' 같은 개념은 이처럼 수련자와 지도자의 활동이 어떤 교육적 의미를 지니는가를 해석하는 과정에서 만들어진 것이다.

이처럼 미시적인 상호 작용을 통해 '배우고 가르친다'는 의미를 이해하는 과정에서 내가 당면했던 가장 큰 어려움은 말이나 행위 속에서 반복되거나 시간의 추이 속에서 점차 뚜렷하게 나타나기 시작하는 생생한 의미를 떠올릴만한 그물이 마땅히 없다는 점이었다. 그 대표적인 예가 '교육 활동'이다. 보통 교육 활동은 '교사'와 '학생'이라는 공식적인 역할명을 가진 사람들이 '수업 시간'이라는 특정한 시공간에서 규칙적으로 하는 상호 작용을 일컫기 위해 쓰인다. 그러나 내가 이해하고자 원했던 것은 '교육이라는 이름으로 불리는' 활동이 아니라 '교육의 의미를 실현하는' 활동이었다. 그런데 교육의 의미를 실현하는 활동은 '명제적 지식'에서부터 '방법적 지식'에 이르기까지 어떤 소재를 다루든 간에 모두 가능하다. 또 '형식적 교육'에서부터 '우연적 학습'에 이르기까지 어떤 형태이든 모두 가능하다. 그러므로 주로 학교교육에 초점을 맞춘 기존의 교육학 개념으로는 활동의 구성원들이 '배우고 가르친다'는 의미를 구성해가는 과정을 포착하기 어려웠다. 교육의 고유한 눈으로 교육 현상을 포착하려면 새로운 개념 체계를 정립해 가는 것이 시급하다. 이를 위해 나는 계속 노력할 것이고, 뜻을 같이하는 분들과 연대할 것이다.

배우고 가르치는 방법과 관련하여 새로운 아이디어를 제안하면, 뇌호흡 수련은 수련자가 몸의 일부인 뇌를 대상으로 구체적인 체험을 함으로써 배움을 통해 존재 자체의 변형을 일으키는 활동이라는 것이다. 뇌호흡 수련자는 언어를 매개로 하는 이론적인 체험과는 다른 기 에너지를 매개로 하는 구체적인 체험을 통해 몸과 마음과 정신의 변화를 거듭한다. 예컨대, 독특한 뇌 기능의 발달을 이룬 '특급반' 뿐만 아니라 뇌호흡을 시작하여 1년이 지나지 않은 '초급반'도 자신과 세상이 기 에너지로 하나로 연결되어 있음을 감각적으로 지각하는 합일체험에 이르는 경우가 많다. 이러한 결과는 뇌호흡 수련자가 총체적인 체험을 통하여 자신과 세상을 해석하는 틀을 단계적으로 향상시키는 과정에서 나타나는 것이다.

그렇다면 이론적인 체험을 통해서 뇌호흡 수련자가 체험하는 것과 같은 존재의 변형을 효과적으로 이룰 수는 없는가? 이론적인 체험의 내재적인 의미를 발견하는 단계에 이르기가 어려운 까닭은 무엇인가? 이 문제를 숙고하는 과정에서 나는 배우고 가르치는 활동의 소재는 배움의 주체 바깥에 있는 '학문'을 배우는 방식이 아니라 배움의 주체가 자신과 세상을 그 학문의 관점에서 해석하는 법을 배우는 방식으로 재조직되어야 한다는 결론에 이르렀다. '도제관계를 통한 인격적 지식의 체득'을 말한 폴라니의 논의는 배움의 주체 문제를 직접적으로 다루지는 않았으나 결과적으로는 배움의 주체를 중심으로 이론적 체험을 극대화할 수 있는 방향을 제시해 준다. 그러나 교과교육학을 전공하는 학자와 연구자가 '학문의 언어'를 '가르치는 사람의 언어'가 아니라 '배우는 사람의 언어'로 해석하려는 노력을 체계적으로 할 때, 배우는 사람이 이론적인 활동에 내재하는 의미를 제대로 체험할 현실적인 조건이 만들어질 것이다.

앞으로 몸의 학습, 기 에너지, 이미지적 사고 등은 교육 연구의 핵심적인 주제가 될 것이다. 이미 뇌 과학적 연구 결과를 교육적 상황에 적용함으로써 교육 효과를 높이고자 하는 뇌 기반 교수학습(Brain-based Teaching-Learning)의 영역이 교육학계에 자리를 잡아가고 있다. 그러나 교육 연구에서 간과하지 말아야 할 것이 있다. 그것은 뇌의 발달은 개인적인 차원과 사회문화적인 차원의 쌍방향적 관계 속에서 이루어진다는 사실이다. 이 점에서 장기적으로는 교육 활동과 교육 공동체의 관계를 규명하는 일이 매우 중요해질 것이다. 앞에서, 뇌호흡 수련을 배우고 가르치는 상호 작용 과정에는 인간의 삶의 양식 자체를 변화시킬 수 있는 잠재적인 가능성이 내재한다는 사실을 확인한 바 있다. 배우고 가르치는 상호 작용이 인간다움을 가능하게 하는 상호 작용인 까닭은 배움의 주체가 외적 환경으로서 사회적·역사적 조건의 영향을 끊임없이 받으면서도 실천을 통해 자기 자신을 변화시킴으로써 자신이 처한 외적 환경에 다시 변화를 초래하는 변증법적 발달 과정을 거치기 때문이다. "배우고 가르친다"는 것은 배움을 얻는 주체가 인식의 변화를 넘어 자신의 삶 자체를 변형하는 과정을 거듭하는 것이다. 배우고 가르치는 관계가 공식적 관계에 머무르지 않고 총체적이고 공환적인 관계로 발달한다는 것은 개인적인 유익을 구하면서 전체적인 발달을 향해 나아가는 공동체가 현실적으로 가능하다는 점을 예시한다. 그 가능성은 교육의 의미를 실현하려는 우리의 실천을 통해서만 현실이 될 수 있다.

참고 문헌

강창우 편(1999). 대한국사 - 상고시대부터 단군시대까지. 천안: 단학선원 출판부.

곽덕주(1992). 듀이의 심미적 체험과 그 교육적 의의. 서울대학교 석사학위논문.

곽형식(1994). 뇌 기능 특성에 따른 조직자 유형의 차별적 학습효과. 계명대학교 박사학위논문.

교양교재편찬위원회 편(1999). 선과 자아. 서울: 동국대학교 출판부.

권성아(1997). 홍익인간사상과 통일교육. 서울: 집문당.

김광민(1998). 교육이론으로서의 지눌의 불교 수행이론: 교육인식론적 관점. 서울대학교 박사학위논문.

김덕환, 박상규, 이건호(1998). 뇌호흡이 스트레스성 호르몬 분비에 미치는 영향. 인체과학 1(1): 34-38.

김미령(2000). 단학수련의 교육적 의미(서울대학교 대학원 강좌 '교육문화기술법' 과제 최종보고서).

김상일(1991). 현대물리학과 한국철학. 서울: 고려원.

김석수(2001). 21세기 시민 주체의 길. 이정우 외 4인. 주체. 서울: 산해.

김수용(2001). 뇌호흡이 정신분열증 치유에 미치는 영향. 뇌호흡과 힐링 소사이어티(제2차 뇌호흡 심포지엄 자료집). 서울: (재)한국인체과학연구원. 6-16.

김수용, 김여진, 김영윤, 최정미(1999). 뇌호흡을 통한 아동들의 뇌파 변화. 인체과학 1(2): 14-25.

김신일(1994). '학습주의' 관점에서 본 현대교육제도의 문제. 이성진 편, 한국교육학의 맥(제7장). 서울: 나남.

김신일(1999). 학습권론의 형성과 전개. 서울대학교 교육연구소 평생교육센터, 평생교육연구 5(1): 19-32.

김신일(2000). 학습 - 교수이론의 확장. 김종서, 황종건, 김신일, 한숭희. 평생교육개론(제5장) 서울: 교육과학사.

김신일(2001). 교육사회학(제3판). 서울: 교육과학사.

김안중(1994). 교사의 미덕으로서의 여가. 교육이론 7·8(1), 서울대학교 교육학과. 45-71.

김영윤 외 4인(1999). 뇌호흡 수련을 통한 아동들의 뇌파 변화. 인체과학 1(2): 14-25.

김영천(1997). 네 학교 이야기: 한국초등학교의 교실생활과 수업. 서울: 문음사.

김용진(1999). 21C 전뇌혁명. 서울: 새로운 문화사.

김유미(1998). 온몸으로 하는 학습: 두뇌와 신체의 조화. 서울: 도서출판 진우.

김재복(1996). 통합 교육과정의 연구 대상과 접근 방법. 교육혁신연구회 편, 한국교육과정의 새로운 좌표 담색(제5장). 서울: 교육과학사.

김종서(1987). 잠재적 교육과정의 이론과 실제. 서울: 교육과학사.

김종서, 황종건, 김신일, 한숭희(2000). 평생교육개론. 서울: 교육과학사.

김지현(1997). 협동교육의 관점에서 본 부모−자녀의 상호 작용: 로고프의 〈Apprentice-ship in Thinking〉을 중심으로. 교육원리연구 2(1): 1-44.

김지현(2000). 비고츠키의 지식점유과정과 언어매개기능에 관한 교육학적 고찰. 서울대학교 박사학위논문.

김춘일(1997). 교육 현상학의 기초. 서울: 태학사.

김하나(2001). 투시자가 본 인체의 경락 시스템. 뇌호흡과 힐링 소사이어티(제2차 뇌호흡 심포지엄 자료집). 서울: (재)한국인체과학연구원. 40-45.

김홍식(1994). 스포츠 체험의 체육교육적 의미. 서울대학교 석사학위논문.

노영주(1998). 초기 모성경험에 관한 문화기술적 사례연구. 서울대학
    교 박사학위논문.
노희관, 이용남 편(2000). 교육학의 새로운 파라다임. 서울: 교육과학사.
도광순 편(1994). 신선사상과 도교. 서울: 범우사.
박민정(1998). 열린교실의 교육공간 구성에 관한 참여관찰 연구. 서
    울대학교 석사학위논문.
박분희(1999). 메타교육의 관점에서 본 교사교육의 반성과 대안 탐색.
    교육원리연구 4(1): 189-213.
박상규 외 3인(1999). 뇌호흡 수련이 체열에 미치는 영향. 인체과학
    1(2): 40-46.
박상규(2001). BRQ사용을 통한 초등학생의 뇌파 변화에 관한 연구.
    뇌호흡과 힐링 소사이어티(제2차 뇌호흡 심포지엄 자료집). 서울:
    (재)한국인체과학연구원. 12-19.
박상규, 이건호, 김덕환(1999). 뇌호흡이 스트레스성 호르몬 분비에
    미치는 영향. 인체과학 1(1): 34-38.
박석준(2001). 한의학의 몸: ≪황제내경≫의 몸에 관한 이해. 박석준
    외 4인. 몸. 서울: 산해.
박수길(1999). 교육학자가 본 현대과학의 과제와 대안으로서의 Brain
    Respiration. 인체과학 1(1): 18-24.
박숙희(1994). 뇌의 기능분화와 창의성, 학업성취의 관계 연구. 성신
    여자대학교 박사학위논문.
박아청(1998). 자기의 탐색. 서울: 교육과학사.
박유상(1999). 심경에 나타난 심성의 구조. 서울대학교 석사학위논문.
박종기(1987). 뇌 기능 특성을 고려한 수업이 학업성적에 미치는 영
    향. 중앙대학교 석사학위논문.
박 현(1999). 나를 다시하는 동양학. 서울: 바나리
변영계, 김광휘(1999). 협동학습의 이론과 실제. 서울: 학지사.

사회와 철학 연구회(2001). 세계화와 자아정체성. 서울: 이학사.

손승남(2001). 교육해석학. 서울: 교육과학사.

송부웅(2000). 우리 민족의 얼과 뿌리 이야기: 삼성의 역사. 교정용 가본.

송종훈(1998). *MIND POWER*. 서울: 한림미디어.

안창범(1998). 우리민족의 고유사상(개정 3판). 제주: 제주대학교 출판부.

양미경(1991). 질문의 교육적 의의와 그 연구 과제. 서울대학교 박사
    학위논문.

오만석(1997). 현대 도덕교육의 갈등과 과제. 허숙, 유혜령 편, 교육
    현상의 재개념화: 현상학, 해석학, 탈현대주의적 이해(제11장). 서울:
    교육과학사.

유성모, 김혜선(1999). BRQ(뇌호흡지수) 개발에 관한 기초연구. 1999
    년 한국인체과학학회 춘계학술대회 자료집. 32-39.

유성모, 장휘용(1999). 학습 능력 향상을 위한 뇌호흡 수련의 가능성
    에 관한 실증적 연구. 인체과학 1(1): 39-44.

유한구(1996). 효의 의미: 한 교육학적 해석. 교육혁신연구회 편, 한
    국교육과정의 새로운 좌표 담색(제7장). 서울: 교육과학사.

유한구, 김승호(1998). 초등학교 통합교과 교육론. 서울: 교육과학사.

윤영화(2001). 뇌 과학에서 본 기억과 학습. 서울: 학지사.

윤팔중(1995). 전인교육을 위한 교육과정. 서울: 배영사.

이계학(1991). 인격교육론. 서울: 성원사.

이광규, 김영찬(1995). 문화과정과 교육. 서울: 교육출판사.

이규호(2000). 말의 힘 - '98 개정판. 서울: 좋은날.

이돈희(1983). 교육철학개론: 교육행위의 철학적 분석. 서울: 교육과학사.

이돈희(1993). 교육적 경험의 이해. 서울: 교육과학사.

이동원(1995). 인간교육과 협동학습. 서울: 성원사.

이상명(1994). 기과학. 서울: 대광출판사.

이선화(2001). 잠재 능력 개발의 조건 고찰. 뇌호흡과 힐링 소사이어티

(제2차 뇌호흡 심포지엄 자료집). 서울: (재)한국인체과학연구원.
   60-66.

이승헌(1990). 신성을 밝히는 길. 서울: 한문화.

이승헌(1992a). 단학 - 그 이론과 수련법. 서울: 한문화.

이승헌(1992b). 단학인. 서울: 한문화.

이승헌(1992c). 상단전의 비밀. 서울: 한문화.

이승헌(1993). 단학지침서 - 운기단법. 서울: 한문화.

이승헌(1997). 뇌호흡. 서울: 한문화.

이승헌(1999a). 뇌 개발을 통한 의식의 진화: 뇌호흡과 사회의학. 인
   체과학 1(2): 54-59.

이승헌(1999b). 뇌호흡 2. 서울: 한문화.

이승헌(1999c). 뇌호흡 3: 일지자율진동건강법. 서울: 한문화.

이승헌(1999d). 사람 안에 율려가 있네. 서울: 한문화.

이승헌(2001a). 힐링 소사이어티: 깨달음만이 희망이다. 서울: 한문화.

이승헌(2001b). 뇌호흡과 힐링 소사이어티. 뇌호흡과 힐링 소사이어티(제
   2차 뇌호흡 심포지엄 자료집). 서울: (재)한국인체과학연구원.
   74-78.

이승헌(2001c). 힐링 소사이어티를 위한 12가지 통찰. 서울: 한문화.

이승헌(2001d). 한국인에게 고함. 서울: 한문화.

이 양(2001). 과학으로 본 마음: 의식의 문제. 서울: 교육과학사.

이일봉(1998). 실증 한단고기. 서울: 정신세계사.

이재봉, 방영준, 윤건영 편역(1994). 가치와 존재. 서울: 교육과학사.

이정우(2001). 나 - 되기, 남 - 되기, 우리 - 되기. 이정우 외 4인. 주체.
   서울: 산해

이중길(1983). 좌우측 뇌의 기능분화와 학업성적과의 관계 연구. 조
   선대학교 석사학위논문.

이지헌, 김선구(1997). 개인, 공동체, 교육 Ⅲ - 교육철학 -. 서울: 교육

과학사.

이철환(1987). 우뇌 훈련을 통한 창의성 개발에 관한 실험 연구. 연세대학교 석사학위논문.

이홍우(1996). 전인교육론. 교육혁신연구회 편, 한국교육과정의 새로운 좌표 담색(제6장). 서울: 교육과학사.

이홍우(1998). 교육의 목적과 난점(제6판). 서울: 교육과학사.

이홍우(2000). 마음의 신비와 교육의 신비. 서울대학교 BK21 iAPED 콜로키움 보고서.

이환기(1995). 헤르바르트의 심리학과 교수이론 연구. 서울대학교 박사학위논문.

임병덕(1992). 키에르케고르의 간접전달 연구. 서울대학교 박사학위논문.

장상호(1986). 교육학의 비본질성. 교육이론 1(1). 서울대학교 교육학과. 5-53.

장상호(1991). 교육학 탐구 영역의 재개념화. 서울대학교 교육학연구 91-2. 서울대학교 사범대학 교육연구소.

장상호(1994a). Polanyi, 인격적 지식의 확장. 교육이론지맥 SA6. 서울: 교육과학사.

장상호(1994b). 또 하나의 교육관. 이성진 편, 한국교육학의 맥(제10장). 서울: 나남.

장상호(1996). 교육적 관계의 인식론적 의의. 교육원리연구 1(1): 1-50.

장상호(1997). 학문과 교육(상): 학문이란 무엇인가. 서울: 서울대학교 출판부.

장상호(1998). 교육 활동으로서의 언어적 소통: 그 한계와 새로운 가능성의 탐색. 교육원리연구 3(1). 77-128.

장상호(2000). 학문과 교육(하): 교육본위론이란 무엇인가. 서울: 서울대학교 출판부.

전경숙(1998). 주관적 경험을 통한 인간이해 심리치료. 서울: 학지사.

정덕희(1997). 듀이의 교육철학. 서울: 문음사.

정렴(1997). 용호비결. 서해진 해제. 서울: 바나리.

정민승(2000). 온라인 학습공동체에 관한 성인교육학적 해석. 서울대학교 박사학위논문.

정영수(1995). 비판이론과 교육학. 인간교육의 탐구(제3장). 서울: 동문사.

정영훈 외 4인(1997). 홍익인간이념연구. 분당: 한국정신문화연구원.

정유성(1998). 새로운 교육문화 사회운동론: 사람·삶·되살림 2. 서울: 한울아카데미.

정인석(1998). 트랜스퍼스널 심리학: 동서의 지혜와 자기초월의 의식. 서울: 대왕사.

정재승 편(1992). 민족비전 정신수련법. 서울: 정신세계사.

정효선(1994). 뇌 기능 이론의 교육현장 적용사례에 관한 분석연구. 이화여자대학교 석사학위논문.

조병희(1993). 두뇌기능특성을 이용한 교수프로그램이 창의력 향상에 미치는 영향. 고려대학교 석사학위논문.

조용환(1997). 사회화와 교육: 부족사회 문화전승 과정의 교육학적 재검토. 교육이론지맥 SA3. 서울: 교육과학사.

조용환(1998a). 교육학에서의 문화연구. 김광억 외 역(1998). 문화의 다학문적 접근. 서울: 서울대학교 출판부. 29-43.

조용환(1998b). 대안학교의 가능성과 한계에 관한 문화기술적 연구. 교육인류학 연구 1(1): 113-155.

조용환(1999a). 질적 기술, 분석, 해석. 교육인류학 연구 2(2): 27-64.

조용환(1999b). 질적 연구: 방법과 사례. 서울: 교육과학사.

조용환(2000). '교실붕괴'의 교육인류학적 분석: 학교문화와 청소년문화의 갈등을 중심으로. 교육인류학 연구 3(2): 43-66.

조용환(2001a). 문화와 교육의 갈등-상생 관계. 교육인류학 연구

4(2)：1-27.

조용환(2001b). 교육적 존재론. 교육인류학 소식. 7(1)：1-2.

조용환(2001c). 뇌호흡의 교육적 의미에 관한 참여관찰 연구. 뇌호흡
과 힐링 소사이어티(제2차 뇌호흡 심포지엄 자료집). 서울：(재)한
국인체과학연구원. 20-39.

차성현(2000). 검도 수련 과정의 교육학적 해석. 서울대학교 석사학
위논문.

천보선, 김학한(1998). 신자유주의와 한국교육의 진로. 서울：한울.

최성욱(1996). 교과교육학 논의의 반성적 이해와 대안적 접근. 교육원
리연구 1(1)：51-84.

최영신(2000). 원불교 수행 과정의 교육학적 해석. 서울대학교 대학
원 박사학위논문.

최창선(1998). 교육적 체험의 존재론적 의미. 한국교육학회, 교육학연
구 36(1)：19-35.

하루야마 시게오(1999). 뇌의 비밀. 인체과학 1(2)：50-53.

하종덕(1992). 우뇌 기능 훈련이 뇌의 인지특성 및 수학적 문제해결
력에 미치는 효과. 원광대학교 박사학위논문.

한문화원(1992). 개천 5889: 한문화 학술발표회 자료집. 서울：한문화원.

한문화인성교육원(2000). 현장지도 사례집.

한문화편집부 편(1992a). 천지인. 서울：한문화.

한문화편집부 편(1992b). 단학수련체험기. 서울：한문화.

한문화편집부 편(1992c). 상단전의 비밀. 서울：한문화.

(사)한문화원(1997). 한문화운동. 서울：한문화.

한문화운동본부(1997). 공원지도 원리집Ⅰ.

한자경(1997). 자아의 연구: 방법과 사례. 서울：서광사.

한혜정(1992). 성 이냐시오 데 로욜라의 「영신수련」에 나타난 마음의
개념. 서울대학교 석사학위논문.

허 숙, 유혜령 편(1997). 교육 현상의 재개념화: 현상학, 해석학, 탈현대
주의적 이해. 서울: 교육과학사.

홍은숙(1999). 지식과 교육. 서울: 교육과학사.

홍익문화통일협회(2001). 홍익인간사상과 21세기 교육. 서울: 통일문화
통일협회.

Bateson, G.(1980). *Mind and nature: A necessary unity.* Bantam
Books. 박지동 역(1990). 정신과 자연. 서울: 까치.

Berk, L. E. & Winsler, A.(1995). *Scaffolding children's learning:
Vygotsky and early childhood education.* 홍용희 역(1995). 어
린이들의 학습에 비계 설정(Scaffolding — 비고츠키와 유아교육). 서
울: 창지사.

Bogdan, R. C. & Biklen, S. K.(1982). *Qualitative research for
education: An introduction to theory and methods.* Boston:
Allyn and Beacon. 신옥순 역(1991). 교육 연구의 새 접근: 질적
연구. 서울: 교육과학사.

Bohm, D.(1999). Cosmos, life and consciousness. In D. Lorimer(ed.).
The spirit of science: from experiment to experience. N. Y.:
Continuum Pub.

Bollnow, O. F.(1981). *Philosophi der erkenntnis: Das
vorverständnis und die erfahrung des neuen.* (2nd ed.)
Stuttgart: Kohlhammer. 백승균 역(1993). 인식의 해석학: 인
식의 철학 I. 서울: 서광사.

Brennan, B. A.(1993). *Hands of light: A guide to healing through
the human energy field.* N. Y.: Bantam Books.

Brodrova, E. & Leong, D. J.(1996). *Tools of the mind: The
Vygotskian approach to early childhood education.*

Prentice-Hall, Inc. 김억환, 박은혜 역(1998). 정신의 도구: 비고 츠키 유아교육. 서울: 이화여자대학교 출판부.

Butler, W. E.(1978). *How to read the aura, practice, psychometry, telepathy and clairvoyance.* N. Y.: Warner Destiny Books. 유기천 역(1994). 초감각 투시: 감각을 초월한 인식 – 잠재 초능력 을 일깨운다. 서울: 정신세계사.

Buzan, T.(1991). *Use both sides of your brain.* E. P. Dutton.

Carr, D.(1991). *Educating the virtues: An easy on the philosophical psychology of moral development and education.* Routledge. 손봉호, 김해성 역(1997). 인성교육론. 서울: 교육과학사.

Csikszentmihalyi, M.(1997). *Finding flow.* N. Y.: Brockman, Inc. 이희재 역(1999). 몰입의 즐거움. 서울: 해냄.

Davies, P.(1999). The cosmic blueprint: Self-organizing principles of matter and energy. In D. Lorimer(ed.). *The spirit of science: From experiment to experience.* N. Y.: Continuum Pub.

Dennison, P. E. & Dennison, G. E.(1994). *Brain Gym,* Teachers Edition(revised). C. A.: Edu-Kinetics, Inc.

Dewey, J.(1916). *Democracy and education: An introduction to the philosophy of education.* New York: Macmillan. 이홍우 역 (1987). 존듀이 민주주의와 교육. 서울: 교육과학사.

Dewey, J.(1958). *Experience and nature.* New York: Dover Publications, Inc. 신득렬 역(1982), 경험과 자연. 대구: 계명대 출판부.

Doll, W. E. Jr.(1993). *A post-modern perspective on curriculum.* N. Y.: Teachers College Press. 김복영 역(1997). 교육과정과 포스 트모더니즘의 시각. 서울: 교육과학사.

Don Campbell(1999). *The Mozart effect*. Golden Bough Pub. 조수 철 역(1999). 모차르트 이펙트. 서울: 황금가지.

Dryden, G. & Vos, J.(1994). *The learning revolution*. Jalmar Press. 김재영 외 역(1999). 학습혁명. 서울: 해냄.

Erickson, F. & Schultz, J.(1981). When is a Context? Some Issues and Methods in the Analysis of Social Competence. In J. Green & S. Wallat(eds.). *Ethnography and language: in educational settings*. New Jersey: Ablex Pub.

Freire, P.(1972). *Pedagogy of the oppressed*. 성찬성 역(1995). 페다 고지: 억눌린 자를 위한 교육. 서울: 한마당.

Gardner. H.(1993). *Multiple intelligence: The theory in practice*. New York: Basic Books.

Gennep, A. V.(1980). *Les rites de passage*. 전경수 역(2000). 통과의 례: 태어나면서 죽은 후까지. 서울: 을유문화사.

Glaser, B. G. & Strauss, A. L.(1967). *The discovery of grounded theory: Strategies for qualitative research*. Chicago: Aldine Publishing Co.

Glassman, M.(2001). Dewey and Vygotsky: Society, experience, and inquiry in educational practice. *Educational Researcher*. 30(4): 3-14.

Goleman, D.(1995). *Emotioinal intelligence*. New York: A Bantam Book. 황태호 역(1996). 감성지능 EQ. 서울: 비전코 리아.

Habermas, J.(1972). *Knowledge and human interests*. Heinemann Educational Books.

Hall, E. T.(1959). *The Silent language*. 최효선 역(2000). 침묵의 언 어. 서울: 한길사.

Hawkins, D.(1997). *Power vs force.* Veritas Publishing. 이종수 역 (1997). 의식혁명. 서울: 한문화.

Headland, T. N., Pike, K. L. & Harris, M.(1990). *Emics and etics: The insider/outsider debate.* SAGE Publications, Inc.

Hymes, D.(1962). The ethnography of speaking. In T. Gladwin & W. C. Sturtevant(eds.). *Anthropology and human behavior.* Washington, D. C.: Anthropological Society of Washington. 13-53.

Hymes, D.(1964). *Language in culture and society: A reader in linguistics and anthropology.* New York: Harper and Row.

Hymes, D.(1978). What is ethnography? *Texas Working Papers in sociolinguistics,* 45.

Illich, I.(1970). *Deschooling society.* World perspectives, 44. N. Y.: Harper & Row. 김광한 역(1984). 탈학교논쟁. 서울: 한마당.

Jensen, E.(1998). *Teaching with the brain in mind.* ASCD. 김유미 역(2000). 두뇌기반@교수. 서울: 푸른세상.

Jensen, E.(2000). *Brain-based learning.* Brain Store Inc.

Kotulak, R.(1996). *Inside the brain: Revolutionary discoveries of how the mind works.* The Chicago Tribune. Washington.

Lazarus, R. S. & Lazarus, B. N.(1994). *Passion & reason: Making sense of our emotions.* Oxford University Press. 정영목 역 (1997). 감정과 이성. 서울: 문예출판사.

LeVine, R. A.(1982). *Culture, behavior, and personality.* N. Y.: Aldine Pub.

Lewis, T., Amini, F. & Rannon, R.(2000). *A general theory of love.* Carol Mann Agency. 김한영 역(2001). 사랑을 위한 과학. 서울: 사이언스북스.

Lincoln, Y. S. & Guba, E. G.(2000). Paradigmatic controversies, controdictions, and emerging confluences. In N. K. Denzin & Y. S. Lincoln(eds.). *Handbook of Qualitative Research.*

Lorimer, D.(ed.)(1999). *The spirit of science: From experiment to experience.* N. Y.: Continuum Pub.

Maclean, P. D.(1990). *The triune brain in evolution: role in paleocerebral functions.* New York: Plenum Press.

Mead, G. H.(1967). *Mind, self, and society: From the standpoint of a social behaviorist.* Phoenix Books.

Mezirow, J.(1990). Conclusion: Toward transformative learning and emancipatory education. In Mezirow, J. & et al. *Fostering critical reflection in adulthood: A guide to transformative and emancipatory leaning.* San Francisco: Jossey-Bass Pub.

Oakeshott, M.(1967). Learning and teaching. In R. S. Peters(ed.). *The concept of education.* London: RKP.

O'Connor, J. & McDermott, I.(1996). *Principles of NLP.* Harper Collins Publishers Ltd. 설기문 역(2000). NLP의 원리: 변화와 성취를 위한 심리파워 프로그램. 서울: 학지사.

Pieper, J.(1952). *Leisure: The basis of culture.* Pantheon Books.

Pike, K.(1967). *Language in relation to a unified theory of the structures of human bahavior* (2nd ed.). Mouton. Kansas City: Andrews McMeel Publishing.

Polanyi, M. & Prosch, H.(1975). *Meaning.* 김하자, 정승교 역, 지적 자유와 의미. 서울: 범양사출판부.

Pribram, K.(1971). *Languages of the brain.* Eaglewood Cliffs, N. J.: Prentice-Hall.

Radin, D.(1997). *The conscious universe.* Haper Collins. Pub. 유상구,

전재용 역(1999). 의식의 세계. 서울: 양문사.

Reimer, E.(1971). *School is dead: An essay on alternatives in education.* N. Y.: Doubleday & Company. Inc. 김석원 역(1981). 학교는 죽었다. 서울: 한마당.

Restak, R. M.(1996) *The brain.* 김현택 외 역(1997). 나의 뇌 뇌의 나 I. 서울: 학지사.

Restak, R. M.(1996) *The brain.* 김현택 외 역(1997). 나의 뇌 뇌의 나 II. 서울: 학지사.

Restak, R.(1988). *The mind.* N. Y.: Bantam. 박소현 역(1996). 마인드. 서울: 이론과 실천.

Rorty, R.(2001). *The decline of redemptive truth and the rise of a literary culture: The way the western intellectuals went.* 신중섭 역(2001). 구원적 진리의 쇠퇴와 문학문화의 발흥: 서구 지식인이 걸어간 길. 서울: 아카넷.

Rorty, R.(2001). *Trapped between Kant and Dewey: The current situation of moral philosophy.* 이유선 역(2001). 칸트와 듀이 사이에 갇힌 도덕철학의 현상황. 서울: 아카넷.

Rose, C. & Nicholl, M.(1997). *Accelerated learning into the 21st century: The six-step plan to unlock your master-mind.* Delacorte Press.

Silva, J./이여명 역(1996). 성공을 부르는 마인드 파워. 서울: 정신문화사.

Spradley, J. P.(1979). *The ethnographic interview.* N. Y.: Holt, Rinehart and Winston.

Spradley, J. P.(1980). *Participant observation.* N. Y.: Holt, Rinehart and Winston.

Stubbs, M. & Delamont, S.(1976). *Explorations in classroom observation.* N. Y.: John Wiley and Sons.

Stubbs, M.(1983). *Discourse analysis: The sociolinguistic analysis of natural language.* 송영주 역. 담화분석: 자연언어의 사회언어학적 분석. 서울: 한국문화사.

Stubbs, M.(1986). *Educational linguistics.* Oxford: Basil Blackwell Ltd.

Van Manen, M.(1997). *Researching lived experience.* 신경림 역 (2000). 체험연구: 해석학적 현상학의 인간과학연구방법론. 서울: 현문사.

Van Peursen, C. A.(1978). *Lichaam-ziel-geist: Inleiding tot een wijsgerige antropologie.* Bijleveld Utrecht. 손봉호, 강영만 역 (1985). 몸·영혼·정신: 철학적 인간학 입문. 서울: 서광사.

Wilber, K.(1998). *The Marriage of sense and soul.* 조효남 역(2000). 감각과 영혼의 만남. 서울: 범양사출판부.

Wilson, R. A. & Kel, F. C.(eds.)(2000). *The MIT encyclopedia of the cognitive science.* The MIT Press.

Wolcott, H. F.(1994). *Transforming qualitative data: Description, analysis, and interpretation.* SAGE Publications, Inc.

Wolcott, H.(1982). The anthropology of Learning. *Anthropology and Education Quarterly.* 13(2). 83-108.

Zaner, R. M.(1971). *The problem of embodiment.* 최경호 역(1993). 신체의 현상학: 실존에 바탕을 둔 현상학. 서울: 인간사랑.

Zohar, D. & Marshal, I.(2000). *SQ-spritual intelligence: The ultimate intelligence.* Bloombury Pub. Plc. 조혜정 역(2000). SQ 영성지능. 서울: 룩스출판사.

天外伺朗(1993). 「超能力」と「氣」の謎に挑む: 〈宇宙のしくみ〉の根本

原理に迫る. 講談社. 임승원 역(1994). 초능력과 기의 수수께끼에 도전한다. 서울: Blue Backs.

丸山敏秋(1986). 氣－論語からニュ－サイエンスまで. 東京美術史. 박희준 역(1989). 기란 무엇인가: 논어에서 신과학까지. 서울: 정신세계사.

町好雄(1987). 氣お科學する. 박완서 역(1996). 기를 과학한다. 서울: 한국원적외선응용연구소.

鈴木大拙(1978). 禪問答と悟り. 東京: 春秋社. 서명석, 김종구 역(1998). 가르침과 배움의 현상학: 선문답. 서울: 경서원.

七田眞(1997). 超右腦革命. 장기권 역(1997). 초우뇌혁명. 서울: 웅진출판.

七田眞(1993)/모국어연구회 역(1999). 태아는 끊임없이 엄마와 대화를 원한다. 서울: 한울림.

大木幸介(1986). 腦から心を讀む: あるブレインストーリー. 講談社. 김수용, 하종덕 역(1996). 뇌로부터 마음을 읽는다: 어떤 뇌 이야기. 서울: 전파과학사.

稻永和豊(1999). 腦波の新世界. 오근영 역(1999). 뇌파의 신세계. 서울: 미래.

春山茂雄(1996). 腦內革命. 박해순 역(1996). 뇌내혁명. 서울: 사람과 책.

保坂榮之介(1995). イミジコントロルの驚異. PHP Institute Inc. 박희준 역(1996). 이미지 컨트롤의 놀라움. 서울: 해돋이.

關英男(1994). *Ki: the space of science*. 김준호 역(1994). 고차원 기 과학. 서울: 진기광.

스와미 요게시바라난다 사라스와티/나종우, 정인 스님, 임승혁 역(1997). 혼의 과학. 서울: 영풍문고.

후나이 유키오/김장일 역(1996). 백 마리째 원숭이가 되자. 서울: 사계절.

• 저자 •

신혜숙　　•약 력•

서울교육대학 졸업
국민대학교 영어영문학과 졸업 (영어영문학사)
서울대학교 대학원 교육학과 졸업 (교육학 석사)
서울대학교 대학원 교육학과 졸업 (교육학 박사)
현 국제뇌교육종합대학원대학교 뇌교육학과 교수

•주요논저•

「뇌호흡 수련에 관한 교육인류학적 해석」
「뇌호흡의 통합교육적 특성과 학습원리」
「뇌기반교육의 개념 탐색」
「홍익인간, 뇌기반교육 그리고 인간의 평화능력」
　외 다수

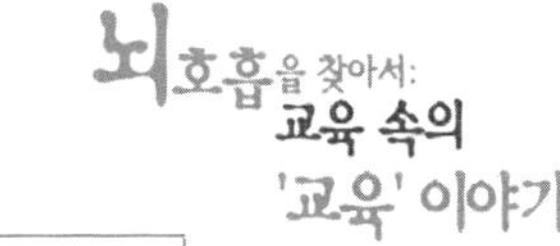

뇌호흡을 찾아서: 교육 속의 '교육' 이야기

• 초판 인쇄	2007년 7월 30일
• 초판 발행	2007년 7월 30일
• 지 은 이	신혜숙
• 펴 낸 이	채종준
• 펴 낸 곳	한국학술정보㈜
	경기도 파주시 교하읍 문발리 526-2
	파주출판문화정보산업단지
	전화　031) 908-3181(대표) · 팩스　031) 908-3189
	홈페이지　http://www.kstudy.com
	e-mail(출판사업부)　publish@kstudy.com
• 등　　록	제일사-115호(2000. 6. 19)
• 가　　격	28,000원

ISBN　978-89-534-7083-5 93370 (Paper Book)
　　　　978-89-534-7084-2 98370 (e-Book)